中国临床案例
ZHONGGUO LINCHUANG ANLI

临床实践与教学丛书

儿童感染性疾病
——合理诊疗与研究前沿

陈 娟 主编

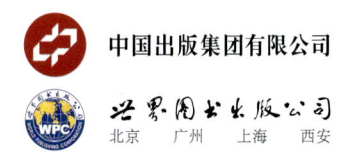

中国出版集团有限公司

世界图书出版公司
北京 广州 上海 西安

图书在版编目（CIP）数据

儿童感染性疾病：合理诊疗与研究前沿 / 陈娟主编 .
北京：世界图书出版有限公司北京分公司，2025.3.
ISBN 978-7-5232-2016-0

Ⅰ. R72

中国国家版本馆 CIP 数据核字第 20253GD393 号

书　　名	儿童感染性疾病：合理诊疗与研究前沿
	ERTONG GANRANXING JIBING：HELI ZHENLIAO YU YANJIU QIANYAN
主　　编	陈　娟
总 策 划	吴　迪
责任编辑	刘梦娜
特约编辑	李东雪
出版发行	世界图书出版有限公司北京分公司
地　　址	北京市东城区朝内大街 137 号
邮　　编	100010
电　　话	010-64033507（总编室）　0431-80787855　13894825720（售后）
网　　址	http://www.wpcbj.com.cn
邮　　箱	wpcbjst@vip.163.com
销　　售	新华书店及各大平台
印　　刷	长春市印尚印务有限公司
开　　本	787 mm×1092 mm　1/16
印　　张	15.25
字　　数	268 千字
版　　次	2025 年 3 月第 1 版
印　　次	2025 年 3 月第 1 次印刷
国际书号	ISBN 978-7-5232-2016-0
定　　价	218.00 元

版权所有　翻印必究

（如发现印装质量问题或侵权线索，请与所购图书销售部门联系或调换）

《儿童感染性疾病——合理诊疗与研究前沿》
编委会

主　编
陈　娟　重庆医科大学

副主编
张祯祯　重庆医科大学附属儿童医院
赵瑞秋　重庆医科大学附属儿童医院
刘泉波　重庆医科大学附属儿童医院

编　委
（按姓氏笔画排序）

王振龙　重庆医科大学附属儿童医院
甘　川　重庆医科大学附属儿童医院
龙晓茹　重庆医科大学附属儿童医院
任吉华　重庆医科大学
刘　聪　重庆医科大学附属儿童医院
杨汝铃　重庆医科大学附属儿童医院
吴小英　重庆医科大学附属儿童医院
余海波　重庆医科大学附属第二医院
谷慧英　重庆医科大学
周玉姣　重庆医科大学附属儿童医院
秦　涛　重庆医科大学附属儿童医院
常宇南　重庆医科大学附属儿童医院
彭小蓉　重庆医科大学附属儿童医院
程胜桃　重庆医科大学

主编简介

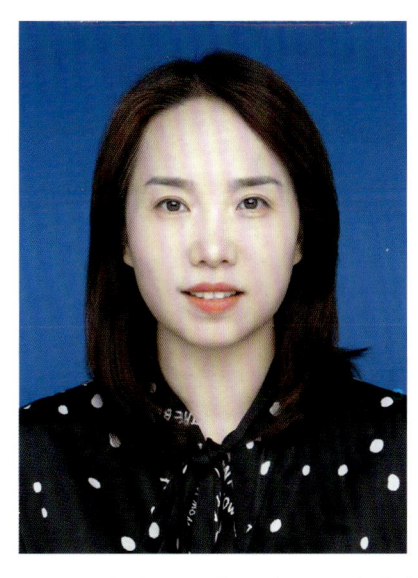

陈娟，香港中文大学博士，教授，博士生导师，重庆医科大学生物医学工程学院院长、感染性疾病分子生物学教育部重点实验室副主任；教育部长江学者特聘教授、国家优秀青年基金获得者、中国青年女科学家奖获得者、中国青年科技奖获得者，中国高被引学者、重庆英才创新领军人才、重庆市首席专家工作室领衔专家、重庆市高等学校巴渝学者特聘教授。

兼任中国科协第十届全国委员会委员，中华医学会微生物学与免疫学分会青年学组副主任委员，中华医学会肝病学分会青年委员会委员，中华医学会医学病毒学分会第十届委员会青年学组成员，中国生物化学与分子生物学会基础医学专业分会委员，重庆市科学技术协会副主席，重庆市青年科技领军人才协会副会长。

长期从事重要传染病基础与临床研究工作，主持国家自然科学基金联合基金重点项目、优秀青年基金项目、国际合作项目、面上项目（4项）、科技部国家重点研发计划课题、重庆市高校创新群体研究项目等12项国家科技攻关项目。

近5年发表SCI学术论文60余篇，包括 *Nature Medicine*（2篇，IF：53.44分）、*Journal of Hepatology*（IF：30.08分）、*Hepatology*（4篇，IF：17.42分）、*Clinical Cancer Research*（IF：12.53分）等国际权威期刊，3篇论文入选高被引论文或热点论文，单篇最高他引达7500余次。

已获授权中国发明专利 5 项、国际发明专利 2 项。获得全国三八红旗手、吴孟超医学青年基金奖、重庆市自然科学一等奖（第 2 完成人）、天津市科技进步一等奖（第 4 完成人）、川渝优秀科技学术论文特等奖／一等奖、第五届重庆市十佳科技青年奖、重庆五一劳动奖章、重庆市最美科技工作者、重庆市三八红旗手等奖励或荣誉。

前 言

儿童是国家的未来，是家庭的希望，他们的健康成长关乎着每一个家庭的幸福和安宁。感染性疾病作为儿童最常见的健康问题之一，一直是儿科医学面临的重要挑战。随着医学科学的进步和社会环境的变化，儿童感染性疾病的诊疗和研究也在不断地发展和深入。本书《儿童感染性疾病——合理诊疗与研究前沿》就是基于这样的背景和需求应运而生，旨在为儿科医生、研究人员，以及儿科系专业学生提供一本系统、全面、前沿的参考书籍。

在本书的第一章中，我们精选了儿童常见的感染性疾病临床案例，如支原体肺炎、流行性感冒、儿童肺结核、百日咳、沙门氏菌性肠炎、儿童尿路感染、败血症、猩红热、流行性腮腺炎、狂犬病等临床常见的儿童感染性疾病，通过对这些案例的诊治过程详细分析和梳理，帮助读者更好地理解和掌握这些疾病的临床特点和诊疗思路。这一章的内容既是对儿科医生临床实践的指导，也是对家长们健康教育的普及。

进入第二章，我们将目光转向了一些特殊病原体及不明原因发热的疾病案例。这些疾病往往由于病原体复杂、症状不典型或者缺乏有效的诊断手段而给临床诊疗带来困难，部分患者甚至可能在寻找病因的过程中出现病情加重甚至恶化，需要在临床上高度重视。我们通过展示多重耐药菌感染、不明原因发热（猫抓病）、播散性卡介苗病、腹膜后纤维化疾病的案例，探讨了它们的诊疗思路和方法，以期提高读者对这类疾病的认识和应对能力。

在第三章中，我们将关注的焦点转向了儿童感染性疾病的研究热点及科研思维。结合第一章、第二章所提到的感染性疾病，通过选取权威期刊相关文章，对儿童感染性疾病的研究现状、热点问题和未来趋势进行了深入的分析和探讨。这一章的内容旨在为儿科研究人员提供科研灵感和方法论指导，同时也为临床医生提供了解和掌握感染性疾病研究前沿的平台。

  在本书的写作过程中，我们力求做到内容全面、观点前沿、案例典型、分析深入。希望这本书能够成为儿科医生和研究人员在临床实践和科研工作中的得力助手，也希望它能够帮助广大家长更好地了解和关注儿童的健康问题。

  最后，我要感谢所有为本书做出贡献的同仁和朋友们，感谢他们的辛勤工作和无私奉献。同时，我也要感谢读者的支持和厚爱，希望本书能够为大家带来启发和帮助。

2024 年 3 月

目 录

第一章　儿童常见感染性疾病临床案例及诊疗思路分析⋯⋯⋯⋯⋯⋯ 001

　　病例 1　麻疹⋯⋯⋯⋯⋯⋯⋯⋯⋯⋯⋯⋯⋯⋯⋯⋯⋯⋯⋯⋯⋯⋯ 001

　　病例 2　水痘⋯⋯⋯⋯⋯⋯⋯⋯⋯⋯⋯⋯⋯⋯⋯⋯⋯⋯⋯⋯⋯⋯ 006

　　病例 3　手足口病⋯⋯⋯⋯⋯⋯⋯⋯⋯⋯⋯⋯⋯⋯⋯⋯⋯⋯⋯⋯ 010

　　病例 4　猩红热⋯⋯⋯⋯⋯⋯⋯⋯⋯⋯⋯⋯⋯⋯⋯⋯⋯⋯⋯⋯⋯ 015

　　病例 5　百日咳⋯⋯⋯⋯⋯⋯⋯⋯⋯⋯⋯⋯⋯⋯⋯⋯⋯⋯⋯⋯⋯ 021

　　病例 6　支原体肺炎⋯⋯⋯⋯⋯⋯⋯⋯⋯⋯⋯⋯⋯⋯⋯⋯⋯⋯⋯ 028

　　病例 7　流行性感冒⋯⋯⋯⋯⋯⋯⋯⋯⋯⋯⋯⋯⋯⋯⋯⋯⋯⋯⋯ 036

　　病例 8　儿童肺结核⋯⋯⋯⋯⋯⋯⋯⋯⋯⋯⋯⋯⋯⋯⋯⋯⋯⋯⋯ 040

　　病例 9　脓胸⋯⋯⋯⋯⋯⋯⋯⋯⋯⋯⋯⋯⋯⋯⋯⋯⋯⋯⋯⋯⋯⋯ 045

　　病例 10　沙门氏菌性肠炎⋯⋯⋯⋯⋯⋯⋯⋯⋯⋯⋯⋯⋯⋯⋯⋯⋯ 049

　　病例 11　肠结核⋯⋯⋯⋯⋯⋯⋯⋯⋯⋯⋯⋯⋯⋯⋯⋯⋯⋯⋯⋯⋯ 053

　　病例 12　伪膜性肠炎⋯⋯⋯⋯⋯⋯⋯⋯⋯⋯⋯⋯⋯⋯⋯⋯⋯⋯⋯ 059

　　病例 13　肝脓肿⋯⋯⋯⋯⋯⋯⋯⋯⋯⋯⋯⋯⋯⋯⋯⋯⋯⋯⋯⋯⋯ 064

　　病例 14　化脓性脑膜炎⋯⋯⋯⋯⋯⋯⋯⋯⋯⋯⋯⋯⋯⋯⋯⋯⋯⋯ 069

　　病例 15　结核性脑膜脑炎⋯⋯⋯⋯⋯⋯⋯⋯⋯⋯⋯⋯⋯⋯⋯⋯⋯ 073

病例 16　新型隐球菌脑炎 ·· 078

病例 17　狂犬病 ·· 084

病例 18　儿童流行性腮腺炎 ··· 088

病例 19　儿童 EB 病毒感染 ·· 092

病例 20　儿童化脓性骨髓炎 ··· 096

病例 21　儿童尿路感染 ··· 101

第二章　儿童特殊病原体及不明原因发热疾病案例及诊疗思路分析·············· **105**

病例 22　不明原因发热（猫抓病）······································· 105

病例 23　神经系统泛耐药鲍曼不动杆菌感染 ·························· 112

病例 24　腹膜后纤维化 ··· 119

病例 25　卡介苗病 ··· 126

第三章　儿童感染性疾病研究热点及科研思维分析················· **133**

热点分析 1　手足口病住院儿童肠道病毒基因组载量与疾病严重程度的相关性 ·· 133

热点分析 2　中国不同疫苗接种时间表下麻疹抗体的动态变化：一项纵向研究 ·· 144

热点分析 3　基因单核苷酸多态性与儿童肺炎支原体肺炎易感性的相关性研究 ·· 155

热点分析 4　儿童流行性感冒并发神经系统症状的临床研究 ············ 164

热点分析 5　Epstein-Barr 病毒感染导致噬血细胞综合征的临床预警信号研究 ·················· 173

热点分析 6　基于粪便的 Xpert MTB/RIF Ultra 检测作为检测胸部成像异常儿童肺结核诊断的工具 ·················· 181

热点分析 7　儿童尿路感染短程治疗：一项随机对照研究 ·················· 190

热点分析 8　一项细菌性脑膜炎患儿血液和脑脊液微生物群特征及其与炎症的潜在关系的研究 ·················· 198

热点分析 9　中国耐红霉素百日咳鲍特菌的基因组流行病学研究：分子流行病学技术应用于感染性疾病的典型案例 ·················· 209

热点分析 10　中国三级甲等医院新生儿大肠埃希菌耐药特点及分子分型：一项多中心研究 ·················· 219

第一章

儿童常见感染性疾病临床案例及诊疗思路分析

病例 1 麻疹

一、病历摘要

（一）基本资料

患儿男性，9个月25天，散居儿童。

主诉：发热、咳嗽6天，伴皮疹3天，右耳流脓半天。

现病史：患儿于入院前6天出现发热，最高体温为39.5℃，热前有寒战，无抽搐。发热为持续高热，予以退热药物及物理降温后，病初可降至正常，易反复，4～5次/日，3天后体温难以降至正常，波动在38.4～39.5℃。精神较差，伴有流鼻涕、打喷嚏、眼红、流泪、眼有分泌物、畏光、进食量较少，无指（趾）端硬肿。入院前3天发现耳后、面部出现红色皮疹，并逐渐扩散到颈部、胸部、腹部、背部，患儿体温更高，咳嗽加重，流鼻涕及打喷嚏加重，眼红、流泪明显，眼分泌物增多，有气急，无唇周发绀，有声音嘶哑，有犬吠样咳嗽，精神萎靡、嗜睡，食欲差。病程中有腹泻，2～3次/日稀水样便，可见黏液，无血丝，伴呕吐，与进食相关，非喷射状，为胃内容物，无咖啡色及胆汁样物质。入院前半天家属发现患儿右侧耳道流脓。病初就诊当地医院，予以输液治疗2天（具体用药不详），症状无好转，遂到本院门诊就诊，予以"头孢硫脒、干扰素"肌内注射1天，症状无好转，以"麻疹"收入院。病后精神差，食欲差，小便少，大便如上述。

既往史：出生后有窒息抢救史，就诊当地医院治疗21天，有使用有创呼吸机史（具体不详）。7月龄因"腹泻"于当地医院住院5天，8月龄因"中耳炎"于当地医院住院5天。未按计划接种疫苗，未接种麻疹疫苗。无手术史，无药物、食物过敏史。否认类似患儿接触史。

（二）体格检查

体温 39℃，呼吸 50 次 / 分，心率 154 次 / 分，血压 123/78 mmHg（哭闹），体重 10 kg。精神欠佳，反应欠佳，神志清晰，面色欠佳。无皮肤黄疸，无水肿，耳后、面部、颈部、躯干、胸部、腹部有红色斑丘疹，疹间皮肤正常，压之退色，无皮肤化脓病灶，无色素沉着，全身无脱屑。双侧颈部、腋下及腹股沟未触及肿大淋巴结。眼睑有水肿，可见分泌物，双侧结合膜充血，双侧球结膜有充血，巩膜无黄染。右外耳道有脓性分泌物。唇红，干燥，唇周轻微发绀，咽部充血，颊黏膜可见柯氏斑，双侧扁桃体Ⅰ度，无渗出物附着，无杨梅舌。无吸气性三凹征，双侧呼吸音对称，双肺呼吸音粗，双肺闻及少量中粗湿性啰音。心音有力，节律整齐，心底部心前区未闻及杂音。腹稍胀、尚软；肝脾触诊不满意，全腹无包块，压之无哭闹加剧，无肌紧张，无反跳痛。肢端循环好，无指（趾）端硬肿及脱屑。脑膜刺激征阴性，双侧巴氏征阴性，四肢肌力及肌张力正常。

（三）辅助检查

门诊：血液分析 /C- 反应蛋白 / 血清淀粉酶样蛋白 A：白细胞 5.85×10^9/L，血小板 217×10^9/L，红细胞 4.35×10^{12}/L，血红蛋白 112 g/L，淋巴细胞百分比 30%↓，中性粒细胞百分比 66%；C- 反应蛋白 35 mg/L；血清淀粉样蛋白 A＞240 mg/L↑。胸片：肺炎。

入院后：肝炎标志物 / 艾滋病毒（human immunodeficiency virus，HIV）/ 梅毒 / 结核杆菌：乙肝标志物提示：HBsAb、HBeAb、HBcAb 阳性；其余阴性。大便常规 / 轮状病毒抗原 / 还原糖试验：(-)；呼吸道七种病毒检测（合胞病毒 / 腺病毒 / 流感病毒 A/ 流感病毒 B/ 副流感病毒 1-3 抗原）：(-)；痰培养：肺炎克雷伯菌；风疹病毒抗体 IgM 阴性、麻疹病毒抗体 IgM 阳性；血沉 23 mm/1 h；降钙素原检测 0.051 ng/mL；心肌标志物＋B 型钠尿肽、肝肾功能＋电解质、血培养、颊黏膜涂片找多核巨细胞：(-)；复查血液分析 /C- 反应蛋白 / 血清淀粉酶样蛋白 A：白细胞 7.52×10^9/L，血小板 651×10^9/L，红细胞 4.78×10^{12}/L，血红蛋白 122 g/L，淋巴细胞百分比 59%，中性粒细胞百分比 27%↓，C- 反应蛋白＜8 mg/L。耳镜：双侧外耳道无红肿、充血，左耳鼓膜充血，右耳鼓膜充血水肿。胸部电子计算机断层扫描（computed tomography，CT）平扫＋气道重建：双肺病变，伴上叶亚节段性实变，双侧胸膜稍粘连，考虑炎症。气道重建提示大气道未见明显异常。

二、诊疗经过

入院后完善前述检查，结合临床表现，患儿为婴儿，以发热、皮疹为主要表现，发热 3 天后出疹，皮疹为红色斑丘疹，出疹顺序从上至下并逐渐增多，疹出后热峰更高，伴有卡他症状，体格检查提示颊黏膜可见柯氏斑，再加上患儿未接种麻疹疫苗，故考虑麻疹。患儿病程中于麻疹基础上出现咳嗽，查体见气促、唇周微绀，双肺闻及少量中粗啰音，结合胸部影像学检查诊断肺炎。病程中出现声嘶，考虑喉炎。有右侧耳道流脓，结合既往病史及相关检查诊断中耳炎。入院后最终考虑诊断麻疹、肺炎、喉炎、中耳炎、症状性腹泻。因患儿入院时伴精神萎靡、嗜睡、感染中毒症状重、疹出不透，需警惕重型麻疹及合并细菌感染可能，故予以头孢硫脒抗感染、丙种球蛋白支持、补充维生素 AD、氨基酸等营养支持、雾化补液等对症支持治疗。

最后诊断：①麻疹；②麻疹并肺炎；③麻疹并喉炎；④中耳炎；⑤症状性腹泻。

三、病例讨论

麻疹是一种由感染麻疹病毒引起的高度传染性疾病，传播途径为空气传播与经污染环境接触传播，含有麻疹病毒的小颗粒气溶胶可在空气中悬浮长达 2 小时，故而在拥挤场所可发生大规模麻疹爆发。虽然麻疹的传染期从出疹前约 5 天持续至出疹后 4 天左右，但在出疹后约 3 个月后的临床样本中仍可检测到麻疹病毒的核糖核酸（ribonucleic acid，RNA）[1]。最近对麻疹发病机制的研究提示在实验猕猴的模型中，长达 67 天均可在外周血单核细胞中检测到麻疹病毒核蛋白 RNA。在传染性麻疹病毒清除的最后阶段，麻疹病毒 RNA 在血液中检测不出后，仍可在淋巴组织中检测出，挑战了传统观点中认为麻疹是一种持续 2～3 周的急性感染[2]。

麻疹病毒感染后出疹前会出现发热、咳嗽、鼻卡他和结膜炎，随后出现特征性皮疹，即从耳后、发际、面颈部、躯干、四肢、掌跖面等由上而下出现红色斑丘疹，疹间皮肤正常，随病程逐渐融合成片，颜色转暗。且麻疹病毒感染还可累及大多数器官系统，引起多种临床综合征。在临床上，典型的麻疹病毒感染可被细分为潜伏期、前驱期、出疹期和恢复期四个感染分期。在前驱期中，患者可能出现特征性的柯氏斑，表现为在与磨牙相对处的颊黏膜 1～3 mm 白色小丘疹，通常持续 12～72 小时，为皮疹发生前约一两天临床诊断麻疹提供了机会。恢复期时皮疹按出疹顺序消退，皮疹消退处留有麦麸样脱屑及褐色色素沉着。接种麻疹疫苗后获得免疫力，儿童的皮疹可能很小，或者没有咳嗽、鼻炎、结膜炎等临床表现。且由于麻疹的皮疹提示血管周围淋巴细胞的浸润，故若感染艾滋病毒等细胞免疫受损的患儿，可能不会出现特征性皮疹，或者皮疹出现延迟。

麻疹病毒所致的免疫抑制和继发感染，是导致麻疹并发症发生和死亡的重要原因。在儿童群体中，麻疹的并发症常见于婴儿、免疫功能低下或营养不良儿童、维生素A缺乏儿童。呼吸道感染为最常见并发症，包括肺炎、喉气管支气管炎、毛细支气管炎等，肺炎可由继发性病毒或细菌引起，亦可由麻疹病毒本身导致麻疹巨细胞性肺炎。此外，菌血症、胃肠炎、中耳炎等亦为麻疹常见并发症。角膜炎则是麻疹的一种相对少见的严重并发症，目前广泛接种麻疹疫苗及补充维生素A，减少了该并发症致盲的概率。麻疹相关的神经系统并发症罕见但严重，为麻疹包涵体脑炎、急性播散性脑脊髓炎、亚急性硬化性全脑炎。麻疹病毒感染所致脑炎通常在发疹后数日内出现，约25%的儿童患者出现神经系统后遗症，约15%可能出现急进性和致死性疾病。其次，急性播散性脑脊髓炎是一种由麻疹病毒引发的脱髓鞘性自身免疫性疾病，在麻疹患者中的发病率约为1/1000，主要发生于麻疹恢复期。最后，亚急性硬化性全脑炎是麻疹的延迟并发症，是一种致死性、进行性的中枢神经系统（central nervous system，CNS）变性疾病，通常发生于麻疹感染后7～10年。在美国1998—2015年的一项流行病学调研中发现，亚急性硬化性全脑炎的发病率要远高于既往认知，其研究数据提示5岁以下患麻疹儿童的发病风险约为1∶1367，1岁以下患麻疹儿童的发病风险约为1∶609[3]。麻疹疫苗的接种能有效降低该病的发生率[4]。

麻疹的诊断主要依据流行病学、病史和体格检查，在诊疗过程中应注意评估患儿的营养和免疫状况。目前，确诊麻疹病毒感染最常见的实验室方法是检测血清或血浆中的麻疹病毒特异性IgM抗体，但是该抗体可能在皮疹发作后3天或更长时间才能测出，并在出疹1～3周达到峰值，4～8周降至不可检测水平。在检测到麻疹病毒特异性IgM抗体之前，还可使用鼻咽拭子、咽拭子、尿液等样本来检测病毒RNA以确认感染[5]。颊黏膜涂片找到多核巨细胞对麻疹早期诊断具有价值。

本病例中患儿的疫苗接种情况、发病过程、发热与皮疹的关系、皮疹形态及分布，以及伴随症状、体征和并发症等均为麻疹的临床诊断提供了支持依据，属于较为典型的麻疹病例。入院后筛查麻疹病毒特异性IgM阳性，进一步从实验室检测层面支持该病的诊断。但在临床工作中，由于接种疫苗、免疫力低下或免疫缺陷等原因常导致皮疹不典型，发病早期麻疹特异性抗体未能检出等因素，均易导致误诊。此外，本病例患儿还诊断出数种并发症，提示在诊疗过程中应重视麻疹病毒所致的免疫抑制和继发感染，故而在病史询问中应注意患儿的既往史、有无基础疾病或有无结核分枝杆菌等病原体潜伏感染，为进一步的临床观察和诊疗提供重要信息。

麻疹患儿的治疗和管理，除外常规的对症、支持治疗外，应注意预防或纠正脱水，对营养缺乏患儿进行支持性治疗，及时识别和治疗继发性细菌感染以及提供维生素A。

（刘泉波　常宇南　重庆医科大学附属儿童医院）

参考文献

[1] Moss WJ.Measles[J].Lancet, 2017, 390（10111）：2490-2502.

[2] Lin WH, Kouyos RD, Adams RJ, et al.Prolonged persistence of measles virus RNA is characteristic of primary infection dynamics[J].Proc Natl Acad Sci USA, 2012, 109（37）：14989-14994.

[3] Wendorf KA, Winter, K, Zipprich J, et al.Subacute sclerosing panencephalitis：the devastating measles complication that might be more common than previously estimated[J].Clin Infect Dis, 2017, 65（2）：226-232.

[4] Campbell H, Andrews N, Brown KE, et al.Review of the effect of measles vaccination on the epidemiology of SSPE[J].Int J Epidemiol, 2007, 36（6）：1334-1348.

[5] Bellini WJ, Helfand RF.The challenges and strategies for laboratory diagnosis of measles in an international setting[J].J Infect Dis, 2003, 187（Suppl 1）：S283-S290.

病例2 水痘

一、病历摘要

（一）基本资料

患儿女性，26天10小时，散居儿童。

主诉：头面部、躯干皮疹3天。

现病史：患儿于入院前3天无明显诱因发现头面部散在皮疹，逐渐增多，后皮疹波及全身，以躯干、头面部为主，发际、耳后均可见皮疹，呈向心性分布，开始为红色皮疹，逐渐变为疱疹，可见破溃皮疹。病程中无流涎，无喷射性呕吐，无惊厥及意识障碍，无皮肤黏膜出血点，无面色苍白。无腹泻、便血，无咳嗽、咯血，无气促、呼吸困难，无明显少吃、少哭、少动等表现。病后至当地妇幼保健院就诊，考虑"手足口病"，未予处理，今日到我院门诊就诊，以"水痘"收入院。病后精神、食欲尚可，小便正常，大便正常。

既往史：母孕期未患水痘。喂养史、生长发育史、预防接种史无特殊。无手术史，无药物、食物过敏史。否认病前接触水痘及带状疱疹患者。

（二）体格检查

体温36.7℃，呼吸35次/分，心率131次/分，体重4.0kg。精神欠佳，神志清晰，面色欠佳，无脱水貌。全身可见散在新旧不一的红色丘疹、斑丘疹、水疱疹，部分皮疹破溃，皮疹基底部发红肿胀，发际、耳后、头面部可见皮疹，但以躯干部较多，呈向心性分布。前囟未闭，前囟2.0 cm×2.0 cm，平软，张力正常。唇红，湿润，唇周无发绀，口腔黏膜可见疱疹及溃疡，咽部充血，无杨梅舌。双侧呼吸音对称，双肺呼吸音稍粗，双肺未闻及干湿性啰音。心音有力，节律整齐，心底部心前区未闻及心脏杂音。腹软，肝脾无明显肿大，按压无哭闹，无肌紧张、反跳痛。毛细血管充盈时间正常，四肢无大理石花纹。神经系统查体未见阳性体征。

（三）辅助检查

当地医院：血常规未见明显异常。

入院后：降钙素原0.12 ng/mL。肝功能：总胆红素64μmol/L，直接胆红素12μmol/L，间接胆红素52μmol/L，胆汁酸61.5μmol/L，余未见明显异常。病毒抗体 3 号：EB 病毒早期抗体 EA-IgG 阳性、EB 病毒核抗体 EA-IgG 阳性、EB 病毒壳抗体 CA-IgG 阳性，EB 壳抗体 CA-IgM 阴性，单纯疱疹病毒抗体 IgM、柯萨奇 B 组病毒抗体 IgM、麻疹病毒抗体 IgM、肠道病毒 71（EV71）IgM 均阴性。肾功能、电解质、血脂、心肌酶谱、凝血功能、肝炎标志物 /HIV/ 梅毒检测均阴性。

二、诊疗经过

入院后完善前述检查，结合临床表现，患儿系新生儿，以皮疹为主要表现，为红色丘疹、斑丘疹、水疱疹，皮疹以躯干、头面部为主，四肢皮疹稀疏，呈向心性分布，且同一皮肤区域可见各期皮疹同时存在，呈新旧不一特征，而且存在头皮、口腔黏膜等特殊部位的出疹，故临床诊断水痘。患儿皮疹部分破溃，基底部发红、肿胀，部分疱疹液发黄，考虑继发皮肤感染所致。考虑患儿年龄小，有水痘基础，继发皮肤感染，故需警惕继发败血症可能，但患儿无发热，无明显感染中毒症状，暂不支持。故最终考虑诊断新生儿水痘、皮肤感染、胆汁淤积症。入院后予以阿昔洛韦抗病毒、丙种球蛋白支持、莫匹罗星软膏外用抗感染、熊去氧胆酸胶囊利胆、补液等对症支持治疗。

最后诊断：①新生儿水痘；②皮肤感染；③胆汁淤积症。

三、病例讨论

水痘是一种传染性极强的、由感染水痘 - 带状疱疹病毒所致的急性出疹性疾病，主要依赖空气飞沫或接触疱疹液而感染。2006—2022 年，我国每年水痘爆发的数量呈现出波动的模式。在 4～6 月和 10～12 月，水痘爆发和爆发相关病例数量较多。结合水痘爆发最常见的场所，即小学和幼儿园，分析发现水痘爆发往往在开学约 1 个月后逐渐增加，并在寒暑假期间逐渐减少[1]。接种水痘疫苗的保护率为 80%～85%，对预防重症水痘及严重并发症的有效性则高达 95%[2]。

在免疫功能正常的患儿中，水痘症状通常为轻到中度，但有时也会出现严重并发症，包括中枢神经系统受累、肺炎、继发性细菌感染和死亡等。典型水痘病例中，出疹前，婴幼儿可无明显前驱症状，年长儿可出现发热、头痛、不适等表现。随后出现自限性伴明显瘙痒的水疱疹，各个黏膜部位（结膜、口咽、生殖器 - 泌尿道口等）亦会受累。接种过疫苗的儿童罹患水痘后通常症状较轻。相较于年龄较大的儿童，新生儿水痘的死亡率较高，可达30%，其临床表现多样，轻症者类似大年龄儿童水痘的轻型表现，重症者可类似免疫功能缺陷患者的播散性感染表现。孕母在分娩前2周暴露于水痘-带状疱疹病毒或罹患水痘，新生儿的感染风险最高，而孕母在分娩前5天至分娩后2天出现水痘感染，则新生儿的病死率增加。若孕母在孕8~20周时感染水痘-带状疱疹，则婴儿有0.4%~2%的风险患上先天性水痘综合征。这种致残综合征由一系列症状组成：大面积的皮肤瘢痕、眼部缺陷（白内障、脉络膜视网膜炎、眼球震颤等）、肢体发育不全、中枢神经系统异常、宫内生长受限或发育迟缓[3-4]。

水痘的并发症可由病毒或细菌介导，最常见的并发症为继发细菌感染，主要由A组β-溶血性链球菌或金黄色葡萄球菌引起，多为皮疹破溃后皮肤感染所致，严重者可致蜂窝织炎、肌炎、坏死性筋膜炎、骨髓炎、败血症等。中枢神经系统的并发症种类较多，但不常见，严重者如弥漫性脑炎、急性小脑性共济失调、Reye综合征，其他不常见并发症如无菌性脑膜炎、短暂局灶性神经功能缺损、血管炎、横贯性脊髓炎等。对于免疫功能缺陷或受损儿童，水痘及其并发症尤为严重。这类患儿更容易发生播散性水痘、出血性水痘，严重者可发生弥散性血管内凝血，严重并发症更常见，死亡率更高[5]。在大多数病例中，水痘特征性皮疹的出现即可临床诊断水痘，而病史中的流行病学史或暴露史则有助于诊断。在实验室检查中，水痘皮疹出现后1~2天，血清中即可检测出水痘-带状疱疹病毒抗体IgM，但抗体的缺乏并不能完全排除诊断。故而血清学检测在诊断急性水痘方面不如快速抗原检测方法有效。

本病例患儿为新生儿，以其出疹的典型形态特征、分布特点等，临床可较为快速考虑到水痘诊断。但新生儿水痘患者的临床特征多种多样，可在发热后出现全身性水疱疹，临床工作中可通过注意皮疹是否处于发展、愈合两个明显不同的阶段来协助水痘的诊断。对于轻症的新生儿水痘，皮损1周左右可愈合，但需注意的是随后可能会发生的播散性疾病，较为常见的有水痘病毒性肺炎、肝炎或脑膜脑炎。该例患儿在水痘基础上出现皮肤感染，提示水痘患儿在急性期应注意皮肤护理，若破溃皮损在住院期间发生院内感染，则容易继发耐药菌株感染，加大诊疗难度。

水痘为自限性疾病，常规情况下对症治疗即可，若在病程中继发细菌感染则需使用抗生素治疗。对于有重症水痘或严重并发症风险的患儿（新生儿、免疫功能低下患儿）及任何感染水痘-带状疱疹病毒并伴有病毒介导并发症的患儿，都应予以阿昔洛韦进行抗病毒治疗，并可酌情予以丙种球蛋白支持治疗。

（刘泉波　常宇南　重庆医科大学附属儿童医院）

参考文献

[1] Wang M, Li X, You M, et al. Epidemiological characteristics of varicella outbreaks-china, 2006-2022[J]. China CDC Wkly, 2023, 5（52）：1161-1166.

[2] Vazquez M, LaRussa PS, Gershon AA, et al. Effectiveness over time of varicella vaccine[J]. JAMA, 2004, 291（7）：851-855.

[3] Gershon AA, Marin M, Seward JF. Varicella, measles, and mumps. In: Infectious diseases of the fetus and newborn infant, 8th ed[M]. Elsevier, Philadelphia, 2016, 675.

[4] LaForet EG, Lynch LL. Multiple congenital defects following maternal varicella[J]. N Engl Med J, 1947, 236（15）：534-537.

[5] Heininger U, Seward JF. Varicella[J]. Lancet, 2006, 368（9544）：1365-1376.

病例3 手足口病

一、病历摘要

（一）基本资料

患儿男性，1岁6个月，散居儿童。

主诉：发热2天，惊厥3次。

现病史：患儿于入院前2天无明显诱因出现发热，中高热为主，最高体温39.0℃，2～3次/日，无畏寒、寒战，给予退热药物后，体温可暂时降至正常，但易反复。病程中伴有惊厥3次，每次持续约3分钟，表现为双目凝视，四肢强直抖动、呼之不应，伴有面色、口唇发绀，无口吐白沫，无大小便失禁，抽搐间歇期精神欠佳，睡眠增多，无进行性意识障碍，无肢体活动障碍。病程中有惊跳数次，伴有拒食，有口腔疱疹，无明显流涎，无咳嗽，无气促、呼吸困难、咳粉红色泡沫痰，无面色苍白、皮肤花纹、肢端发凉，无流鼻涕、打喷嚏，无恶心、呕吐、腹胀、腹泻。病后就诊于当地私人诊所，未予特殊处理，病情无好转。为进一步诊治就诊我院急诊，诊断"手足口病、惊厥待查？"，予"头孢曲松"抗感染、"咪达唑仑"镇静，因反复抽搐急诊以"重症手足口病、惊厥待查？"收入院。病后精神欠佳，食欲差，小便黄，大便正常。

既往史：出生史、喂养史、生长发育史、预防接种史无特殊。3个月余前有摔倒后惊厥1次，伴意识障碍，不伴发热、腹泻、呕吐等，于当地妇幼保健院住院治疗1周，完善脑电图正常，头颅磁共振成像（magnetic resonance imaging，MRI）提示灶性脱髓鞘？出院诊断：抽搐原因：①颅脑外伤；②屏气发作？出院后精神好，无意识障碍、肢体活动障碍，无发育倒退。家庭及生活环境史无特殊。否认病前有手足口病及类似病儿接触史。无癫痫、热性惊厥家族史。否认头部外伤史。

（二）体格检查

体温38.1℃，呼吸35次/分，心率143次/分，血压116/71 mmHg，血氧饱和度99%，体重12.0 kg。精神差，镇静状态，面色欠佳，无脱水貌。全身无大理石样花纹，手掌、臀部、阴囊可见散在细小红色丘疹，无皮肤化脓病灶。唇红，湿润，唇周无发绀，口腔咽部、上腭黏膜可见数个疱疹，咽部充血明显，双侧扁桃体无肿大，无渗出物附着，无杨梅舌。双侧呼吸音对称、稍粗，未闻及干湿性啰音。心音有力，节律整齐，心底部心前区未闻及心脏杂音。腹软，肝脾肋下未触及，全腹无包块，无压痛，无肌紧张，无反跳痛。四肢温暖，毛细血管充盈时间正常。脑膜刺激征阴性，双侧巴氏征阴性，四肢肌力及肌张力正常。

（三）辅助检查

入院前：血液分析＋C-反应蛋白：白细胞 15.49×10^9/L，血小板 304×10^9/L，红细胞 4.63×10^{12}/L，血红蛋白 117 g/L，中性粒细胞绝对值 10.81×10^9/L，中性粒细胞百分比 69.8%，血清淀粉样蛋白 A 305.23 mg/L，C-反应蛋白 40.5 mg/L。

血气分析：钾离子 4.5 mmol/L，钠离子 134 mmol/L，二氧化碳分压 31 mmHg，氧分压 106 mmHg，碳酸氢根浓度 18.8 mmol/L，标准碳酸氢盐 20.9 mmol/L。

入院后：病毒抗体 3 号：EB 病毒核抗体 NA-IgG 可疑阳性，EB 病毒壳抗体 CA-IgG、EB 壳抗体 CA-IgM、EB 病毒早期抗体 NA-IgG 阴性，单纯疱疹病毒抗体 IgM、柯萨奇 B 组病毒抗体 IgM、麻疹病毒抗体 IgM、肠道病毒 71（EV71）IgM 均阴性；大便常规、肝肾功能、电解质、心肌标志物＋B 型钠尿肽、血氨＋乳酸、肝炎标志物 /HIV/ 梅毒检测、脑脊液（cerebrospinal fluid，CSF）生化、脑脊液常规、脑脊液涂片找抗酸杆菌 \ 隐球菌 \ 细菌、血培养、脑脊液培养均为阴性。手足口病肠道病毒分子诊断：手足口病肠道病毒 EV71、CA16 阴性、手足口病肠道病毒（EVU）阳性。

脑电图：界限性幼儿期脑电图（清醒期背景 3～3.5 Hz δ 波活动增多，不排除哭泣因素）。

头部 CT：左侧颞部脑外稍增宽，余脑部未见明显异常。

头颅 MRI：双侧额顶叶异常信号，考虑灶性脱髓鞘病变可能。

二、诊疗经过

入院后完善前述检查，结合临床表现，患儿系幼儿，病程中有发热，手、臀部散在红色丘疹，口腔可见疱疹，故临床诊断手足口病。在此基础上患儿出现反复惊厥，病程中有惊跳，故考虑颅内感染，且考虑病毒感染所致可能性大；患儿辅助检查提示血常规及炎症指标均明显升高，考虑与重症手足口病有关。故最终考虑诊断手足口病（重症）、颅内感染？入院后予以甲强龙抗炎、丙种球蛋白支持、甘露醇降颅压、咪达唑仑止惊、补液等对症支持治疗。

最后诊断：①病毒性脑炎；②手足口病（重症）。

三、病例讨论

手足口病是由人类肠道病毒引起的传染性出疹性疾病。该病多发生在学龄前儿童（≤5岁），在全世界均有发生，夏秋季节为其发生的高峰季节。手足口病可以通过粪口、呼吸道飞沫、接触等途径传播。常见的临床表现为手、足和（或）口腔黏膜等部位的丘疹或疱疹，部分病例出现发热，多数病例在7～10天逐渐缓解及痊愈。少数病例可发生脑炎、急性弛缓性麻痹、神经源性肺水肿、心肌炎等严重并发症，危重者甚至死亡[1]。1997年以来，亚太地区发生了多次手足口病大流行，以及流行期间循环、呼吸、神经等系统严重并发症的发病情况，均表明亚洲的手足口病疫情比其他地区更为严重。

根据全球手足口病流行病学监测，EV-A71、CV-A16、CV-A6和CV-A10是婴幼儿手足口病最常见的病原体。既往以CV-A16与EV-A71为手足口病的主要病原体，其中EV-A71因其较其他病原体更易引起严重的神经系统并发症及心肺功能障碍，且在大流行中导致较多死亡病例而备受关注。20世纪80年代时，无菌性脑膜炎为EV-A71感染最常见的神经系统并发症，随后研究者们发现与心肺功能障碍相关的脑干脑炎，已成为亚洲EV-A71感染的一个显著特征，也是造成患儿死亡的主要原因之一。其通常表现为短暂发热和神经系统症状后出现心动过速、灌注不良和呼吸急促的症状，并迅速发展为急性、顽固性心功能障碍和暴发性、致命性的神经源性肺水肿或肺出血。在此期间出现的高血糖及白细胞增多，与神经源性肺水肿一样，被认为是由于交感神经放电增加所致[2]。

虽然CV-A16与EV-A71是手足口病最常见的病原体，但近年来，CV-A6和CV-A10已经部分取代了它们成为了与手足口病相关的主要病原体。CV-A10的疫情在亚洲较其余地区更为普遍，自2008年以来，中国大陆各地都有CV-A10感染患者的报道，其阳性率通常低于EV-A71和CV-A16，为0.7%～10.64%。虽然既往观察提示

CV-A10感染更容易引起发热、咽痛和疱疹性咽峡炎，较少引起手、足、膝盖和臀部等处皮疹和神经系统并发症，但近年来越来越多报道显示出CV-A10感染可引起严重手足口病疫情和病例。而与EV-A71和CV-A16相比，CV-A10所致感染和疾病似乎在年龄较小的儿童（≤2岁）中更加常见，并且往往随着年龄的增长而逐渐减少[3]。2013年之前，中国手足口病患者的CV-A6检出率相对较低，自2013年以来，CV-A6引起手足口病病例的比例越来越高。CV-A6感染所致皮疹并不典型，可广泛存在于身体的任何部位，包括躯干、四肢和面部，且以疱疹样病变和大疱样病变更常见[4]。还有研究报道过由CV-A6感染所致手足口患儿发生病毒性睾丸、附睾炎的并发症[5]。这些都会增加诊断手足口病的难度，并要求临床医生意识到由CV-A6手足口病引起的更广泛的皮肤和黏膜表现、非典型并发症，以提高早期诊断。

手足口病的诊断主要依赖于口腔疱疹和皮疹的形态、部位做出临床诊断。当临床表现不典型或有必要确定病因时，可采集咽喉部、粪便或疱疹液做核酸扩增试验。然而，急性感染后，肠道病毒从粪便及咽喉部的排出时间可持续很久（粪便持续6周至数月，咽部可持续4周），故分离出病毒并不能完全明确病因，需结合临床情况实际分析。手足口病患者在出现某些神经系统并发症时可被诊断为严重病例，应考虑额外的实验室检查，如脑脊液检查、脑电图、头颅影像学检查等。

本病例患儿因皮疹细小、较少，且足部无皮疹，起病初期于院外未能及时明确诊断，病情在2天内即有明显进展。因此对于有发热、惊厥症状的患儿，在临床工作中应仔细进行体格检查，若在口腔、手部、足部等重点部位发现皮疹，无论皮疹数量、形态如何，均应警惕手足口病及其并发症可能，以便早期识别重症手足口病，及时干预，正确治疗。此外，不同类别的肠道病毒所致皮疹形态、分布等均有较大差异，疾病早期有时难以与水痘等其他出疹性疾病进行鉴别，故而临床上不能因皮疹形态或分布部位不典型而轻易排除手足口病的可能。因手足口病为自限性疾病，故普通病例建议以支持性治疗为主。若为重症患者，可酌情应用糖皮质激素、丙种球蛋白，并依据心肺、神经系统相关症状予以对症处理及高级生命支持。

（刘泉波　常宇南　重庆医科大学附属儿童医院）

参考文献

[1] Saguil A, Kane SF, Lauters R, et al. Hand-foot-and-mouth disease: rapid evidence review[J]. Am Fam Physician, 2019, 100(7): 408-414.

[2] Solomon T, Lewthwaite P, Perera D, et al. Virology, epidemiology, pathogenesis, and control of enterovirus 71[J]. Lancet Infect Dis, 2010, 10(11): 778-790.

[3] Bian L, Gao F, Mao Q, et al. Hand, foot, and mouth disease associated with coxsackievirus A10: more serious than it seems[J]. Expert Rev Anti Infect Ther, 2019, 17(4): 233-242.

[4] Zhao TS, Du J, Sun DP, et al. A review and meta-analysis of the epidemiology and clinical presentation of coxsackievirus A6 causing hand-foot-mouth disease in china and global implications[J]. Rev Med Virol, 2020, 30(2): e2087.

[5] Di Lella E, Angelini F, Campagnano S, et al. An unusual location of hand, foot and mouth disease[J]. J Ultrasound, 2022, 25(2): 361-364.

病例 4　猩红热

一、病历摘要

（一）基本资料

患儿女性，8 岁 1 个月，小学生。

主诉：发热伴咽痛 4 天，皮疹 3 天，颈部活动障碍 1 天。

现病史：患儿于入院前 4 天无明显诱因出现发热，以中高热为主，热峰 39.7℃，伴畏寒、寒战，无惊厥，给予布洛芬口服退热处理，体温可暂时降至正常，每日发热 3～4 次，伴咽痛，以吞咽时明显。入院前 3 天出现红色皮疹，皮疹初见于耳后、面部和颈部，迅速蔓延至胸部、腹部、背部、四肢和手足，伴有明显瘙痒，无水疱疹。入院前 1 天出现颈部左右活动受限，颈部皮肤无包块和红肿。病程中无声嘶、咳嗽、喘息，无腹痛、腹胀、腹泻、便血，无尿频、尿急、尿痛、肉眼血尿，无骨关节疼痛，无头痛、头晕，无眼红。入院前 3 天，家属自行给予患儿口服阿奇霉素 3 天、蒲地蓝消炎口服液 2 天，患儿发热、咽痛、皮疹、颈部活动受限无缓解，遂来我院。门诊完善血液分析＋C-反应蛋白提示白细胞升高，分类以中性粒细胞为主，C-反应蛋白升高，以"猩红热？"收入感染科病房。

病后发热时患儿精神欠佳，热退后精神尚可，食欲不佳，大小便无明显异常。

既往史：无特殊，否认药物及食物过敏史。否认近期外伤史。

（二）体格检查

体温 36.8℃，脉搏 90 次/分，呼吸 25 次/分，血压 102/69 mmHg。神志清晰，反应好。双侧瞳孔正常，双侧球结合膜无充血、分泌物。右侧颈部可触及 2 枚直径约 1.5 cm 淋巴结，颈部左右活动明显受限，颈部无发红、破溃、波动感。躯干、四肢皮肤弥漫性充血发红，疹间无正常皮肤，用手压之，充血可暂时减退，其上可见密集分布的细小猩红色丘疹，触之有沙粒感，皮肤可见散在抓痕，双侧腋窝和肘部可见"帕氏线"，全身皮肤无脱屑和色素沉着，面部皮肤充血无皮疹，口唇周围皮肤苍白无发绀。唇红，稍干燥，无皲裂，可见杨梅舌，咽部充血明显，上颚可见散在针尖大小出血点，扁桃体Ⅱ度，其上可见较多黄白色渗出物。无吸气性三四征，双肺呼吸音清，呼吸音对称，未闻及干湿性啰音。心音有力，心律齐，各瓣膜听诊区未闻及杂音。腹平软，全腹无压痛、肌紧张及反跳痛，肝脾肋下未及，Murphy征(-)，移动性浊音（-），肠鸣音4次/分。肢端温暖，肢端无硬性肿胀。脑膜刺激征阴性，巴氏征阴性，四肢肌力、肌张力正常。

（三）辅助检查

入院前辅助检查：血液分析＋C-反应蛋白：白细胞 $20.06×10^9/L$，中性粒细胞百分比89%，C-反应蛋白69 mg/L。

入院后重要辅助检查：扁桃体渗出物A族链球菌快速检测阳性，扁桃体渗出物细菌培养提示化脓性链球菌，对青霉素、阿莫西林克拉维酸钾、头孢曲松等敏感，双份血培养5天为阴性，降钙素原0.47 ng/mL，大小便常规无异常；颈部平扫＋增强CT＋颈椎三维重建影像描述：未见颈椎脱位，咽后壁颈1～3椎体前方软组织稍增厚，密度稍低，边界欠清晰，病变范围约8.2 mm×7.1 mm×5.2 mm，增强后强化不明显，右侧咽旁软组织稍增厚，增强后强化欠均，可见类似环形强化，邻近咽腔变窄；影像诊断：咽后壁颈1～3椎体前方及右侧咽旁软组织病变，考虑为感染性脓肿形成可能。

二、诊疗经过

根据发热、皮疹形态分布、咽峡炎，结合炎症指标升高，初步考虑猩红热；因有一定感染中毒症状、淋巴结肿大，警惕合并败血症；患儿颈部活动障碍，警惕合并咽后壁脓肿；此外因有杨梅舌、颈部淋巴结肿大、皮疹、炎症指标升高，注意与川崎病鉴别。入院第1天完善抽血检验后，即开始给予阿莫西林克拉维酸钾30 mg/（kg·次），1次/8小时抗感染治疗，炉甘石洗剂外用止痒，退热、补液、开喉剑喷雾剂喷口腔等对症支持治疗。抗感染治疗后咽痛、颈部活动逐渐好转至消失，皮疹和瘙痒逐渐减轻至消退，皮疹消退后出现糠麸样脱屑。第3天热退后发热未再反复，第5天复查血常规＋C-反应蛋白已恢复正常。第8天出院，出院后继续口服阿莫西林克拉维酸钾6天。出院后第9天门诊复查血液分析＋C-反应蛋白、尿常规正常，复查颈部CT平扫显示咽后壁脓肿已完全吸收。

最后诊断：猩红热。

三、病例讨论

猩红热是由化脓性链球菌感染所致的一种急性传染病，在我国属于乙类法定传染病，发热、咽峡炎和全身弥漫性猩红色细小丘疹及疹退后脱皮是急性期的典型三联征，少数患者恢复期可发生风湿热和急性肾小球肾炎[1]。在1940年广泛使用抗生素之前，猩红热被视为最严重的传染病之一，并在19世纪广泛流行，20世纪下半叶在大多数发达国家相对罕见，但近10年来，一些国家如英国（自2014年起）、香港（自2011年起）和中国大陆（自2011年起）等，猩红热再次普遍流行。关于猩红热再次增多的原因不完全清楚，其中一个原因可能是菌株获得携带外毒素或抗菌药物耐药基因的移动遗传元件[2]。猩红热多见于学龄前和学龄期儿童，有一定的地域性，季节性和流行周期明显。近期国内流行病学调查显示：我国大陆5～6岁儿童的发病率最高，北方地区的发病率高于南方地区，5～6月和11～12月为两个流行高峰期，每3～4年为一个流行周期[3]，充分了解猩红热的流行病学特征有助于疾病防控。

猩红热的致病原化脓性链球菌，是A群链球菌（group a streptococcus, GAS）中的主要成员，革兰染色阳性，具有β溶血特性，兼性厌氧，在环境中生存力强，可寄居在人体口咽部。基于M蛋白（一种表面抗原）氨基酸序列同源性和与宿主血清蛋白结合能力，GAS被分为200多种emm类型，不同emm类型在世界不同地区占主导地位。2014年英国猩红热爆发是由多个GAS谱系引起，主要流行菌株是emm 1、emm 3、emm 4和emm 12型，其中emm 1型的特征是严重的侵袭性并发症[4]；emm 12型是中国大陆近年来的主要流行emm类型[5]。

GAS分泌的链球菌致热外毒素（Spes），又称为红疹毒素或猩红热毒素，是驱动猩红热病理生理改变的主要因素，它是一种超级抗原，通过过度激活T细胞和过度刺激产生细胞因子来诱导强烈的炎症反应，并可放大由于先前GAS暴露而产生的超敏反应[6]。GAS几乎是所有临床上重要的链球菌中致病性最强的，进入人体后，可引起三种类型的病变：一是炎症性改变，可引起组织坏死，临床表现为化脓性扁桃体炎、化脓性中耳炎、化脓性淋巴结炎、局部脓肿、蜂窝组织炎、骨髓炎等邻近组织或迁徙性化脓性病灶，甚至引发败血症的全身性感染；二是中毒性改变，临床表现为全身中毒症状、特征性皮疹、中毒性肝炎、中毒性心肌炎甚至休克等；三是变态反应性改变，主要为风湿热、链球菌感染后肾小球肾炎。

本病例患儿以发热和咽峡炎起病，1 天后开始出现典型皮疹，皮疹明显瘙痒，查体可见扁桃体渗出物、贫血性皮肤划痕、环口苍白圈、帕氏线、杨梅舌等典型体征，具有典型的细菌感染血常规，临床提出猩红热的诊断并不难，而咽拭子 A 族链球菌快速抗原检测、咽拭子细菌培养提供的病原学阳性结果使猩红热得到确诊。典型病例，根据发热与皮疹的关系（发热 24～48 小时出皮疹）、皮疹形态和分布、伴随症状、流行病学史等，一般不难区别于麻疹、风疹、幼儿急疹、水痘等病毒性发热出疹性疾病；通过细致的病史询问、查体及必要的辅助检查，也不难与川崎病（常有眼红、冠状动脉扩张、抗感染效果不佳）、药疹（可疑过敏药物使用史、皮疹可多样性、容易有黏膜损害）、金黄色葡萄球菌感染（根据病原学）等疾病相鉴别。但猩红热由于体征和症状的严重程度差异较大，其诊断在早期阶段具有挑战性，还可出现不典型皮疹，容易出现误诊和漏诊，重视微生物学检测有助于诊断，Romero 等人进行的一项研究发现：91 例猩红热患者中有 21 例出现非典型皮疹，表现为光滑的黄斑疹，耳垂红斑和肿胀，广泛的红皮病，局限性面部红皮病，眼睑、面部或四肢远端肿胀，面部、颈部和腋窝瘀点，肛周皮炎和荨麻疹等。

目前 GAS 是导致死亡的十大感染性疾病之一，特别是在中低收入国家，其主要死亡原因便是 GAS 相关的严重侵袭性疾病和变态反应性后遗症。因此，除了确诊和治疗猩红热，同时还需关注有无各种化脓性并发症及自身免疫性并发症。由于体征和症状的严重程度差异很大，其诊断在疾病的早期阶段具有挑战性。

猩红热的早期、足疗程、有效抗菌治疗对于降低 GAS 进一步传播风险、避免局部和全身并发症、降低心脏和肾病后遗症都非常重要。对于有显著中毒症状和脓毒症状患者，可联合糖皮质激素或丙种球蛋白治疗。目前国内所有 GAS 分离株都对青霉素敏感，猩红热治疗可首选青霉素，疗程 10 天，对青霉素过敏者可选择头孢曲松等头孢类抗菌药物，疗程 10～14 天；大多数 GAS 对大环内酯类抗菌药物和克林霉素耐药[5,7]。既往推荐青霉素联合克林霉素来治疗严重 GAS 感染，因为克林霉素可减少 GAS 毒素和超级抗原的产生[8]，但在克林霉素耐药的情况下，再使用克林霉素可能增加外毒素的产生，进而加重病情。本病例患儿入院时病程已 4 天，院外经验性使用3天阿奇霉素，临床和药敏结果均证实其对该患儿无效，患儿较快出现颈部活动障碍，经CT证实存在咽后壁脓肿，未及时使用敏感抗生素致使咽峡部的局部感染不能及时控制和局限、局部感染播散，是导致该例患儿咽后壁脓肿的重要原因之一。

当发现不能用猩红热疾病本身解释的症状时，比如颈部活动障碍、敏感抗菌药物治疗后仍持续发热、黄疸、肝脾大、皮肤新发化脓灶、骨痛等，一定要警惕是否发生了猩红热相关并发症。由于诊疗进步、抗菌药物早期合理使用，虽然风湿热和急性链球菌感染相关肾小球肾炎的病例已明显减少，但鉴于风湿性心脏病和慢性肾炎对患者的危害性，对猩红热随访时，一定要仔细听诊有无出现或新发心脏杂音，必要时进行心脏超声检查，在感染后1～3周定期监测尿常规，必要时监测肾功能。一旦发生风湿热，应给予至少5年的抗菌药物以预防GAS再感染而导致风湿热复发。

近期随着猩红热在多国爆发，加快GAS疫苗研发成为猩红热防控工作的当务之急。研发GAS疫苗时，需要考虑许多因素，包括抗原表位的选择、避免自我反应和疫苗覆盖率，但在过去几十年里，GAS疫苗研发一直停滞不前，主要是因为GAS的广泛遗传异质性和人体对GAS的多种自身免疫反应。目前，虽然一些潜在的候选疫苗已经在临床试验中取得了实质性进展，但距离面向临床使用还有一段距离。因此，当前非疫苗干预措施是必要的，可从传染病流行的三个环节着手，以最大限度预防猩红热的发生，比如采取隔离猩红热患者至少至退热后1天，严格的呼吸道隔离防护，易感者在暴露后口服7～10天青霉素V钾片或阿莫西林等。

（刘泉波　吴小英　重庆医科大学附属儿童医院）

参考文献

[1] 方峰，俞蕙. 小儿传染病学（第5版）[M]. 北京：人民卫生出版社，2020：148-152.

[2] Brouwer S, Barnett TC, Ly D, et al. Prophage exotoxins enhance colonization fitness in epidemic scarlet fever-causing Streptococcus pyogenes[J]. Nat Commun, 2020, 11（1）：5018.

[3] You Y, Qin Y, Walker MJ, et al. Increased incidence of scarlet fever-china, 1999-2018[J]. China CDC Wkly, 2019, 1（5）：63-66.

[4] Chalker V, Jironkin A, Coelho J, et al. Genome analysis following a national increase in scarlet fever in england 2014[J]. BMC Genomics, 2017, 18（1）：224.

[5] You Y, Davies MR, Protani M, et al. Scarlet fever epidemic in china caused by streptococcus pyogenes serotype M12：epidemiologic and molecular analysis[J]. EBioMedicine, 2018, 28：128-135.

[6] Commons RJ, Smeesters PR, Proft T, et al. Streptococcal superantigens：categorization and clinical associations[J]. Trends Mol Med, 2014, 20（1）：48-62.

[7] You YH, Song YY, Yan XM, et al. Molecular epidemiological characteristics of streptococcus pyogenes strains involved in an outbreak of scarlet fever in china, 2011[J]. Biomed Environ Sci, 2013, 26（11）：877-885.

[8] Wong SS, Yuen KY. Streptococcus pyogenes and re-emergence of scarlet fever as a public health problem[J]. Emerg Microbes Infect, 2012, 1（7）：e2.

病例 5　百日咳

一、病历摘要

（一）基本资料

患儿女性，7个月30天，婴儿。

主诉：咳嗽6天，加重伴气促3天。

现病史：入院前6天患儿接触咳嗽家属后出现咳嗽，初为单双声咳嗽，不伴痰响，无气促及喘息。入院前3天咳嗽加重为阵发性痉挛性咳嗽，10余声/次，伴痰响，咳剧时面色涨红，无面唇发绀，无鸡鸣样回声，咳剧后有呕吐，在咳出黏稠痰液或呕吐后咳嗽可暂时缓解，咳嗽以夜间为主，伴气促，有烦躁不安，影响睡眠，有吐奶，无呛奶及吐沫。入院前2天患儿出现发热，热峰39℃，无寒战、惊厥、皮疹，自行给予退热药物处理后体温可降至正常，发热1～2次/日。病程中无腹胀、腹泻、便血，无皮肤瘀点瘀斑、鼻出血、牙龈出血等出血倾向，无进行性面色苍白，无精神萎靡、嗜睡、肢体活动异常，无水肿、少尿。

病后患儿家属自行给予患儿感冒药服用（具体不详），咳嗽、气促无好转。入院当日外院及我院门诊查血液分析均提示白细胞显著升高，门诊以"肺炎，类白血病反应？血液系统恶性疾病？"收入我院呼吸科病房。

病后精神、食欲欠佳，小便正常，大便2次/日，为黄色成形便。

既往史：已接种2针百日咳疫苗，第3针百日咳疫苗因"腹泻"延迟。病前有类似咳嗽家属接触史。

（二）体格检查

体温36.8℃，呼吸61次/分，心率145次/分，血压112/67 mmHg，血氧饱和度97%（鼻导管吸氧），体重7.1 kg。精神差，烦躁不安，反应一般，面色稍苍白。全身无皮疹，唇红，唇周有轻度微绀，口腔黏膜光滑，咽部充血，双侧扁桃体未见，有轻微吸气性三凹征及点头样呼吸。双肺呼吸音对称，呼吸音粗，可闻及少量中细湿性啰音，无哮鸣音。心音有力，心律齐，未闻及心脏杂音。腹软，肝脾肋下未扪及，全腹部无包块。肢端暖。前囟平软，张力正常。脑膜刺激征阴性，双侧巴氏征阴性，四肢肌力、肌张力正常，毛细血管充盈时间2秒。

（三）辅助检查

入院前辅助检查：外院血液分析＋C-反应蛋白：白细胞 $73.4×10^9$/L，淋巴细胞百分比 64.4%，血小板 $644×10^9$/L，C-反应蛋白 24.9 mg/L；胸片提示肺炎。

我院血液分析＋C-反应蛋白：白细胞 $92.79×10^9$/L，淋巴细胞百分比 60%，血小板 $736×10^9$/L，C-反应蛋白 31 mg/L。

入院初期重要辅助检查：血气分析提示Ⅰ型呼吸衰竭，血乳酸 5.3 mmol/L；百日咳聚合酶链式反应（PCR）阳性，其余常见呼吸道病原学均为阴性，包括流感 A、流感 B、呼吸道合胞病毒、副流感 1、副流感 2、副流感 3、腺病毒抗原阴性，肺炎支原体、沙眼衣原体、肺炎衣原体 PCR 阴性，痰培养阴性；双份血培养阴性，大小便常规正常；肝肾功能、电解质（白蛋白 36.6 g/L）、心肌标志物＋B 型钠尿肽无异常。

二、诊疗经过

入院第 1 天便立即给予持续气道正压（continuous positive airway pressure，CPAP）辅助通气、阿奇霉素联合头孢唑肟（考虑百日咳可能，但反复发热，警惕合并其他细菌感染）、雾化、吸痰、水化碱化治疗。患儿呼吸困难进行性加重，呼吸＞90 次/分，脉搏 150～220 次/分，血压正常。在第 2 天（入院 8 小时）转入重症监护室进行有创机械通气治疗，第 2 天复查外周血白细胞进一步升高至 $107.25×10^9$/L，淋巴细胞百分比 57%，C-反应蛋白 28 mg/L，于是在第 2 天进行了第一次换血治疗。换血后 12 小时复查白细胞降至 $58.29×10^9$/L，换血后 24 小时复查白细胞再次升高至 $80.3×10^9$/L。在第 3 天进行了第二次换血治疗，第二次换血后 12 小时复查白细胞降至 $35.5×10^9$/L。此后每 1～2 天随访 1 次血常规，发现白细胞逐渐降至正常（病例 5 图 1）。期间随访心脏超声未提示肺动脉高压。患儿在第 18 天成功撤离呼吸机，第 20 天由重症监护室转入感染科病房继续治疗观察。第 25 天患儿出现少尿、水肿，并逐渐进展为全身凹陷性水肿，从水肿的常见原因出发，我们排查了心、肝、肾、免疫、内分泌相关的因素，急查肾功能、电解质、血渗透压、尿常规、心肌标志物＋B 型钠尿肽、细胞因子、甲状腺功能、心脏超声及心功能测定、腹部超声、泌尿系超声均无明显异常，心电图提示窦性心动过速和 T 波改变，胸部 CT 检查提示双肺病变伴双侧胸腔积液，肝功能提示白蛋白降低 30.6 g/L

（参考值38.3～53.2 g/L），给予多次白蛋白联合呋塞米输注，患儿全身水肿无明显减轻。第31天经全院会诊考虑毛细血管渗漏综合征，加用短期小剂量甲强龙抗炎治疗（15 mg，1次/12小时，3天；10 mg，1次/12小时，2天；10 mg，1次/日，2天），患儿全身水肿减轻至完全消退。第42天患儿遵医嘱出院，出院后1周、2周时随访患儿水肿均无反复，偶有咳嗽，精神食欲好。

最后诊断：百日咳。

诊断依据：①患儿女性，起病急，病程短；②以阵发性、痉挛性咳嗽为主要表现，昼轻夜重；③血常规提示白细胞升高，分类以淋巴细胞为主，百日咳PCR阳性，病前有咳嗽患者接触病史，未全程接种百日咳疫苗。

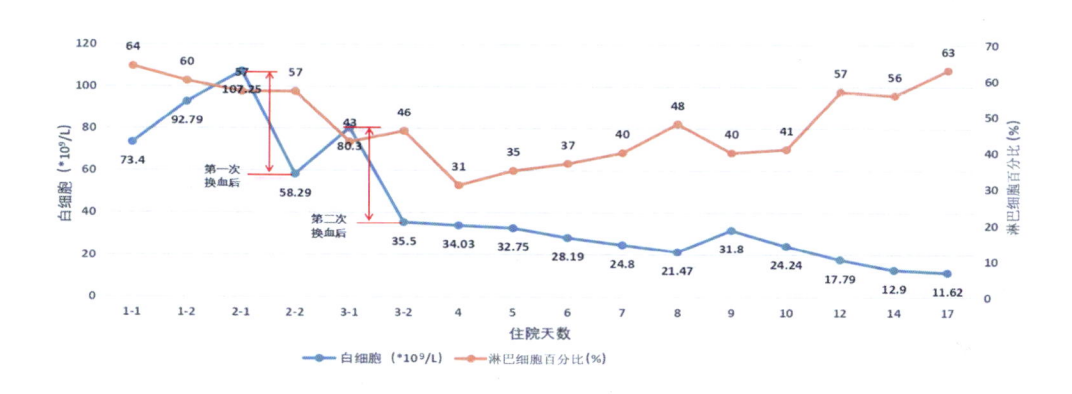

病例5图1　患儿外周血白细胞变化

三、病例讨论

百日咳（pertussis）是一种由百日咳鲍特菌（bordetella pertussis，BP）感染所致的急性呼吸道高传染性疾病，为我国乙类法定传染病[1]。由于BP变异、疫苗诱导的免疫力逐年衰减、无细胞百日咳疫苗保护力不足等因素，近20年来全球许多高疫苗覆盖率国家出现了"百日咳再现"[2]。百日咳可影响各年龄段人群，目前虽然青少年和成人是除婴幼儿之外的另一发病高峰人群，但百日咳危害最大的群体仍为婴幼儿，特别是未完成3针百日咳基础免疫的小婴儿，重症病例和死亡病例大多见于婴儿患者，目前百日咳仍然是全球第5位疫苗可预防的儿童感染性死亡疾病[2-3]。BP为革兰阴性杆菌，人类是其唯一宿主和致病者，BP首先在呼吸道纤毛上皮细胞上繁殖，主要通过产生各种毒素，如百日咳毒素（pertussis toxin, PT, 是BP的主要毒力因子），导致支气管黏膜广泛炎症，引起黏液分泌物增多、上皮细胞变性坏死，纤毛麻痹进一步引起黏稠分泌物排出障碍和潴留，不断刺激神经末梢和咳嗽中枢，反射性引起痉挛性咳嗽。PT同时也是诱发百日咳患者外周血白细胞升高的主要毒素[2, 4]。

百日咳典型临床表现分为3期，卡他期（1～2周）、痉咳期（2～6周）、恢复期（2～3周），自然病程常迁延2～3个月，只有早在卡他期开始有效抗菌治疗才可以不发生痉咳或减轻痉咳、缩短病程，且咳嗽减轻过程中如呼吸道新发感染可再次诱发痉咳。百日咳典型的痉咳呈发作性，昼轻夜重，咳剧时常面红耳赤、伴呕吐，严重时口唇发绀，咳嗽终末可伴有深长的"鸡鸣"样吸气性回声。需注意的是小婴儿尤其是新生儿常无痉咳，可仅表现为阵发性屏气、发绀、窒息，但病情往往更加危重。青少年、成人病例临床表现多不典型，常常为程度减轻、无"鸡鸣"样回声、病程缩短至2～3周的咳嗽，甚至是无症状携带状态，但他们却是婴幼儿百日咳最主要的传染源[2]。百日咳卡他期可有一过性发热，如出现持续或反复发热需考虑其他原因，常见原因为继发感染。本病例患儿在病程第4天开始反复中高热长达4天，虽入院后病原学检查未发现其他感染依据，结合临床仍考虑存在合并感染。本病例患儿的重症肺炎也可能是混合感染所致，这也是入院时在阿奇霉素的基础上要联合头孢唑肟的理由。国内一研究发现百日咳患儿肺部听诊闻及哮鸣音，常为合并呼吸道合胞病毒感染所致[5]，认识到这一点有助于规避临床加用不必要的抗菌药物。外周血白细胞一般在病程1～2周开始升高，常在痉咳期达到峰值，极端病例白细胞可>100×10^9/L以上，白细胞升高在婴幼儿中，尤其是未免疫的小婴儿中最为突出[2]。在百日咳诊治过程中，一定要重视随访血液分析。一方面，这利于百日咳的诊断，既往有患儿因白细胞显著升高而疑诊白血病收治入血液科病房，虽咳嗽不典型，但异常升高的白细胞还是让医生提高了对百日咳的警惕性，最终经病原学检查确诊为百日咳。在国内现行百日咳实验室确诊标准中，外周血白细胞≥20×10^9/L且淋巴细胞百分比≥60%可作为3月龄内百日咳的确诊标准之一，这对于缺乏其他百日咳确诊检验手段（特异性DNA片段PCR扩增、BP培养、PT-IgG测定）的基层医院来说，是简易的确诊方法。另一方面，这有利于发现高白细胞血症（一般指外周血白细胞$\geq 30\times 10^9/L$）这一百日咳严重并发症。高白细胞血症已被证明是发生重症百日咳和百日咳死亡的独立危险因素之一，既往研究显示外周血白细胞$>100\times 10^9/L$以上的百日咳患儿几乎均死亡[6]。换血疗法应用于百日咳相关高白细胞血症的治疗后，提高了百日咳的生存率，它除可清除血管内聚集的白细胞、降低肺动脉高压发生率之外，还能置换出血循环中的PT以减轻进一步病理损害[4,6]。目前关于换血治疗启动时机还没有统一标准，影响换血治疗效果的因素尚待进一步研究，但应尽量在心、肺功能衰竭或低血压性休克之前启动，其治疗价值才明显，否则很难改善预后。本病例患儿白细胞在病程1周时便升至$107.25\times 10^9/L$，2次及时的换血治疗是本病例患儿救治成功的关键所在，本病例患儿未发生肺动脉高压很可能也得益于换血治疗及时有效的降低了白细胞水平。除了高白细胞血症这一常见而严重的并发症，本病例患儿还发生了毛细血管渗漏综合征（capillary leakage syndrome, CLS）。患儿水肿排除了心脏、肾脏原因及免疫紊乱，也无新发感染诱因，不能以肝脏白蛋白合成不足解释本病例患儿的低蛋白血症，且补充白蛋白治疗不佳，提示该例患儿CLS发病机制可能是毛细血管通透性增加所致血浆持续渗出到血管外。曾有学者也观察到一例百日咳患儿发生了CLS，并推测CLS发生可能是PT介导的炎症导致毛细血管渗漏[7]。但在既往病情轻重不等的诸多百日咳患儿中，CLS极其罕见，据此我们推测该患儿CLS的发生与百日咳疾病无直接关系，CLS可能不是百日咳的并发症，只是该例患儿的合并症而已，但还需积累更多病例来探讨百日咳与CLS的关系。百日咳相关肺动脉高压发生率11%～39%不等，百日咳脑病发生率较低，0.5%～1.0%，两者也是影响百日咳预后的严重并发症。此外，百日咳还可出现低血糖、溶血性尿毒综合征、急性肾衰竭等，百日咳剧烈咳嗽可导致一些气压损伤性并发症，常见球结膜出血、压力性紫癜，气胸、皮下气肿、颅内出血时有发生，甚至能引起肋骨骨折。

虽进入痉咳期后再使用敏感抗菌药物，对咳嗽缓解帮助不大，但也应积极抗菌处理，杀灭BP可阻止BP进一步传播给他人。目前国内BP对大环内酯类药物耐药严重，国内不同地区报道的耐药率48.6%～100%不等，而国外耐药罕见[8]。如何选择替代性抗菌药物是目前国内百日咳治疗的一大困境，国内指南和领域内专家根据体外药敏和临床治疗研究，推荐甲氧苄啶－磺胺甲恶唑（TMP-SMZ）作为大环内酯类耐药BP的首选抗菌药物[2, 8]，50 mg/（kg·d），2次/日，用足14天疗程，鉴于百日咳在小婴儿中的严重程度和早期使用抗菌药物的重要性，在2月龄内小婴儿中权衡利弊后可谨慎使用。哌拉西林他唑巴坦、头孢哌酮舒巴坦等一些β-内酰胺类抗菌药物治疗14天可清除BP，但却有失败的风险。需要注意的是，虽然美罗培南体外最低抑菌浓度（minimum inhibitory concentration，MIC）低至0.004～0.250 mg/L，但亚胺培南对BP的MIC为2～32 mg/L，不敏感率高，应避免使用。左氧氟沙星、环丙沙星对近期国内BP临床分离株的体外敏感性好[8]，但应用经验和研究很少，将来在成人百日咳患者中可积极开展相关研究。百日咳主要为毒素致病，糖皮质激素有抗炎作用、免疫球蛋白可中和毒素，早在卡他期内使用可能有助于减轻痉咳，但大部分患儿确诊时已进入痉咳期，用以减轻百日咳所致痉咳的使用价值不大。

本病例患儿仅接种2针百日咳疫苗，一般要完成3针无细胞百日咳疫苗基础免疫后才能获得足以抵御百日咳的免疫力，疫苗确切有效的保护力可能仅维持3年左右，故接种或全程接种百日咳疫苗并不能除外百日咳诊断，但多数情况下全程接种百日咳疫苗可有效降低百日咳严重程度[9]。百日咳疫苗一直是预防和控制百日咳的基石，研发适合孕妇接种的百日咳疫苗以保护初生小婴儿，小婴儿首剂接种时间能否前移（目前首剂接种年龄为2～3月龄），根据当前流行菌株优化百日咳疫苗株的等位基因型等均是目前国内百日咳疫苗研发中的重点问题。

（刘泉波　吴小英　重庆医科大学附属儿童医院）

参考文献

[1] 方峰，俞蕙．小儿传染病学（第5版）[M]．北京：人民卫生出版社，2020：160-165．

[2] 中华医学会儿科学分会感染学组，《中华儿科杂志》编辑委员会．中国儿童百日咳诊断及治疗建议[J]．中华儿科杂志，2017，55（8）：568-572．

[3] Yeung KHT, Duclos P, Nelson EAS, et al. An update of the global burden of pertussis in children younger than 5 years: A modelling study[J]. Lancet Infect Dis, 2017, 17(9): 974-980.

[4] Tian SF, Wang HM, Deng JK. Fatal malignant pertussis with hyperleukocytosis in a chinese infant: A case report and literature review[J]. Medicine (Baltimore), 2018, 97(17): e0549.

[5] Zhang R, Deng J. Clinical impact of respiratory syncytial virus infection on children hospitalized for pertussis[J]. BMC Infect Dis, 2021, 21(1): 161.

[6] Pierce C, Klein N, Peters M. Is leukocytosis a predictor of mortality in severe pertussis infection[J]? Intensive Care Med, 2000, 26(10): 1512-1514.

[7] Meine Jansen C, Miedema C. Edema as a new predominant symptom of bordetella pertussis infection in a newborn[J]. Eur J Pediatr, 2009, 168(12): 1543-1545.

[8] 姚开虎，孟庆红，史伟，等．国内当前百日咳治疗的抗菌药物选择之我见[J]．中华实用儿科临床杂志，2024，39（2）：85-88．

[9] McNamara LA, Skoff T, Faulkner A, et al. Reduced severity of pertussis in persons with age-appropriate pertussis vaccination-united states, 2010-2012[J]. Clin Infect Dis, 2017, 65(5): 811-818.

病例 6　支原体肺炎

一、病历摘要

（一）基本资料

患儿男性，4岁7个月，学龄前儿童。

主诉：咳嗽8天，发热7天。

现病史：患儿于入院前8天无明显诱因出现咳嗽，初为单双声干咳，后进行性加重为阵发性串咳伴痰响，咳嗽以夜间频繁，影响睡眠，咳剧时偶有非喷射性呕吐胃内容物，无痉挛样咳嗽、犬吠样咳嗽、声嘶，无喘息、气促、烦躁不安。入院前7天开始发热，中高热为主，热峰41.0℃，伴畏寒、寒战，给予布洛芬口服退热处理1小时左右体温可暂时降至正常，每日发热6次左右。发热时精神欠佳、头晕、眼红，退热后上述症状缓解。腹泻2天，解浅褐色稀水样大便，5～6次/日，上午为主，不含黏液及脓血，未做特殊处理，现腹泻已缓解1天。病程中无胸痛、咯血，无惊厥、意识障碍、肢体活动障碍，无皮疹、颈部包块，无肉眼血尿、尿频、尿急、尿痛，无水肿、少尿，无皮肤瘀点、瘀斑。病后到当地诊所就诊，给予"小儿咽扁颗粒、氨酚麻美干混悬剂"口服，咳嗽发热无好转，遂来我院门诊查咽拭子支原体核酸显示阳性，胸片提示右下肺炎症，诊断支原体肺炎，输注阿奇霉素4天联合头孢克洛干混悬剂口服2天，患儿仍反复高热，咳嗽无缓解，遂以"支原体肺炎"收入院。病后发热时精神欠佳，热退后精神尚可，食欲不佳，小便无异常，大便如上述。

既往史：无特殊。

（二）体格检查

体温36.8℃，脉搏124次/分，呼吸32次/分，血压102/69 mmHg，体重18.5 kg。发育正常，营养一般，神志清晰，精神欠佳，反应尚可。面色红润，无脱水貌，全身无皮疹，颈部未触及肿大淋巴结，双侧球结合膜无充血，唇红润，唇周无发绀，无吸气性三凹征、点头样呼吸，咽部充血，扁桃体Ⅱ度，无渗出，无杨梅舌。双肺呼吸音粗，呼吸音对称，右肺闻及中量粗中湿性啰音。心音有力，心律齐，未闻及心脏杂音。腹部查体阴性。肢端温暖，毛细血管充盈时间1秒，肢端无水肿及硬肿。脑膜刺激征阴性，双侧巴氏征阴性，四肢肌力、肌张力正常。

（三）辅助检查

门诊检查：血液分析＋C-反应蛋白：白细胞 11.56×10^9/L，中性粒细胞百分比 81%，C-反应蛋白 44.34 mg/L。血肺炎支原体 IgM 阴性；咽拭子肺炎支原体核酸阳性。胸片：右肺下叶见片状致密影，提示右下肺炎症。

入院后重要辅助检查：血液分析＋C-反应蛋白：白细胞 8.84×10^9/L，中性粒细胞百分比 91%，C-反应蛋白 80.27 mg/L（第 7 天复查血液分析＋C-反应蛋白基本正常）；大小便常规正常；血乳酸脱氢酶 811 U/L；血 D-二聚体 18.14 mg/L；降钙素原 2.1 ng/mL（第 3 天复查降至 0.65 ng/mL）；呼吸道七种病毒抗原（流感 A，流感 B，呼吸道合胞病毒，副流感 1，副流感 2，副流感 3，腺病毒）阴性，肺炎支原体 PCR 阳性，甲型流感病毒和腺病毒 PCR 阴性，痰培养提示卡他莫拉菌（半定量 4+）；双份血培养阴性；心脏超声及冠状动脉超声：正常；胸部 CT 平扫＋气道重建：右肺及左肺下叶病变，以右肺中下叶大片实变为主，右侧胸腔积液，考虑炎症，气道重建提示右肺中叶及下叶部分支气管管腔不通畅。

二、诊疗经过

第 1 天开始多西环素 2 mg/（kg·次），1 次 /12 小时，静脉滴注抗感染。第 3 天仍发热，出现呼吸困难，呼吸 50～60 次 / 分，有吸气性三凹征，双肺闻及中细湿性啰音，临床诊断重症肺炎、呼吸衰竭，查细胞因子 IL-4、IL-10、IL-12p70、TNF-α 均稍增高，加用甲强龙抗炎治疗。第 4 天患儿呼吸困难加重，精神萎靡、烦躁，肺部中细湿性啰音增多，面罩吸氧下血氧饱和度 76%～88%，考虑危重型肺炎支原体肺炎，中毒性脑病？颅内感染？转入重症监护室后立即给予有创呼吸机辅助通气（SIMV＋PC 模式，共 6 天），复查血 D-二聚体升高至 67.74 mg/L，给予低分子肝素钙皮下注射抗凝。第 4 天开始体温稳定。第 5 天给予纤维支气管镜检查及灌洗治疗，术中见右下叶外基底段、后基底段部分亚段可见黏液栓堵塞管腔，异物钳钳夹去除树枝状胶冻状物，纤维支气管镜术后诊断：塑型性支气管炎。第 7 天复查纤维支气管镜仍可见胶冻状分泌物。第 12 天，患儿病情好转转回感染科病房，第 15～18 天再次发热，热峰 38.9℃，复查外周血白细胞和 C-反应蛋白再次升高，白细胞 20.13×10^9/L，中性粒细胞百分比 77%，C-反应蛋白 14 mg/L，患儿在重症监护室两次复查痰培养提示铜绿假单胞菌（半定量2+～3+），当时临床考虑定植，现再次发热，考虑存在铜绿假单胞菌由定植转为感染可能，且针对支原体感染，多西环素疗程已足，于是第15天停用多西环素，根据药敏结果改为头孢哌酮舒巴坦。第12天转回感染科后便发现患儿存在明显语言、运动功能障碍，表现为能理解、不说话、可发声、声音嘶哑、饮食无呛咳、容易烦躁、不能独坐、竖颈不稳、肢体活动减少（双上肢偶能水平移动，双下肢蹬踏有力）、四肢肌张力降低、双侧巴氏征可疑阳性。完善脑脊液常规、生化、细菌培养、EBV-PCR 正常；脑电图提示清醒期背景4~5 Hz θ 活动稍增多，提示界限性脑电图；头颅MRI ＋磁共振血管成像(magnetic resonance angiography, MRA)、颈胸腰脊髓MRI 均无明显异常；双下肢神经传导正常；中枢神经系统脱髓鞘病相关检查（脑脊液及血）阴性；脑脊液及血清均未见寡克隆带且位置完全相同；自身免疫性脑炎抗体阴性。考虑中毒性脑病可能，连续3天共使用35 g 丙种球蛋白免疫调节治疗，患儿运动及语言功能较前好转，可独站、独坐数分钟，偶可喊"妈妈"。第23天，患儿转入康复科病房进行综合康复训练。第34天，患儿出院，语言、运功功能基本恢复至病前水平。

最后诊断：危重症肺炎支原体肺炎。

诊断依据：①患儿男性，起病急，病程短；②以发热、咳嗽为主要表现，咳嗽较剧烈；③咽拭子和痰液肺炎支原体 PCR 阳性，影像学提示双肺实变为主的炎症；④抗支原体治疗后体温稳定；⑤患儿病程中出现呼吸衰竭，给予有创呼吸机支持，符合危重症肺炎支原体肺炎的临床分型。

三、病例讨论

肺炎支原体（mycoplasma pneumoniae, MP），是一种介于细菌和病毒之间的微生物，无细胞壁结构，肺炎支原体肺炎（mycoplasma pneumoniae pneumonia, MPP）是指由 MP 感染引起的肺部炎症，致病机制主要为 MP 直接损伤和宿主异常的免疫应答反应，累及支气管、细支气管、肺泡和间质。MPP 是我国5岁及以上儿童最主要的社区获得性肺炎，但小婴儿也可发生，占儿童肺炎的10%～20%，流行年份可达30%，全年均可发生[1]。

MPP 多有症状重、肺部体征相对轻、影像学改变明显的特点。突出症状为发热

第一章　儿童常见感染性疾病临床案例及诊疗思路分析

和咳嗽。发热以中高热为主，持续 1～3 周，持续高热者预示病情重。咳嗽一般于病后 2～3 天开始，较为剧烈，常有黏稠痰液，可持续 1～4 周，单从咳嗽特征来看常需与百日咳、支气管异物等疾病鉴别。部分患儿有喘息，以婴幼儿多见。肺部体征早期可不明显，随着病情进展可出现湿性啰音。影像学是判断病情严重程度和评估预后的重要依据之一，可有多种影像学改变，如肺泡炎性改变征象，细支气管炎征象，还可发生坏死性肺炎，多种影像学改变可同时存在或相互转化。MPP 外周血白细胞一般正常或轻度升高，如出现中性粒细胞百分比、C-反应蛋白、乳酸脱氢酶、D-二聚体、血清铁蛋白及某些细胞因子显著升高，提示存在过强免疫炎症反应，预示病情重；中性粒细胞和 C-反应蛋白显著升高，可能还与混合细菌感染有关。

根据典型临床和影像学表现，结合常用病原确诊检查，如 MP 核酸检测阳性或 MP-IgM 抗体阳性（抗体滴度≥1∶160），支原体肺炎的诊断并不难，主要依据病原学检查可与病毒性肺炎、细菌性肺炎、百日咳等进行鉴别，依据结核病接触史，必要时进行结核菌素试验（purified protein derivative，PPD）或 γ 干扰素释放试验，常不难与肺结核进行鉴别。

除了明确 MPP 的诊断，我们同时应认识到 MP 可造成多系统损害，需重视早期识别、诊断、处理各种肺内外并发症，这些并发症与 MPP 临床分型有关，更是影响 MPP 预后的关键所在。本病例患儿第 5 天在重症监护室时经纤维支气管镜检查确诊合并塑形性支气管炎（plastic bronchitis，PB），回顾患儿入院初期呼吸道分泌物多，后出现常规治疗不能缓解的进行性呼吸困难，推测病情加重很可能与 PB 发生有关，PB 如发生在大气道会影响机械通气效果，可危及生命，也是远期发生闭塞性支气管炎的重要原因之一。对于 D-二聚体明显升高（≥5 mg/L）的 MPP 患儿，建议给予低分子肝素钙预防性抗凝治疗，以预防肺栓塞（pulmonary embolism，PE）的发生，如已发生胸痛、咯血、CT 显示肺栓塞征象或经 CT 肺动脉造影确诊，则应加强抗凝并进行溶栓治疗，PE 如未得到及时诊治，患儿可迅速死亡，PE 同时是发生坏死性肺炎（necrotizing pneumonia，NP）并发症，遗留肺不张和机化性肺炎后遗症的重要原因。其余肺内常见并发症有混合感染、胸腔积液、支气管哮喘急性发作等，远期还可遗留闭塞性细支气管炎（包括透明肺）、支气管扩张等。

本病例患儿还出现了突出的肺外神经系统并发症，有明显的运动与语言功能障碍，因在重症监护室进行有创机械通气过程中使用了镇静镇痛药物，不便于观察，障碍发生的具体时间不清楚，在第12天转回感染科后被发现，经积极的抗MP治疗、丙种球蛋白免疫调节和康复训练，最终功能基本恢复。肺炎支原体诱发的皮肤黏膜炎（mycoplasma pneumoniae-induced rash and mucositis, MIRM）是近年来才逐渐认识到的一种MPP并发症，其特征为明显黏膜炎，累及两个或多个黏膜部位，通常伴少量皮肤受累，甚至无皮肤受累，极易误诊为药疹[2]。*JAMA Dermatology*上2020年一文献报道44例肺炎支原体肺炎患者中有3例（6.8%）出现MIRM[2]，而MIRM在国内报道较少，对其认识和重视不足可能是其中的一个重要原因。糖皮质激素和丙种球蛋白是治疗MIRM的重要药物，与史蒂文斯-约翰逊综合征（stevens-johnson syndrome, SJS）、中毒性坏死性表皮松解症（toxic epidermal necrolysis, TEN）相比，病情相对较轻，预后一般良好。MPP还可合并川崎病、心肌炎、心脏和动静脉血管内血栓形成等心脏并发症，特发性血小板减少性紫癜（idiopathic thrombocytopenic purpura, ITP）、噬血细胞综合征、自身免疫性溶血性贫血等血液系统并发症，以及反应性关节炎、肾小球肾炎、中毒性肝炎等其他系统表现。

MPP临床表现复杂多样，在MPP诊治过程最大的问题是如何早期识别和个体化治疗重型及危重型病例，以降低死亡率，减少后遗症发生率和降低后遗症严重程度。因此临床医生必须要辨清MPP相关疾病的定义，理解什么是大环内酯类药物无反应性肺炎支原体肺炎（macrolide-unresponsive mycoplasma pneumoniae pneumonia, MUMPP）、重症肺炎支原体肺炎（severe mycoplasma pneumonia epneumonia, SMPP）、危重症肺炎支原体肺炎（fulminant MPP, FMPP），进行准确的临床分型（轻型、重型、危重型），并对不同分型病例采取针对性治疗。除了一般治疗、对症治疗及处理并发症以外，轻型患儿只需要抗MP治疗；重型患儿常涉及糖皮质激素、丙种球蛋白、支气管镜介入治疗；危重型患儿需要机械通气甚至体外膜肺氧合（extracorporeal membrane oxygenation, ECMO）等高级生命支持。MPP最佳治疗窗口期为发热后5～10天，病程14天以后仍持续发热者，常遗留后遗症。

针对抗 MP 治疗，大环内酯类药物仍为首选，包括阿奇霉素、克拉霉素、红霉素、罗红霉素和乙酰吉他霉素。但目前体外药敏和分子流行病学监测数据表明大环内酯类耐药 MP 在全球广泛流行[3]，国内多个地区 MP 对红霉素和阿奇霉素的监测耐药率均高于 50%。但检测所得的耐药状况与临床疗效并不完全一致。大环内酯类药物因组织分布广、血药浓度低的特点，其体外药敏耐药比例高，但却在感染部位即肺组织中药物浓度高，这是体外药敏和体内疗效不一致的重要原因之一。目前采用的体外药敏标准，比如美国临床实验室标准化委员会（national committee for clinical laboratory，CLSI）药敏标准，是以药物在血液中最高浓度（cumulative maximum，Cmax）/该药物体外 MIC 的关系来指定的，Cmax/MIC＜1 视为耐药，CLSI 中阿奇霉素对肺炎支原体耐药判定标准为 MIC≥1 μg/mL，但阿奇霉素在肺泡上皮衬液和肺泡巨噬细胞中的浓度远远高于其血药浓度，分别是血药浓度的 100 倍和 400 倍以上。此外，14-环（红霉素、克拉霉素）和 15-环（阿奇霉素）大环内酯类药物的抗炎、免疫调节、抑制生物被膜形成，以及 MPP 病程自限等因素也可导致临床疗效与药敏检测结果的不一致。因此，临床上在大环内酯类治疗后 72 小时，需根据体温、症状、体征等情况来综合评价药物疗效，而不应仅仅依据药敏检测结果。如评估为 MUMPP，需及时调整抗菌药物。新型四环素类抗菌药物，主要包括多西环素、米诺环素等；喹诺酮类药物，主要包括左氧氟沙星、莫西沙星等，是治疗 MUMPP 的推荐替代药物，临床实践表明对 MUMPP 有显著效果[1, 4-5]。但目前关于两类药物治疗 MUMPP 疗效对比的研究还较少，值得关注。喹诺酮类药物主要存在幼年动物软骨损伤和人类肌腱断裂的风险，四环素类药物主要存在牙齿发黄和牙釉质发育不良的风险，两者分别在 18 岁以下、8 岁以下儿童中属于超说明书用药，但临床实践发现两者在合理剂量和疗程范围内，总体安全性良好[4-8]。左氧氟沙星在儿童中的吸收和分布与年龄无关，与成人相当，但小于 5 岁儿童清除左氧氟沙星的速度几乎是成人的两倍（包括静脉和口服）[5, 9]，因此 6 个月至 5 岁儿童按 10 mg/kg，1 次/12 小时给药，≥5 岁儿童与成人一样按 10 mg/kg，1 次/日，疗程均为 7～14 天[1]。目前国内外指南均允许在实属必要时，对所有年龄段儿童使用疗程≤21 天的多西环素，多西环素相比其他四环素类药物不容易与钙结合，如果短疗程使用，引起牙齿染色的风险很低[6-7]。

MPP治疗中，需合理把握支气管镜、糖皮质激素、丙种球蛋白使用指征，不能过度诊疗，但也切勿延迟治疗。MPP发展为RMPP或FMPP的一个重要原因是宿主对MP感染过度或不适当的免疫应答，导致严重炎性反应和免疫损伤。糖皮质激素具有抗炎、免疫调节功能，是治疗MPP的重要药物，目前对其最佳使用时间、剂量和持续时间尚未达成共识，我国2023年指南推荐重症和危重症患儿应常规应用甲泼尼龙2 mg/（kg·d），根据病情严重程度，部分患儿需调大剂量。本病例患儿入院时已持续中高热7天，第1天血液辅助检查便已提示存在过强炎症反应、影像学改变明显，故在第1天便有甲强龙使用指征，但治疗延迟至第3天，这可能是导致病情进展为FMPP的重要因素之一。对于存在超强免疫炎症反应，肺损伤严重，合并中枢神经系统表现、重症皮肤黏膜损害、血液系统表现等严重肺外并发症的MPP，推荐使用丙种球蛋白1 g/（kg·次），1次/日，1～2天。复旦大学附属儿科医院一项倾向评分匹配（1∶1）队列研究报道，早期支气管镜较常规治疗MPP可以取得更好的疗效，能够缩短住院时间，且支气管镜没有显著增加住院费用、合并感染率和死亡率[10]，但鉴于肺炎支原体感染的自限性和支气管镜检查的侵入性，在采用之前必须权衡利弊，如果怀疑有黏液栓堵塞和PB的重症患儿应尽早进行支气管镜，以减少并发症和后遗症的发生[1]。

（刘泉波　吴小英　重庆医科大学附属儿童医院）

参考文献

[1] 中华人民共和国国家卫生健康委员会．儿童肺炎支原体肺炎诊疗指南（2023年版）[J]．中国合理用药探索，2023，20（3）：16-24．

[2] Meyer Sauteur PM, Theiler M, Buettcher M, et al. Frequency and clinical presentation of mucocutaneous disease due to mycoplasma pneumoniae infection in children with community-acquired pneumonia[J]. JAMA Dermatol, 2020, 156 (2): 144-150.

[3] Oishi T, Ouchi K. Recent trends in the epidemiology, diagnosis, and treatment of macrolide-resistant mycoplasma peunomina[J]. J Clin Med, 2022, 11 (7): 1782.

[4] Ahn JG, Cho HK, Li D, et al. Efficacy of tetracyclines and fluoroquinolones for the treatment of macrolide-refractory mycoplasma pneumoniae pneumonia in children: a systematic review and meta-analysis[J]. BMC Infect Dis, 2021, 21 (1): 1003.

[5] Lin M, Shi L, Huang A, et al. Efficacy of levofloxacin on macrolide-unresponsive and corticosteroid-resistant refractory mycoplasma pneumoniae pneumonia in children[J]. Ann Palliat Med, 2019, 8 (5): 632-639.

[6] Biggs HM, Behravesh CB, Bradley KK, et al. Diagnosis and management of tickborne rickettsial diseases: rocky mountain spotted fever and other spotted fever group rickettsioses, ehrlichioses, and anaplasmosis-united states[J]. MMWR Recomm Rep, 2016, 65 (2): 1-44.

[7] 临床常用四环素类药物合理应用多学科专家共识编写组. 临床常用四环素类药物合理应用多学科专家共识[J]. 中华医学杂志, 2023, 103 (30): 2281-2296.

[8] Lee H, Choi YY, Sohn YJ, et al. Clinical efficacy of doxycycline for treatment of macrolide-resistant mycoplasma pneumoniae pneumonia in children[J]. Antibiotics (Basel), 2021, 10 (2): 192.

[9] Chien S, Wells TG, Blumer JL, et al. Levofloxacin pharmacokinetics in children[J]. J Clin Pharmacol, 2005, 45 (2): 153-160.

[10] Lu J, Zhang J, Wang G, et al. Effects of bronchoalveolar lavage on mycoplasma pneumoniae pneumonia: A propensity score matched-cohort study[J]. Front Pediatr, 2023, 10: 1066640.

病例 7　流行性感冒

一、病历摘要

（一）基本资料

患儿男性，1 岁 4 个月，冬季发病，起病急，病程短，病情重。

主诉：发热、咳嗽 3 天，伴喘息 1 天。

现病史：患儿于入院前 3 天接触"感冒"姐姐后出现发热，以中高热为主，测最高温度 39.5℃，予退热药物后可降至正常，一天发热 2～3 次，有乏力、活动量下降，无寒战、抽搐、皮疹。伴咳嗽，初为轻微咳嗽，后逐渐加重为阵发性咳嗽，伴痰响，有鼻塞、清涕。入院前 1 天出现阵发性喘息，以晨起及活动后明显，不伴气促、发绀。病初呕吐 4 次胃内容物，不含胆汁及血丝，病程中易哭闹，无意识障碍，无水肿、少尿，无腹胀，否认异物吸入史及刺激性呛咳病史。病后外院就诊，予以"氨溴特罗、小儿氨酚黄那敏颗粒"口服 2 天，病情加重，为进一步诊治来我院，门诊以"支气管肺炎"收入院。病后精神、食欲欠佳，小便正常，大便 1～2 次/日，呈黄色糊样便，近 2 天未解大便。

既往史：有 1 次"支气管肺炎"病史，无肺结核、乙肝等传染病史，无手术史，无输血史，无药物及食物过敏史。父亲有哮喘病史，母亲有乙肝病史，外祖父、祖父有哮喘史。无遗传病家族史，有类似患者接触史，今年未接种流感疫苗。

（二）体格检查

体温 36.2℃，呼吸 46 次/分，心率 131 次/分，血氧饱和度 97%。发育正常，营养良好，精神欠佳，安静，神志清晰，面色红润，无脱水貌。无水肿，全身无大理石样花纹，全身无皮疹。唇红，湿润，唇周无发绀，口腔黏膜光滑，咽部充血，双侧扁桃体 I 度，无渗出物附着。双侧呼吸音对称、粗，双肺可闻及少量中细湿性啰音和哮鸣音。心音有力，节律整齐，心底部心前区未闻及心脏杂音。腹软，肝脏肋下、剑突下未触及，脾脏肋下未触及，全腹无包块，全腹按压无哭闹。肢端暖。颈阻阴性。

（三）辅助检查

血常规：白细胞 6.29×10^9/L，红细胞 4.12×10^{12}/L，血红蛋白 111 g/L，中性粒细胞绝对值 3.98×10^9/L，淋巴细胞绝对值 1.43×10^9/L，中性粒细胞百分比 63.1%，淋巴细胞百分比 22.80%，超敏 C- 反应蛋白测定 4.01 mg/L。

胸部 CT：双肺多发斑片状、片絮状影，炎性改变可能。

流感病毒抗原快速检测：甲型流感病毒抗原阳性。

二、诊疗经过

入院后予以"奥司他韦"口服 5 天抗病毒及对症支持治疗，患儿病情好转后出院。1 个月后复查胸部 CT，肺部病变基本吸收。

最后诊断：①流行性感冒；②支气管肺炎。

诊断依据：1 岁余幼儿，冬季急性起病，高热、乏力等全身中毒症状较重，伴咳嗽、鼻塞、清涕等呼吸道症状，发病正值流感流行的冬季，姐姐近期有"感冒"，结合甲型病毒抗原检测阳性，确诊甲型流行性感冒。患儿高热不退，咳嗽逐渐加重，伴喘息，入院体格检查呼吸 46 次 / 分（＞ 40 次 / 分），双肺可闻及少量中细湿性啰音和哮鸣音，外院胸部 CT 提示双肺炎症，考虑并发支气管肺炎。

三、病例讨论

流行性感冒（简称"流感"）是由流感病毒引起的一种急性呼吸道传染病，呈全球性分布，可发生在任何年龄，儿童和青少年发病率最高，幼儿及老年人感染后重症者多，病死率高。每年流感流行季节，我国儿童流感罹患率 20% ～ 30%，疾病负担重[1-2]。流感病毒根据病毒内部的核蛋白和基质蛋白抗原性的不同分为甲型（A 型）、乙型（B 型）、丙型（C 型）和丁型（D 型）。目前感染人的主要是甲型流感病毒中的 H1N1、H3N2 和乙型流感病毒中的 Victoria 和 Yamagata 系。甲型流感病毒极易发生变异，引起大流行。人感染流感病毒后，免疫保护维持时间不长，不同流感病毒型与亚型之间无交叉免疫，可重复感染发病。

普通病例起病急，骤起高热，体温可达 39 ～ 40℃，可有畏寒、寒战，多伴头痛、全身肌肉酸痛、乏力、食欲减退等全身症状。常有咳嗽、咽痛、流涕或鼻塞等上呼吸道感染症状。通常全身症状重，而呼吸道症状轻微。可伴恶心、呕吐、腹泻等，儿童消化道症状多于成人，常见于乙型流感。重症病例病情发展迅速，持续高热不退（持续在39℃以上），呼吸困难，伴顽固性低氧血症，可迅速进展为急性呼吸窘迫、脓毒症、脓毒性休克、脑病甚至多器官功能衰竭，危及生命。主要死亡原因是呼吸系统并发症和流感相关性脑病或脑炎，合并细菌感染增加流感病死率，常见细菌为金黄色葡萄球菌、肺炎链球菌及其他链球菌属细菌。本病例患儿高热急性起病，病初轻微咳嗽，有呕吐、腹泻等消化道症状，符合流感表现。

婴幼儿流感的临床症状往往不典型，新生儿流感少见，但易合并肺炎，常有脓毒症表现，如嗜睡、拒奶、呼吸暂停等。大多数无并发症的流感患儿症状在3~7天缓解，但咳嗽和体力恢复常需1~2周。

肺炎是流感最常见的并发症，可由流感病毒直接侵犯下呼吸道引起，也可合并其他病原（如细菌、真菌、支原体、衣原体等）感染引起。流感患者还可出现神经系统损伤，如脑炎、脑膜炎、脑病等，其中急性坏死性脑病多见于儿童。急性坏死性脑病没有典型的临床症状，也没有特殊的神经系统体征，高热持续2~5天后，可出现肌张力减低、频繁呼吸暂停、瞳孔扩大、低血压、弥散性血管内凝血、多器官功能障碍，起病急，病情发展快，死亡率较高，其神经系统功能恢复需数月。甲型和乙型流感患者可发生肌炎，儿童较成人多见，表现为急性良性肌炎，肌痛主要见于下肢，尤以小腿腓肠肌痛为甚。心脏损伤不常见，但感染流感病毒后，心肌梗死、缺血性心脏病相关住院和死亡的风险明显增加[3-4]。本病例患儿未积极行流感病原学检查，起病3天后才开始抗病毒治疗，咳嗽逐渐加重，并出现喘息、气促，胸部影像学证实合并肺炎，因此对于流行季节出现流感症状且有类似患者接触史的患儿应及时行流感病原学检查，协助诊断。

确诊后，需评估患儿的一般状况、疾病的严重程度、并结合症状起始时间及当地流感流行状况等确定流感患儿治疗方案。重症或有重症流感高危因素的患儿在发病48小时内尽早开始抗流感病毒药物治疗，早期治疗可获得更好的临床效果，但是在出现流感样症状48小时后的治疗也有一定临床获益。合理使用对症治疗药物及抗菌药物。本病例患儿起病3天后才开始抗病毒治疗，口服奥司他韦5天后病情逐渐好转。

（刘泉波　龙晓茹　重庆医科大学附属儿童医院）

参考文献

[1] Nayak J, Hoy G, Gordon A. Influenza in children[J]. Cold Spring Harb Perspect Med, 2021, 11 (1): a038430.

[2] 中华人民共和国国家卫生健康委员会, 国家中医药管理局. 流行性感冒诊疗方案（2020年版）[J]. 中华临床感染病杂志, 2020, 13 (06): 401-405, 411.

[3] Committee on Infectious Diseases. Recommendations for prevention and control of influenza in children, 2022-2023[J]. Pediatrics, 2022, 150 (4): e2022059275.

[4] Jain A, Lodha R. Influenza associated neurological diseases in children[J]. Indian J Pediatr, 2020, 87 (11): 889-890.

病例 8 儿童肺结核

一、病历摘要

（一）基本资料

患儿女性，13 岁，起病急，病程较长，病情较重。

主诉：反复发热伴咳嗽 10 天余。

现病史：患儿于入院前 10 天余无明显诱因出现发热，低热为主，体温多波动在 37.5～38℃，予以温水擦浴后，体温可逐渐降至正常，但易反复，1～2 次/日。发热时偶有头晕及头痛，热退后恢复正常，无惊厥、皮疹。有阵发性咳嗽，不严重，以干咳为主，1～2 声/次，无咳痰、咯血，不伴喘息，无胸闷、胸痛，无气促、进行性呼吸困难。病程中无恶心、呕吐，无腹痛、腹泻，无潮热、盗汗，无抽搐及意识障碍，无鼻出血、牙龈出血等其他出血倾向，无消瘦，无乏力及活动量下降，无性格改变，无肢体活动障碍，无眼睑下垂、口角歪斜，无视物模糊，无皮下结节，无骨、关节疼痛，无体表包块，全身无皮疹等。病后外院住院，先后予以"头孢唑肟、阿奇霉素"抗感染治疗 1 周，病情无好转。为进一步明确诊断及治疗，于我院门诊就诊，门诊以"肺部感染"收入院。病后精神尚可，食欲欠佳，小便正常，大便正常，体重无明显变化。

既往史：既往体健，否认乙肝等传染病史，无手术史，无输血史，否认药物及食物过敏史。否认青霉素类或头孢菌素类抗菌药物过敏史。父亲有"肺结核"病史，与患儿有接触，母亲身体状况好，哥哥有"肺结核"病史，与患儿有接触史。

（二）体格检查

体温 36.8℃，呼吸 23 次/分，心率 89 次/分。神志清晰。全身无皮疹，颈部淋巴结无肿大。唇红，湿润，唇周无发绀，口腔黏膜光滑，咽部充血，双侧扁桃体Ⅰ度，无渗出物附着，无杨梅舌。双肺呼吸音稍粗，双肺未闻及干湿性啰音。心音有力，节律整齐，各瓣膜区未闻及心脏杂音。腹软，肝脾肋下未触及，全腹无包块，全腹无压痛，无肌紧张，无反跳痛。肢端暖。可见卡疤。脑膜刺激征阴性，巴氏征阴性，四肢肌力、肌张力正常。

（三）辅助检查

结核感染T细胞检测：阳性；胸部X线片：右肺上下叶炎症。胸部CT：右肺上下叶见斑片状、片絮状密度增高影，境界不清、上叶为著，纵隔内未见肿大淋巴结，胸膜未见增厚，未见胸腔积液征象。

血沉升高：84 mm/1 h，PPD：强阳性。结核干扰素试验：阳性。支气管肺泡灌洗液涂片找抗酸染色涂片：阳性（3+），1～9条抗酸杆菌/每视野。支气管肺泡灌洗液分枝杆菌培养：阳性，对检测药物敏感。胸部CT平扫＋增强＋气道重建：右肺上叶病变，以节段性实变为主，伴纵隔上腔静脉后及右肺门淋巴结增大，考虑感染性病变可能，气道重建提示右肺上叶后段病变区域支气管腔局部显示不通畅，余大气道未见明显异常，请随访。纤维支气管镜：右主支气管开口狭窄，管壁见深浅不一溃疡，表面大量白色干酪样分泌物附着；右上叶气管开口狭窄，大量干酪样分泌物堵塞，黏膜可见散在溃疡，各段支气管远端管腔均明显扩张，以尖端为著，镜下诊断：支气管结核（溃疡坏死型＋淋巴结瘘型），气管下段狭窄，右上叶支气管狭窄，支气管扩张症（右上叶、中叶内侧段）。

二、诊疗经过

患儿入院完善结核筛查后，予以"异烟肼＋利福平＋吡嗪酰胺＋乙胺丁醇"抗结核治疗，因合并支气管结核、支气管狭窄，多次行支气管镜冷冻治疗术，并局部给予"异烟肼"。经治疗后，患儿发热、咳嗽症状消失，复查胸部CT右肺病变好转，遗留肺部钙化灶、气管狭窄及支气管扩张。

最终诊断：①原发性肺结核右肺涂阳培阳（X-pert MTB/RIF：MTB阴性，RIF阴性）初治；②支气管结核（溃疡坏死型＋淋巴结瘘型）、支气管狭窄及支气管扩张症。

三、病例讨论

结核病是严重危害全球儿童健康的重要传染病，由结核分枝杆菌（mycobacterium tuberculosis，MTB）感染引起，MTB为抗酸杆菌，需氧，分裂繁殖缓慢，在固体培养基上需4～6周出现菌落，液体培养约需2周。

儿童肺结核诊断缺口大，全球水平下每年约有120万新发儿童结核病患者，约23万儿童死于结核，但有超过半数儿童结核患者未被诊断，其中又以年幼儿童的诊断缺口最为明显。一方面由于儿童肺结核常起病隐匿，临床症状、体征缺乏特异性；另一方面，儿童本身咳嗽反射弱，难以获取合格的痰标本及结核病患儿痰标本菌荷量低，获得病原学证据非常困难。一旦漏诊、误诊，患儿可能发生气管支气管结核、气管支气管狭窄或扩张，甚至发生腹腔结核、骨关节结核、结核性脑膜炎等严重肺外结核，可危及患儿生命[1]。本病例患儿有明确的"肺结核"接触史，但在病初因发热、咳嗽等表现轻微，没有积极行结核病相关筛查，经过较长时间普通抗感染治疗效果不佳后开始结核病筛查，确诊后虽予以积极治疗，但仍遗留支气管狭窄及支气管扩张。

儿童肺结核临床症状因年龄、基础疾病、疾病病程不同而异，部分患儿无症状。常见临床症状有：①全身结核中毒症状：如不明原因的发热，多为间歇性或午后低热，高热不多见，伴盗汗、食欲缺乏、乏力、体重不增或消瘦、生长缓慢等；②肺部表现：咳嗽等呼吸道症状轻微，但肺部体征不明显，即肺部体征与肺内病变不一致；③支气管淋巴结压迫症状：肿大的纵隔或肺门淋巴结累及气管、支气管或喉返神经等，可出现喘息、气促、声嘶等表现；④肺外表现：结核高敏反应，如结节性红斑、多发性浆膜炎、一过性的关节炎、疱疹性结膜炎等；⑤婴幼儿及重症患儿起病急、病情重，中毒症状较重。出现以上症状的患儿经常规抗菌药物治疗无效时，应高度怀疑肺结核。儿童肺结核体征主要取决于病变性质及范围，尚无特异性体征可准确提示肺结核的存在[2-3]。本病例患儿低热起病，咳嗽轻微，无明显结核中毒症状，肺部体征不严重，导致诊治延误。

儿童肺结核需要根据临床表现、流行病学资料及辅助检查结果进行综合诊断，而对于已诊断肺结核的患儿，需注意评估有无合并肺外结核。年龄越小，流行病学的意义越大，一定要反复确认家庭成员有无肺结核患者。辅助检查包括病原学检查、免疫学检查、影像学检查、病理学检查。①病原学检查：包括抗酸染色涂片、分枝杆菌培养、分子生物学实验（PCR、X-pert MTB/RIF、X-pert MTB/RIF Ultra、高通量测序技术）等；②免疫学检查：PPD、重组结核杆菌融合蛋白（EC）皮肤试验、γ干扰素释放试验（interferon-gamma release assays，IGRAs），需注意短期内重复进行PPD会因复强效应而出现增强的阳性结果，建议2次PPD检测至少间隔8周；③影像学检查：在儿童肺结核诊断中发挥重要作用，包括胸部X线、胸部CT平扫＋

增强，儿童肺结核合并气管结核发生率高，建议胸部CT检查时完善气道三维重建。当临床症状或胸部影像学检查提示气道受累时，或当结核病治疗不顺利，或为获取病原学、病理学标本协助肺结核诊断时，可行纤维支气管镜检查[4]；④病理学检查：肺组织、胸内淋巴结等镜下形态改变符合结核病病理变化、抗酸染色阳性或分枝杆菌培养阳性，均有助于肺结核诊断。本病例患儿有流行病学、病原学、影像学、免疫学等方面的证据，确诊结核病成立。但在临床工作中很多患儿，尤其是小年龄患儿不容易找到病原学证据，需要反复、多次送检多种标本（包括痰液、胃肠液、粪便、尿液、脑脊液等）。流行病学史对小年龄儿童意义尤其重大，家庭中有活动性肺结核患者，主张有接触史的儿童积极完善结核病筛查，必要时予以预防性抗结核治疗。

儿童肺结核治疗原则为：①早期治疗。早期病变中的细菌多，生长繁殖迅速，代谢活跃，药物最易发挥作用；②剂量适宜。用剂量适宜的抗结核药物既能发挥最大杀菌或抑菌作用，同时患儿也能耐受，毒性反应不大；③联合用药。可针对不同代谢状态的细菌，以达到强化疗效的目的，联合用药也可防止耐药性产生；④规律用药。用药不能随意间断；⑤坚持全程。化疗要坚持全程，目的在于消灭持存菌，防止复发；⑥分段治疗。a. 强化阶段：用强有力的药物联合治疗，目的在于迅速消灭生长分裂活跃的细菌。一般为2～3个月，是化疗的关键阶段。强化阶段一般联合使用异烟肼、利福平、吡嗪酰胺、链霉素（或乙胺丁醇）。b. 巩固（继续）阶段：目的在于消灭持存菌，巩固治疗效果，防止复发。一般为6～9个月。巩固阶段一般使用异烟肼、利福平。本病例患儿在常规抗结核治疗基础上，因为合并气管、支气管结核，进行了多次支气管镜冷冻治疗术，最终得以治愈。

（刘泉波　龙晓茹　重庆医科大学附属儿童医院）

参 考 文 献

[1] 中华医学会结核病学分会儿童结核病专业委员会，中国研究型医院学会结核病学专业委员会，国家呼吸系统疾病临床医学研究中心，等．儿童肺结核诊断专家共识[J]．中华实用儿科临床杂志，2022，37（07）：490-496．

[2] Jaganath D, Beaudry J, Salazar-Austin N. Tuberculosis in children[J]. Infect Dis Clin North Am, 2022, 36 (1)：49-71.

[3] Cameron LH, Cruz AT. Childhood tuberculosis[J]. Curr Opin Infect Dis, 2022，35 (5)：477-483.

[4] Burki T. WHO paediatric tuberculosis roadmap[J]. Lancet Respir Med, 2024, 12 (2)：e1.

病例 9　脓胸

一、病历摘要

（一）基本资料

患儿女性，3 岁 8 个月，冬季发病，起病急，病程短，病情危重。

主诉：发热 1 周，咳嗽 2 天，加重伴气促 1 天。

现病史：患儿于入院前 1 周无明显诱因出现发热，初为中低热，热峰 38℃，2 次／日，后发热加重，热峰达 39.8℃，伴畏寒、寒战，4～5 次／日，予以口服退热药体温可缓慢下降至正常，热退后精神状态尚可，无惊厥发作及意识障碍。入院前 2 天出现咳嗽，阵发性咳嗽，干咳为主，无明显痰响，夜间为重，夜间易咳醒，咳剧后有面色发绀及干呕症状，无痉挛样咳嗽及鸡鸣样回声，无声嘶、犬吠样咳嗽，有进行性加重。入院前 1 天病情进一步加重，伴气促，稍喘息，平卧时气促明显，烦躁，夜间不能安静入睡。病程中诉阵发性脐周腹痛，肩膀疼痛，疼痛不能忍受，伴哭闹，不易安抚，无腹胀、腹泻，无精神萎靡、嗜睡，无水肿、少尿。否认异物吸入史和呛咳史。病后外院住院治疗，诊断为"肺炎"，予以"氨溴索、炎琥宁"治疗 4 天、"奥司他韦"口服 3 天，发热、咳嗽无缓解，复查血常规炎症指标升高明显，胸部 CT 提示肺不张，为进一步诊治来我院，急诊以"肺炎"收入院。病后精神欠佳，食欲欠佳，小便量少，大便正常。

既往史：既往体健，否认结核病、乙肝等传染病史，无手术史，无输血史，无药物及食物过敏史。

家族史：父亲身体状况好；母亲有"贫血"病史，具体病因不详。

（二）体格检查

体温 36.8℃，呼吸 70 次／分，心率 145 次／分，血氧饱和度 96%（面罩吸氧下）。精神欠佳，安静，神志清晰，面色苍白，无脱水貌。全身无大理石样花纹，无皮疹，全身无脱屑。可见轻微吸气性三凹征，唇稍苍白、湿润，唇周无发绀，口腔黏膜光滑，咽部充血，双侧扁桃体Ⅰ度，无渗出物附着，无杨梅舌。双侧呼吸音不对称，右肺呼吸音减低，叩诊浊音，左肺呼吸音粗，偶可闻及少量干性啰音。心音有力，节律整齐，胸骨左缘 2～4 肋间未闻及心脏杂音。腹软，肝脾肋下未及，全腹无包块，脐周轻压痛，无肌紧张，无反跳痛。双侧膝反射引出，颈阻阴性，双侧巴氏征、克氏征、布氏征：阴性，四肢肌力、肌张力正常，瞳孔对光反射灵敏。

（三）辅助检查

痰肺炎支原体、腺病毒、鼻病毒、呼吸道合胞病毒、流感病毒（-）。血常规：白细胞 $1.44×10^9/L$，血小板 $273×10^9/L$，红细胞 $4.14×10^{12}/L$，血红蛋白 79 g/L，淋巴细胞绝对值 $0.55×10^9/L$，中性粒细胞绝对值 $0.81×10^9/L$，淋巴细胞百分比 38.2%，中性粒细胞百分比 56.2%，血清淀粉样蛋白 A 268.64 mg/L，C-反应蛋白 160.32 mg/L。胸部正位片、右侧肺炎，右侧胸腔积液。胸部 CT 平扫：右肺中叶不张及下叶不张，右侧胸腔积液。

降钙素原 22.91 ng/mL。血培养、痰培养、胸水培养：肺炎链球菌，万古霉素（敏感）。胸水常规：透明度浑浊，李凡他试验（+）。胸水生化：总蛋白 40.8 g/L。复查胸部 X 线：右侧大量胸腔积液可能，伴右肺受压。左肺渗出性病变，考虑为炎症可能。复查胸部 CT 平扫＋增强：右侧中量胸腔积液，右肺受压不张；双肺病变，以右肺多节段性实变为主，右肺中叶及下叶部分坏死可能，纵隔及右肺门淋巴结肿大，考虑感染性病变可能，右侧胸壁软组织肿胀伴积气；气道重建提示右肺下叶部分支气管仍显示不清，余大气道未见明显异常。胸部超声：右侧胸腔积液（2.4 cm），成分浑浊，内可见实变的肺组织。

二、诊疗经过

患儿入院后因气促、三凹征、呻吟、呼吸困难明显，予以高流量辅助通气×6 天，行胸膜纤维板剥除术、肋床引流术，先后予以"哌拉西林钠他唑巴坦＋万古霉素""美罗培南＋万古霉素""利奈唑胺"抗感染，加用小剂量"醋酸泼尼松"抗炎，并输注丙种球蛋白（7.5 g/次，共 30 g）、红细胞悬液（B 型红细胞悬液 1.5 U）、白蛋白（10 g/次，共 40 g）。经治疗后患儿病情好转出院，1 个月后复查胸部 CT 提示右肺复张。

最终诊断：脓胸、重症肺炎、呼吸衰竭、脓毒血症、肺不张。

诊断依据：患儿为 3 岁 8 个月学龄前儿童，急性起病，有发热、咳嗽、喘息、气促。体格检查双肺呼吸音不对称，右肺呼吸音减低，左肺呼吸音粗，胸片、胸部 CT 检查提示右侧胸腔积液，胸腔穿刺抽出黏稠脓液，胸水培养出"肺炎链球菌"，诊断脓胸明确。患儿有呼吸、心率增快，可见吸气性三凹征等呼吸困难表现，炎症指标升高明显，血红蛋白降低，血培养、痰培养均为"肺炎链球菌"，考虑合并重症肺炎、呼吸衰竭、脓毒血症、中度贫血等肺内肺外并发症。

三、病例讨论

本病例脓胸患儿病原菌考虑为肺炎链球菌，可能由肺炎扩散或血流感染播散所致。肺炎链球菌脓胸多发生于 5 岁以下儿童，与儿童肺炎链球菌肺炎好发年龄一致，最常见症状为发热、咳嗽，感染中毒症状明显，部分患儿出现呼吸困难、消化道症状，仅少数年长儿可主诉胸痛。22.45% 存在肺外并发症，包括化脓性脑膜炎、化脓性心包炎、噬血细胞综合征和溶血尿毒综合征等。肺炎链球菌脓胸影像学表现较重，青霉素不敏感肺炎链球菌比例高，头孢菌素类抗菌药物疗效差。胸腔闭式引流是其主要介入治疗手段[1-2]。

其他病原所致脓胸继发于肺部感染时，通常都有急性肺炎的病史，当肺炎引起的发热等症状逐渐好转后，患者再次出现高热、胸痛、大汗、胃纳差和咳嗽加剧等症状；如果为肺脓肿破溃引起的急性脓胸病例常有突发性的剧烈胸痛、高热和呼吸困难，有时还有发绀和休克症状。如发生支气管－胸膜瘘时突然咳大量脓痰，有时有血性痰。慢性脓胸为急性脓胸经历 6～8 周未能及时治愈转入慢性期，由于较厚的纤维板形成，脓液中的毒素吸收减少，临床上急性中毒症状较轻，主要为慢性中毒症状和长期慢性消耗造成的低热、乏力、消瘦、贫血、低蛋白等，并有慢性咳嗽、咳痰、气短和胸痛，活动时呼吸困难。脓胸急性期患者呈急性面容，有时不能平卧，患侧呼吸运动减弱，叩诊浊实音，听诊呼吸音明显降低或消失。脓胸慢性期患侧胸廓塌陷，呼吸运动减弱，脊柱向患侧侧弯，气管和纵隔移向患侧，叩诊呈浊音或实音，听诊呼吸音明显降低或消失。如果合并支气管胸膜瘘，当患者健侧卧位时可出现呛咳加重。病程长久患者可有杵状指（趾）。

急性脓胸治疗原则为：抗感染、排净脓液促进肺复张以消灭脓腔、全身给予一般治疗。而慢性脓胸需改善患者全身状况，排除造成慢性脓胸的原因，闭合脓腔，消除感染。控制感染，应尽早明确病原菌，必要时根据脓液培养药敏结果调整抗生素。脓腔穿刺抽脓为重要的治疗手段，应尽早进行。若经穿刺排脓，3 天后脓液增长快、量多且稠、不易抽尽、中毒症状不见好转，穿刺排脓不畅及呼吸困难或胸壁已发生感染、病灶呈包裹性而穿刺困难时，应尽可能采取闭式引流。慢性脓胸、脓液多、高热不退，脓腔粘连分隔或有支气管胸膜瘘管、胸壁感染时，应考虑外科手术修补治疗[3]。

胸腔闭式引流术是脓胸的主要介入治疗手段。除单纯胸腔闭式引流外，尚有胸腔闭式引流联合胸腔内注入纤溶剂及外科手术治疗。当脓液黏稠、胸膜粘连或间隔形成，单纯胸腔闭式引流排出胸腔积液困难时，可在胸腔内注入纤溶剂，以溶解纤维蛋白、降低脓液的黏稠度，从而利于胸腔积液的引流；或使用电视辅助胸腔镜手术（video-assisted thoracoscopic surgery，VATS），剥离纤维板，引流胸腔积液，促进肺复张。目前多数指南建议胸腔闭式引流加纤溶剂作为一线治疗，VATS 作为二线治疗[4]。

（刘泉波　龙晓茹　重庆医科大学附属儿童医院）

参 考 文 献

[1] Walker W, Wheeler R, Legg J. Update on the causes, investigation and management of empyema in childhood[J]. Arch Dis Child, 2011, 96（5）：482-488.

[2] 刘根妹, 刘秀云, 刘军, 等. 儿童肺炎链球菌脓胸单中心研究[J]. 中华实用儿科临床杂志, 2020, 35（08）：578-581.

[3] Sonnappa S, Jaffe A. Treatment approaches for empyema in children[J]. Paediatr Respir Rev, 2007, 8（2）：164-170.

[4] 窦文杰, 张建江, 史佩佩, 等. 胸膜腔内注入纤溶剂治疗儿童脓胸的系统评价[J]. 中华实用儿科临床杂志, 2015, 30（7）：541-544.

病例 10　沙门氏菌性肠炎

一、病历摘要

（一）基本资料

患儿男性，3 个月 12 天。

主诉：腹泻 5 天，发热 2 天。

现病史：入院前 5 天，患儿无明显诱因出现腹泻，病初以稀水样便为主。2 天后为黄绿色稀糊状，量时多时少，伴有黏液，偶有便中带血，5～9 次/日，呕吐 4 次，有排便哭闹。入院前 2 天患儿腹泻无缓解，出现发热，中高热为主，热峰 40.2℃，伴精神下降、易哭闹，进食不佳，小便量明显减少。病程中无咳嗽、流涕，无气促、喘息，无皮疹，无抽搐、意识障碍等不适，于当地妇幼保健院就诊，查大便常规提示"白细胞（++）"，诊断急性胃肠炎，予以头孢曲松抗感染×2 天、补液等对症支持治疗，患儿腹泻无明显好转，发热稍减轻，遂来我院就诊。

否认不洁饮食史，无腹泻患者接触史。出生史、既往史无特殊。否认肝炎及结核家族史，无遗传病家族史。

（二）体格检查

体温 36.1℃，脉搏 105 次/分，呼吸 28 次/分，体重 6.5 kg。神志清晰，精神欠佳，稍烦躁，轻度脱水貌，前囟眼眶稍凹陷，哭时有泪，皮肤弹性好，全身无大理石样花纹。唇红，稍干燥，唇周无发绀。双肺呼吸音清，未闻及干湿性啰音。心音有力，心律齐，未闻及杂音。腹软，肝脏肋下 0.5 cm，剑突下未扪及，质地软，肠鸣音活跃。肢端温暖，毛细血管充盈时间正常。

（三）辅助检查

血常规：白细胞 5.62×10^9/L，血小板 319×10^9/L，红细胞 4.03×10^{12}/L，血红蛋白 117 g/L，中性粒细胞百分比 62%，淋巴细胞百分比 35%，C-反应蛋白＜8 mg/L。降钙素原 0.1 ng/mL。

粪便常规（治疗后）：未见异常，隐血阴性，还原糖试验阴性。

肝肾功能、电解质、心肌标志物未见异常。2 次血培养阴性。

大便菌群分析：Ⅱ度菌群失调。

大便培养：鼠伤寒沙门氏菌，药敏试验：对头孢他啶、头孢曲松耐药，左氧氟沙星、环丙沙星敏感。

腹部B超（肝胆胰脾肾＋胃肠道）：未见明显异常。

二、诊疗经过

入院后诊断感染性腹泻，予以头孢他啶抗感染×4天，甘草锌、蒙脱石散、益生菌、补液等对症支持治疗，患儿仍有反复发热，腹泻无缓解，仍有便中带血，伴排便哭闹，精神欠佳，结合大便培养结果，征得患儿父母同意下更换为左氧氟沙星10 mg/kg，2次/日抗感染治疗。2天后患儿热退，腹泻逐渐缓解，未再便血，精神、食欲恢复正常，好转出院。出院后继续口服左氧氟沙星5天，随访2个月腹泻无反复。

最后诊断：鼠伤寒沙门氏菌性肠炎。

诊断依据：患儿男性，3个月12天，起病急，病程短；以腹泻为主要表现，为黏液血丝便，伴里急后重，有发热、精神食欲下降感染中毒症状，大便常规提示白细胞（++），大便培养提示鼠伤寒沙门氏菌，故诊断明确。

三、病例讨论

沙门菌属（Salmonella）属于肠杆菌科，为革兰阴性兼性厌氧菌，包含肠道沙门菌与邦戈沙门菌2个种，其中肠道沙门菌种主要感染人类。肠道沙门菌分为6个亚种，超过2500个血清型。为方便临床，从沙门菌引起的疾病进行分类，可分为（伤寒和副伤寒沙门氏菌）或非伤寒沙门氏菌（non-typhoidal Salmonella，NTS）。NTS通常引起自限性腹泻，1%～7%发生侵袭性全身感染，据估计，侵袭性NTS感染每年约导致535 000例病例和大于77 000例死亡，在低收入和中等收入国家日益成为重要的公共卫生威胁[1]。近年来，在我国，伤寒和副伤寒的发生率显著下降，食源性NTS胃肠炎和暴发日益受到临床的重视，估计70%～80%的细菌性食物中毒是由沙门氏菌引起的。

大多数NTS感染发生在5岁以下儿童，感染性肠炎是NTS感染的主要临床类型[2-3]。感染后的潜伏期4～72小时，90%以上的患者出现腹泻，呈稀水样便或稀糊状大便，可伴黏液，甚至血便，大便检查通常会有白细胞和红细胞增多，腹泻持续时间1周左右，部分会成为慢性腹泻。同时常伴发热及不同程度的恶心、呕吐、腹痛、头痛等症状。NTS 感染性肠炎通常是一个自限性过程，当出现严重脱水或肾衰竭及其他并发症时可导致死亡。特别是在小于 6 个月及有免疫缺陷的儿童。

NTS 感染通常具有自限性，多数患者仅需补液及纠正电解质紊乱等对症治疗，对是否需要抗感染治疗仍存在争议[2-5]。目前认为抗生素对于无基础疾病的一般性肠炎患者并不会改善其临床表现、缩短病程时间、降低并发症发生率，反而会增加耐药率、延长粪便排菌时间，复发率也可能增加。对抗生素使用的指征，目前比较一致的是：怀疑或确诊有肠道外侵袭性感染、有免疫缺陷病、慢性基础疾病、年龄小于 3 个月、早产儿或病情严重的肠炎患儿均建议经验性使用抗生素治疗，国内指南还建议有痢疾样腹泻儿童使用抗生素[6]。推荐使用头孢三代（首选头孢曲松），替代可选择阿奇霉素、环丙沙星、复方磺胺甲噁唑或阿莫西林。推荐成人及青少年使用氟喹诺酮类，儿童使用三代头孢菌素，对头孢类过敏的患者可以使用阿奇霉素。抗感染疗程 3～7 天，酌情可延长使用至 14 天，取决于患者临床症状改善情况、基础疾病及有无并发侵袭性感染等。NTS 耐药率有明显增加趋势，关注本地耐药情况有助于指导经验性抗感染治疗[7]。

本病例患儿仅 3 月龄，有腹泻、呕吐，大便为稀水样或稀糊状，含黏液、便中带血，大便培养提示鼠伤寒沙门氏菌，NTS 感染性肠炎诊断明确，患儿无菌血症，炎性指标不高，无其他脏器受累表现，故判断为胃肠炎型。但患儿年龄小，伴有高热、脱水表现，有使用抗生素指征。首选头孢三代，患儿经头孢曲松、头孢他啶治疗共 6 天，病情无明显缓解，结合粪便培养结果，考虑为耐药 NTS 感染，家长知情同意下更换为喹诺酮类抗感染，病情迅速缓解，预后良好。值得我们关注的是，NTS 通常导致自限性腹泻，儿科医生需谨慎评估抗生素治疗指征，慎用抗生素，提高治疗的有效性及安全性。

（赵瑞秋　彭小蓉　重庆医科大学附属儿童医院）

参考文献

[1] Song W, Shan Q, Qiu Y, et al.Collaborative working group of the pediatric subgroup of the china society of infectious diseases.clinical profiles and antimicrobial resistance patterns of invasive salmonella infections in children in china[J].Eur J Clin Microbiol Infect Dis，2022，41（10）：1215-1225.

[2] Chen J，Wan CM，Gong ST，et al.Chinese clinical practice guidelines for acute infectious diarrhea in children[J].World J Pediatr，2018，14（5）：429-436.

[3] 国家卫生健康委，国家中医药局委托国家儿童医学中心（北京）.儿童急性感染性腹泻病诊疗规范（2020年版）[S].传染病信息，2021，34（01）：7-14.

[4] Guarino A，Ashkenazi S，Gendrel D，et al.European society for pediatric gastroenterology，hepatology，and nutrition；european society for pediatric infectious diseases.european society for pediatric gastroenterology，hepatology，and nutrition/European Society for Pediatric Infectious Diseases evidence-based guidelines for the management of acute gastroenteritis in children in europe：update 2014[J].J Pediatr Gastroenterol Nutr，2014，59（1）：132-152.

[5] Shane AL，Mody RK，Crump JA，et al.2017 Infectious diseases society of america clinical practice guidelines for the diagnosis and management of infectious diarrhea[J].Clin Infect Dis，2017，65（12）：e45-e80.

[6] 石国露，李中跃.儿童非伤寒沙门菌感染临床特征及抗生素治疗进展[J].中华实用儿科临床杂志，2020，35（11）：874-877.

[7] Crump JA，Sjölund-Karlsson M，Gordon MA，et al.Epidemiology，clinical presentation，laboratory diagnosis，antimicrobial resistance，and antimicrobial management of invasive salmonella infections[J].Clin Microbiol Rev，2015，28（4）：901-937.

病例 11　肠结核

一、病历摘要

（一）基本资料

患儿男性，16岁，中学生。于2020年7月28日至2020年8月20日在我院住院治疗。

主诉：间断腹痛、腹泻，伴体重减轻4个月。

现病史：入院前4个月，患儿无明显诱因出现腹痛，脐下方为主，呈间断性隐痛，每次持续数分钟，数次/日，进食后疼痛稍明显，排便后有缓解，疼痛剧烈时呈屈曲体位，伴嗳气、间断腹泻，解黄色稀便，4~5次/日，不含黏液、脓血。病程中无呕吐、腹胀、血便，无反复口腔溃疡、无发热，无咳嗽、咳痰，无头昏、头痛、乏力等不适。患儿未告知家长，未予以治疗。症状逐渐加重，3个月前于当地县医院就诊，完善胃肠镜、胶囊内镜等检查提示"慢性非萎缩性胃炎、回肠末端溃疡形成、直肠炎"，诊断为：炎症性肠病（克罗恩病）？予以奥美拉唑、谷氨酰胺、枸橼酸莫沙必利、双歧杆菌等口服治疗1个月余，腹痛、腹泻稍有缓解，但仍有反复，进食不佳，体重有减轻。入院前1个月上述症状再次加重，无发热，有多汗、食欲缺乏，食欲为原来的1/3左右，活动耐量下降、乏力，近4个月体重下降12 kg。

1年前患儿班级中发现2名同学患肺结核，当时行胸部CT、PPD检查正常，未予以特殊处理，后未复查。

既往史：平素体健，否认外伤、手术史，否认输血史，否认药物过敏及食物过敏史，否认肝炎及结核家族史，无遗传病家族史。

（二）体格检查

体温36.4℃，脉搏89次/分，呼吸18次/分，血压106/67 mmHg，体重40 kg，身高160 cm，胸围78 cm。发育正常，消瘦，精神欠佳，面色欠红润，无皮肤黄疸，无水肿，全身浅表淋巴结未扪及肿大。双肺呼吸音清，未闻及干湿性啰音。心音有力，心律齐，未闻及病理性杂音。腹部饱满，过脐腹围80 cm，最大腹围83 cm，未见肠形和蠕动波，腹肌紧张，扪之有"揉面感"，脐周、右下腹有压痛，脐周拒按。肝脾触诊不满意，Murphy征（-），移动性浊音（-），肠鸣音2~3次/分。肢端温暖。脑膜刺激征阴性，双侧巴氏征阴性，四肢肌力、肌张力正常。

(三)辅助检查

血常规:白细胞 9.78×10^9/L,血小板 420×10^9/L,红细胞 4.86×10^{12}/L,血红蛋白 125 g/L,中性粒细胞百分比 86%,C-反应蛋白 92 mg/L;血沉 65 mm/h,降钙素原 0.377 ng/mL,肝肾功能、电解质未见明显异常,结核干扰素试验(TSPOT)阳性,PPD(+++),痰、胃肠液、大便涂片找抗酸杆菌阴性。

腹部 B 超:①腹腔内含液体病变(约 26.6 cm×15.0 cm×6.5 cm),成分黏稠,病变内可见少许钙化,声像图提示特殊病原菌(结核杆菌?)所致感染可能;②右肾盂分离;③少量腹腔积液;④肝、胆、胰、脾及左肾声像图未见明显异常。

胸腹部 CT 平扫+增强(病例 11 图 1):右肺上叶后段见小片状致密影及点絮状影,边缘模糊,双肺上叶散在斑片状、点状密度增高影,考虑感染性病变,结核感染可能,请结合临床。腹腔内巨大占位性病变(约 14.4 cm×4.2 cm×24.4 cm),其内见多发分隔影,增强后病变见明显环形强化,提示梗阻扩大伴炎症的肠管可能,局限性脓肿伴积气不排除;腹腔、盆腔脏器粘连伴少量积液,请结合相关检查。胆囊稍扩张,胆囊壁稍增厚,考虑炎症可能。计算机断层扫描血管造影(computed tomography angiography,CTA):该病变未见确切供血动脉。

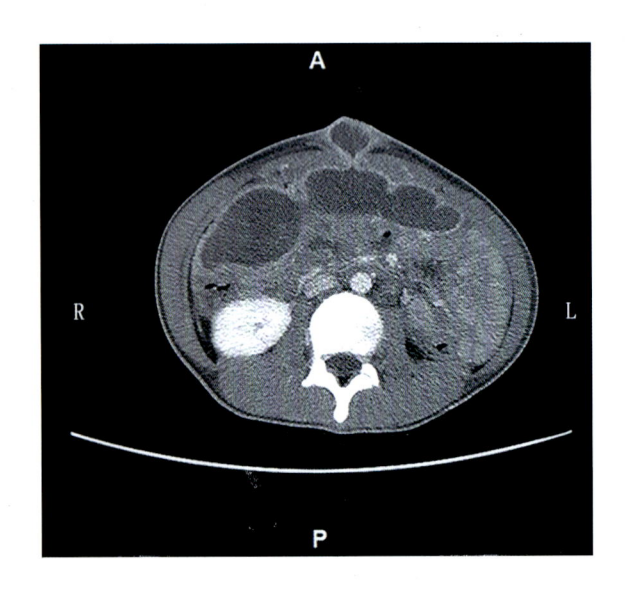

病例 11 图 1　胸腹部 CT 平扫+增强

胃镜（外院）：慢性非萎缩性胃炎。

肠镜（外院）：①回肠末端溃疡形成（回肠末端黏膜见散在片状溃疡灶，溃周黏膜充血水肿）；②直肠炎（距肛门 10 cm 以下可见肠黏膜充血、水肿）。

胶囊内镜（外院）：①回肠末端溃疡形成（回肠末端黏膜见散在不规则溃疡灶，溃周黏膜充血、水肿，似有少许渗血），建议必要时除外肠结核；②慢性非萎缩性胃炎（胃窦黏膜见散在点状充血，未见溃疡及新生物）。

二、诊疗经过

患儿收入我院消化科，诊断为腹痛待查：炎症性肠病？肠结核？因患儿查炎性指标显著升高，彩超提示腹腔内巨大含液体病变，考虑细菌感染，予以头孢他啶联合甲硝唑抗感染、奥美拉唑抑酸、补液等对症支持治疗，因患儿有乏力、食欲缺乏、多汗、消瘦结核感染中毒症状，有结核患者接触史，查结核干扰素试验、PPD 阳性，CT 提示肺部病变、腹腔病变（结核可能），结合内镜检查结果，诊断结核病转入感染科病房继续治疗。予以异烟肼 300 mg 1 次/日，利福平 0.6 g 1 次/日，吡嗪酰胺 1.5 g 1 次/日，乙胺丁醇 0.75 g 1 次/日抗结核，因患儿消化道症状明显，肠道广泛炎症渗出、腹腔巨大占位性病变，CT 提示局限性脓肿不除外，炎性指标升高，考虑合并其他细菌感染可能，故加用左氧氟沙星 0.5 g 1 次/日联合抗感染治疗（同时也可以加强抗结核治疗），地塞米松[0.2 mg/(kg·d)，2020 年 8 月 3 日至 8 月 15 日]、泼尼松片［1 mg/（kg·d），2020 年 8 月 15 日至 8 月 20 日，之后逐渐减停］抗炎、静脉营养、抑酸、补液、营养科会诊指导进食等处理，患儿腹痛、腹泻有减轻，病情稳定，好转出院。患儿符合重症肺外结核病诊断标准，出院后 2～4 个月随访一次，根据患儿病情、影像学表现等，制定了个体化治疗方案：异烟肼（12 个月）、利福平（12 个月）、吡嗪酰胺（9 个月）、乙胺丁醇（6 个月）、左氧氟沙星（6 个月），患儿预后良好，随访至病后两年，无自觉不适，体重增长 15 kg，复查胸腹部 CT 提示肺部少许陈旧性病灶，腹腔占位性病灶已吸收，盆腹腔、腹膜后部分淋巴结钙化。

最终诊断：①腹腔结核：肠结核、结核性腹膜炎；②肺结核。

诊断依据：①患儿男性，青春期儿童，起病缓，病程长；②以反复腹痛、腹泻为主要表现，有乏力、食欲缺乏、消瘦结核感染中毒症状，查体腹部饱满，腹壁紧张，扪之有"揉面感";③查结核干扰素试验阳性、PPD（+）、影像学、内镜检查考虑结核可能;④1年前有明确结核患者接触史;⑤抗结核治疗有效，故结核病诊断明确。

三、病例讨论

结核病（tuberculosis，TB）是由MTB引起的慢性感染性疾病，是全球重要的公共卫生问题。15岁以下的儿童结核病例约为130万，占全球结核病患者的12%[1]。相较于成人，儿童结核病表现不典型、排菌量较低、合格的标本获取相对困难、非专科医生对疾病认识不足等，容易出现误诊和漏诊，其真实情况往往被低估。

儿童初次接触MTB后是否发展为TB，主要与机体的免疫力、细菌的毒力和数量相关，尤其与细胞免疫力强弱相关。全身各个脏器均可受累，以肺结核最常见，也可累及肺外如淋巴结、中枢神经系统、胃肠道、骨关节、皮肤等。胃肠道结核病（gastrointestinal tuberculosis，GITB）可以是原发性肠道来源（如吞入含MTB的痰液或食物），也可以是其他部位结核病灶播散所致。GITB可累及整个消化道，最常受累的部位是回肠末端和回盲部交界处，其次是结肠和空肠的其他区域。GITB常见的临床表现包括腹痛、腹泻，和发热、食欲缺乏、体重减轻结核感染中毒症状，患者还可能出现腹部肿块、肠梗阻、肠穿孔等情况，但个体差异非常大，缺乏特异性[2-4]。

与其他部位结核病一致，GITB的诊断需综合判断。重视患儿的临床病史、流行病学，评估有无结核感染的病原学证据（如MTB涂片及培养）、免疫学证据（如结核干扰素试验、结核菌素皮肤试验等）、影像学证据和病理学证据等[4-5]。本病例患者消化道症状缺乏特异性，早期识别难度大；且没有呼吸道症状体征，既往结核筛查未见异常，口服莫沙必利后病情曾似有部分缓解，可能给临床诊治带来一些干扰。入院后结核免疫学评估（结核干扰素试验、PPD）阳性；影像学腹部CT提示腹腔内巨大占位性病变，内见多发分隔影，增强后病变见明显环形强化，肠管炎性渗出，符合结核影像学改变；且内镜检查发现回肠末端黏膜见散在片状溃疡灶，溃周黏膜充血、水肿，对于诊断具有重要价值。内镜检查对于部分患者的诊断与鉴别诊断非常重要，根据病变的类型、溃疡的形态学特征、溃疡的位置、主要受累区域和其他发现可能提示潜在的诊断。环形溃疡、横向溃疡、回盲瓣及盲肠受累在GITB患者中更常见。肠结核的典型病理特征是干酪样肉芽肿,大多位于黏膜下层,内肠壁炎症以肉芽肿为中心分布,肉芽肿旁可见大量炎症细胞浸润、伴或不伴纤维化等改变,显微镜下发现干酪样坏死或找到抗酸杆菌具有诊断意义[6]。近年来,分子生物学诊断技术日益受到临床的关注,Xpert MTB/RIF 试验通过全自动化的实时定量 PCR 方法检测 DNA,可以在 2 小时内同时检测结核分枝杆菌和利福平耐药情况[5]。可以检测患者的胃肠液或者大便标本辅助诊断。值得注意的是,大约有 1/4 的 GITB 患者可能合并肺结核(包括既往和现在),胸部影像学的评估也有帮助。本病例患儿胸部 CT 发现双肺病变,影像学改变符合肺结核表现,早期评估可以帮助诊断,且如合并肺结核,患儿需采取呼吸道隔离措施以减少疾病传播风险。

与其他部位结核病一致,肠结核的治疗也主要包括病因学治疗、并发症治疗和对症支持治疗。抗结核治疗强调早期、联合、足量、全程,很多儿童患者需要在家庭照护者督导下治疗,以免不规范用药导致病情加重或诱发耐药。抗结核方案在不同的指南、共识中存在差异,我国《国家结核病规划指南——儿童结核病管理(第2版)》建议对生活在 HIV 低流行或异烟肼低耐药地区,重症肺外结核病(除外结核性脑膜炎和骨关节结核),采用 2HRZE/4HR 方案(H 为异烟肼,R 为利福平,Z 为吡嗪酰胺,E 为乙胺丁醇)[5]。《世界卫生组织 2022 儿童与青少年结核病管理指南》中,非重症结核病的定义为外周淋巴结结核,无气道阻塞的胸腔内淋巴结结核,无并发症的结核性胸腔积液,或者含菌量少、无空洞、局限于一叶肺和非粟粒结核。推荐不符合非重症结核病的儿童和青少年应接受 2HRZE/4HR 方案,或重症肺外结核治疗方案[6]。但需强调个体化治疗,监测疗效及不良反应。对于并发肠梗阻、肠出血、肠穿孔的患者,予以相应的综合治疗,必要时手术干预。值得注意的是,营养管理和支持在 GITB 的治疗过程中非常重要。营养不良与结核病恶化存在明显的双向因果关系,且不恰当的饮食甚至可能诱发患者出现肠出血、肠穿孔等危急重症,甚至影响患儿的远期预后。对所有 GITB 的患儿均需要进行营养评估,制订营养支持处方,必要时静脉营养、要素饮食等,根据患者病情提供能量,避免过高或过低能量摄入[7-8]。

值得注意的一点,患儿 1 年前有结核患者接触史,当时进行了胸部 CT 和 PPD 检查,未见异常,未予以特殊处理,但本次结核病的发生与之前的潜在感染也可能存在一定关系。给我们一些提示，对于有结核患者接触史的儿童，如初次评估未见异常，仍需要随访有无结核活动的可能。对于疑诊克罗恩病、肠结核的患者，建议评估肺部，可能给疾病的诊断与鉴别提供一定帮助，并且及时发现并治疗部分合并肺结核的患者。

（赵瑞秋　彭小蓉　重庆医科大学附属儿童医院）

参考文献

[1] World Health Organization.Global tuberculosis report 2023[M].Geneva：World Health Organization，2023.

[2] WHO.consolidated guidelines on tuberculosis：Module 5：Management of tuberculosis in children and adolescents[M].Geneva：World Health Organization，2022.

[3] 王卫平，孙锟，常立文．儿科学（第9版）[M]．北京：人民卫生出版社，2018.

[4] Choudhury A，Dhillon J，Sekar A，et al.Differentiating gastrointestinal tuberculosis and crohn's disease-a comprehensive review[J].BMC Gastroenterol，2023，23(1)：246.

[5] 焦伟伟，孙琳，肖婧，等．国家结核病规划指南—儿童结核病管理（第2版）[J]．中国循证儿科杂志，2016，11（01）：65-74.

[6] Cheng W，Zhang S，Li Y，et al.Intestinal tuberculosis：clinico-pathological profile and the importance of a high degree of suspicion[J].Trop Med Int Health，2019，24（1）：81-90.

[7] 陈志，梁建琴．结核病重症患者营养评估及营养支持治疗专家共识[J]．中国防痨杂志，2022，44（05）：421-432.

[8] 中华医学会结核病学分会重症专业委员会．结核病营养治疗专家共识[J]．中华结核和呼吸杂志，2020，43（1）：10.

病例12 伪膜性肠炎

一、病历摘要

(一) 基本资料

患儿女性,1个月27天。于2020年4月13日至2020年5月7日入我院消化科住院治疗。

主诉:腹泻、呕吐3天,发热、神萎1天。

现病史:入院前3天,患儿无明显诱因出现腹泻,5~6次/日,最多每日10余次,为黄绿色稀糊样便,有时含较多黏液,无脓血。伴呕吐,2~3次/日,为奶汁,偶有胆汁样物质,无咖啡色样物质,非喷射状,有排便哭闹、小便量减少。偶有轻微咳嗽,无气促、喘息、呼吸困难,于当地县医院就诊,诊断为"急性胃肠炎",予以头孢唑肟抗感染1天、蒙脱石散保护肠黏膜、补液等对症支持治疗,腹泻仍明显,入院前1天出现反复发热,热峰39℃,伴精神萎靡、少吃、少哭、少动,为进一步治疗,转入我院。

既往史:G1P1,孕39周,因脐带绕颈行剖宫产,出生体重3.65 kg。生后混合喂养,既往无腹泻,病前无腹泻患者接触史。

(二) 体格检查

体温38.3℃,脉搏158次/分,呼吸50次/分,血压88/45 mmHg,体重5 kg。发育正常,精神萎靡,易激惹。面色欠佳,中-重度脱水貌,皮肤弹性较差,无皮肤化脓病灶。前囟凹陷,唇红,干燥,唇周无发绀。双肺呼吸音清,未闻及干湿性啰音。心音有力,心律齐。腹软,肝脏肋下1.5 cm,质地软,脾脏肋下未扪及。肢端稍凉。毛细血管充盈时间3秒。

(三) 辅助检查

血常规(住院当天):白细胞25.76×10^9/L,血小板630×10^9/L,红细胞3.85×10^{12}/L,血红蛋白115 g/L,中性粒细胞百分比30%,淋巴细胞百分比32%,中性晚幼粒细胞0.24,C-反应蛋白114 mg/L。降钙素原4.93 ng/mL。

血常规(住院第3天):白细胞40.82×10^9/L,血小板417×10^9/L,红细胞

$2.88×10^{12}$/L，血红蛋白 85 g/L，中性粒细胞百分比 62%，淋巴细胞比例百分比 29%，中性晚幼粒细胞百分比 3%，C-反应蛋白 21 mg/L。

血常规（住院第 24 天）：白细胞 $11.46×10^9$/L，血小板 $665×10^9$/L，红细胞 $4.09×10^{12}$/L，血红蛋白 109 g/L，中性粒细胞百分比 28%，淋巴细胞百分比 58%，C-反应蛋白＜8 mg/L。

电解质：钾离子 2.73 mmol/L，钠离子 131.5 mmol/L，氯离子 96.5 mmol/L。

粪便常规正常，轮状病毒抗原阴性，还原糖试验阴性。2 次大便培养无致病菌生长。

肝肾功能、心肌标志物未见明显异常。

胸片：肺炎。

二、诊疗经过

入院后诊断感染性腹泻、中重度脱水，予以头孢唑肟抗感染 2 天、补液等对症处理。住院第 3 天，患儿出现惊厥发作，表现为双目凝视、呼之不应、口唇发绀、四肢强直，持续约 1 分钟自行缓解，仍有发热，精神差，腹泻有好转，次数较前有减少，4～5 次/日，炎性指标显著异常，考虑脓毒血症、颅内感染不除外，升级抗生素为美罗培南［40 mg/（kg·次），1 次/8 小时，7 天］，并完善脑脊液检查未见明显异常。住院第 5 天，患儿热退，大便 2～3 次/日。住院第 7 天，患儿腹泻较前有加重，解稀水样便 10 余次/日，时有便中带血，有黏液，有一次便中可见长度约 15 cm 肠黏膜样物质，考虑伪膜性肠炎？坏死性肠炎？完善腹部平片提示肠曲充气较正常偏少，加用万古霉素口服抗感染［10 mg/（kg·次），4 次/日，10 天］，甘草锌、谷氨酰胺保护肠黏膜，补液等对症支持治疗。因患儿腹泻严重、有便血、湿疹表现，考虑过敏因素不除外，予以氨基酸配方奶粉喂养。患儿外送大便艰难梭菌 PCR 检测阳性，经上述处理后，患儿仍有便中肠黏膜样物质 3 次，之后腹泻逐渐停止，精神明显好转，奶量增加，体温正常，随访炎性指标降至正常。住院第 25 天时好转出院，随访 3 个月腹泻无复发。

主要诊断：①脓毒症；②感染性腹泻；③伪膜性肠炎；④中重度脱水；⑤中毒性脑病等。

三、病例讨论

艰难梭菌（clostridium difficile,CD）是一种革兰阳性厌氧芽孢杆菌,临床上,15%～25%的抗菌药物相关性腹泻、95%～100%的伪膜性肠炎（pseudomenbranous colitis,PMC）是艰难梭菌感染（clostridium difficile infection,CDI）引起的[1]。无症状的CD定植在儿童早期很常见；据报道,健康新生儿和婴儿的携带率为1%～84%,但到8岁时降至5%以下[2-3]。

CD本身是非侵袭性的,毒力主要归因于其产生的胶原酶、透明质酸酶、硫酸软骨素酶等酶,以及毒素A和毒素B,这些酶会破坏上皮细胞的细胞骨架,致紧密连接中断和黏膜功能丧失,从而导致肠道上皮细胞坏死、肠道屏障功能消失、中性粒细胞浸润等。在严重的病例中,坏死的肠细胞、中性粒细胞和纤维蛋白可以在肠黏膜表面形成伪膜[2-4]。

CDI所致疾病临床表现非常异质,可以表现为无症状的定植或自限性腹泻,也可以表现为暴发性结肠炎,甚至危及生命。轻度和中度CDI通常表现为水样腹泻,伴低热和轻度腹痛,无全身毒性现象。其他临床表现包括恶心、虚弱和食欲缺乏。粪便潜血试验通常呈阳性,但很少出现活动性出血。严重CDI患者可出现高热、剧烈腹痛、腹胀、呕吐、大量水样便、严重脱水、低白蛋白血症以及休克。CDI的其他严重并发症包括中毒性巨结肠、肠麻痹、结肠穿孔、反应性关节炎、肾衰竭、全身炎症反应综合征、败血症。

CDI的诊断标准包括存在症状（通常是水样腹泻）和一次粪便检测结果为CD毒素阳性或结肠镜检查结果显示假膜性结肠炎。可采用CCFA培养基或CD显色培养基进行厌氧菌培养,但培养条件相对较高且不能区分菌株是否产生毒素。目前常用酶免疫测定（enzyme immunoassay,EIAs）直接检测粪便标本中的CD毒素A和（或）毒素B,其检测周期短、操作方便且特异性高,能够区分产毒株和非产毒株,应用较为广泛,但缺点是敏感度较低。核酸扩增检测（nucleic acid amplification tests,NAATs）的分子检测具有高灵敏度和特异性,可以检测产毒素CD,且检测时间短,能够及时隔离和治疗CDI患者,从而减少院内传播的机会,并改善患者的预后。但NAATs的检测成本较高,需要特殊检测设备。其他方法还包括检测谷氨酸脱氢酶、细胞毒性中和试验、产毒素培养等。值得注意的是，CDI 的诊断需结合临床，尤其是小年龄的儿童，需评估是否存在危险因素、其他病因（尤其是病毒感染），以评估是定植或致病性感染[1-4]。

本病例患儿年龄仅 1 个月余，本身可能存在 CD 的定植，更需要区分是细菌定植或致病性感染。患儿病初腹泻以含黏液稀便为主，伴发热、精神萎靡全身感染中毒症状，伴里急后重表现，炎症指标显著异常，此时尚未使用抗生素，无明显 CD 感染高危因素，与病程进展过程中后续出现的大便性质有所差异，且患儿经抗感染治疗后腹泻较前有好转趋势，考虑病初侵袭性细菌性肠炎可能性较大。

儿童 CDI 的治疗基于成人的临床数据，并由其发作次数和严重程度决定。治疗的首要原则是尽可能消除不利因素（如停用抗生素），在疑诊 CDI 时，尽快给予病原学治疗并采取措施防止人际传播。对于首次发作轻至中度 CDI 的儿童，推荐使用甲硝唑 7.5 mg/kg，每日 3 次；或万古霉素 10 mg/kg，1 次 /6 小时，疗程 10～14 天，而对于首次发作重度 CDI 的儿童，口服万古霉素优于甲硝唑。有报道发现非达霉素疗效与万古霉素相当，可能成为 CDI 患者口服治疗的一线药物。对于发生结肠穿孔，进行了充分的药物治疗后病情仍然恶化、中毒性巨结肠或严重肠梗阻的患者，需要进行手术治疗。粪便微生物群移植（fecal microbiota transplantation，FMT）被证明在免疫功能低下的成年患者和炎症性肠病患者中相对安全，但 FMT 的长期安全性仍有待确定，在儿科患者的应用中尚需要进一步研究[1-4]。

本病例患儿在治疗过程中使用三代头孢、碳青霉烯类抗生素，腹泻好转过程中再次出现腹泻加重、便中带血、且有 4 次可见肠黏膜样物质，大便产毒性 CD 阳性，且加用万古霉素后腹泻逐渐停止，考虑在病程中发生了 CDI 所致 PMC。因患儿年龄小、后期腹泻缓解比较顺利，故未行结肠镜检查。

CDI 可能严重危害患儿的身体健康，鉴于抗生素暴露是 CDI 的主要危险因素，在临床工作中，尽量地减少不恰当的抗生素使用至关重要。对于检测出 CD 的儿童患者，诊断 CDI 感染需谨慎，结合临床综合评估；对于疑诊 CDI 的患儿，需积极寻找病原学证据并及时治疗。

（赵瑞秋　彭小蓉　重庆医科大学附属儿童医院）

参考文献

[1] 程敬伟,刘文恩,马小军,等.中国成人艰难梭菌感染诊断和治疗专家共识[J].协和医学杂志,2017,8(Z1):131-138.

[2] van Prehn J, Reigadas E, Vogelzang EH, et al. Guideline committee of the european study group on clostridioides difficile. european society of clinical microbiology and infectious diseases: 2021 update on the treatment guidance document for clostridioides difficile infection in adults[J]. Clin Microbiol Infect, 2021, 27 (Suppl 2): S1-S21.

[3] Dop D, Marcu IR, Padureanu V, et al. Clostridium difficile infection in pediatric patients (review) [J]. Biomed Rep, 2023, 20 (2): 18.

[4] Krutova M, de Meij TGJ, Fitzpatrick F, et al. How to: clostridioides difficile infection in children[J]. Clin Microbiol Infect, 2022, 28 (8): 1085-1090.

病例 13　肝脓肿

一、病历摘要

（一）基本资料

患儿男性，16 岁，学生。

主诉：反复右上腹痛伴间断发热 1 年。

现病史：1 年前患儿无明显诱因出现腹痛，右上腹部为著，钝痛，有按压痛，疼痛较剧烈，难以忍受，深呼吸后疼痛加重。伴有发热，中高热为主，伴畏寒、寒战、肢体酸痛，偶有胸闷。病后就诊于当地医院，完善腹部彩超提示肝大，肝内低回声考虑肝脓肿，予以抗感染、丙种球蛋白支持等治疗后腹痛、发热好转出院。出院后未继续使用抗感染药物治疗，间隔 1 周后因再次出现腹痛伴发热，遂来我院。

既往史：患儿既往有地中海贫血，需长期输血，并于 7 岁因地中海贫血行脾切除手术。近两年行两次手术，即因肛瘘行肛瘘切开引流术，因颈部脓肿行颈部脓肿引流术。

（二）体格检查

体温 37.2℃，脉搏 98 次/分，呼吸 20 次/分，血压 117/66 mmHg。神志清晰，精神欠佳，反应可，皮肤轻-中度黄染，全身浅表淋巴结无肿大。双肺呼吸音清，未闻及干湿性啰音。心音有力，心律齐，未闻及病理性杂音。腹软，右上腹压痛，无肌紧张及反跳痛，肝肋下 3 cm，质软缘锐，表面光滑，脾肋下未及，Murphy 征（-），移动性浊音（-），肠鸣音 4 次/分。生理反射存在，病理反射未引出。

（三）辅助检查

腹部超声（第一次住院）：肝脏肿大，实质回声稍增强，肝右叶内含液性病变，声像图提示肝脓肿，胆囊壁水肿增厚，左肾盂稍分离，脾脏缺如，胰腺及右肾声像图未见明显异常。

胸部 CT（第一次住院）：双肺病变，双侧少许胸腔积液。肝内低密度病变考虑感染伴脓肿形成可能，肝内肝管稍扩张，胆囊壁水肿，脾脏未见显示，盆腔少许积液。

C-反应蛋白 10 mg/L；降钙素原 0.182 ng/mL。

血常规：白细胞 28.81×10^9/L，血红蛋白 94 g/L，中性粒细胞百分比 78%，

C-反应蛋白61 mg/L。降钙素原1.95 ng/mL。

双份血培养无菌生长。

胸腹部增强CT（第二次住院）：右上肺近胸膜小斑片影大致同前，考虑陈旧性病变可能，肝脏体积仍大，肝右前叶上段包膜下病变较前减小，余肝内新发多发异常密度影，考虑肝脓肿可能，脾脏未见显示。

头颅MRI：无明显异常。

心脏超声：卵圆孔未闭，左房左室增大，室壁厚度及动度未见明显异常，二三尖瓣反流（轻-中度），左心功能未见明显异常。

二、诊疗经过

入院后完善腹部超声提示肝脓肿，予以头孢哌酮钠舒巴坦联合甲硝唑抗感染治疗14天，丙种球蛋白支持及成分输血纠正贫血后症状好转，复查腹部超声肝脓肿测值减小遂出院。出院后自行停用抗感染药物。于1周后再次出现腹痛、发热，再次住院予以头孢哌酮舒巴坦联合甲硝唑抗感染10天后症状好转出院，出院后仍未使用抗感染药物。1个月后患者再次出现腹痛、发热，遂再次就诊我院。患者入院后予以左氧氟沙星联合甲硝唑抗感染，成分输血纠正贫血。因患儿反复多发肝脓肿，故进一步完善头颅MRI及心脏彩超评估有无其他脏器感染受累。患儿头颅及心脏无明确感染病灶，心脏增大考虑系长期反复输注血液制品导致继发增大可能。故予以洛汀新（盐酸贝那普利）和美托洛尔改善心肌重构。患儿经4周抗感染治疗后症状好转，复查腹部超声提示肝脓肿测值减小，出院后继续口服左氧氟沙星2周。后未再到我院随访，于1年后再次出现腹痛发热，遂再次就诊我院。

患者入院后予以左氧氟沙星联合甲硝唑抗感染、成分输血纠正贫血、洛丁新和美托洛尔改善心肌重构。因患儿反复多发肝脓肿，故再次复查头颅MRI及心脏彩超评估有无脏器感染受累。头颅MRI提示无明显异常。心脏超声提示卵圆孔未闭，左室稍增大，室壁厚度及动度未见明显异常，左心功能未见明显异常。患儿头颅及心脏无明确感染病灶，另外经全面复习病史发现患儿除多次复发肝脓肿外，曾有肛瘘和颈部脓肿等多处感染病灶，故进一步完善免疫功能筛查了解有无合并免疫功能缺陷。患儿淋巴细胞分类及白细胞吞噬功能未见异常，但免疫缺陷基因结果提示NFκB1基因突变（c.703G＞T p.V235L）。患儿经4周抗感染治疗后症状明显控制，复查腹部超声及腹部CT提示肝脓肿明显缩小。患儿出院后继续口服左氧氟沙星2个月，甲硝唑2周，并规律在我院免疫科随访，定期1～2个月输注丙种球蛋白支持及红细胞悬液纠正贫血治疗，间断使用阿莫西林口服预防抗感染治疗，现病情平稳，已有2年未再出现肝脓肿。

三、病例讨论

肝脓肿（Liver Abscess）是最常见的内脏脓肿。其最常见的原因是细菌性肝脓肿，在亚洲地区的发病率高于欧美等西方国家，在中国大陆发病率为（1.1～3.6）/10万[1]。男性患病率较女性高。细菌性肝脓肿（pyogenic liver abscess，PLA）尤其是多发脓肿的患者病原多为革兰阴性杆菌，在我国主要致病菌为肺炎克雷伯菌（54.1%），多见于合并糖尿病的患者，其脓毒性转移感染风险极高[2]，当患者感染高毒力肺炎克雷伯菌（hypervirulent klebsiella pneumoniae，hvKP）时，细菌经胃肠道侵犯肠黏膜进入门静脉，到达肝脏引起感染，并可能造成其他脏器感染。混合感染则多发生于老年患者、免疫功能受损或恶性疾病患者。在本病例中，该患儿反复出现肝脓肿迁延不愈，除了抗感染疗程不足外，还需考虑患儿是否存在免疫功能受损或恶性疾病等基础疾病。

发热是细菌性肝脓肿最常见的临床表现，其次为寒战、恶心、呕吐和腹痛。肺炎克雷伯菌肝脓肿常可累及肝外器官，如眼睛、肺部、腹腔及神经系统，出现视力障碍、呼吸困难、胸部不适、腹膜炎或精神状态改变等[2-4]。肝脓肿的实验室检查特异性较低，如C-反应蛋白及降钙素原升高。所以脓液培养对于该病的诊断治疗尤为重要，但由于培养之前患者已使用抗菌药物等原因，培养结果会受到影响，如该例患儿始终未能培养出致病病原菌，故而该病治疗往往需结合影像学检查，包括CT、超声和磁共振检查。这三种影像学诊断方式各有利弊，需结合患者实际情况酌情考虑。常规超声检查方便快捷，在检查及随访治疗中患者及家属接受度更高；而CT针对区分脓肿和肿瘤更灵敏，对于疾病的早期诊断方面更为准确；而磁共振成像在软组织成像上优势更明显，对于肝组织充血、水肿、坏死的诊断更有价值。

目前细菌性肝脓肿的治疗方式主要为药物及介入治疗，对于没有基础疾病等高危因素的患者可经验性选择哌拉西林他唑巴坦或头孢哌酮舒巴坦治疗。但合并有恶性肿瘤、脓毒性休克、老年、免疫功能受损等高危因素患者则需警惕产超广谱β-内酰胺酶（extended-spectrum β-lactamase，ESBL）肺炎克雷伯菌感染，该类患者需早期提高抗菌药物等级如碳青霉烯类抗菌药物。另外氟喹诺酮类药物对肺炎克雷伯菌同样敏感，并且其口服生物利用度高，可有效缩短患者住院使用静脉抗菌药物时间，患者及家属依从性更好。对于使用抗生素治疗效果差的患者，可选择经皮肝穿刺抽脓及引流，并向脓腔内滴注适量抗菌药物进行冲洗[5]。而对于反复出现肝脓肿或合并其他部位感染的患者，尤其是小年龄儿童，需警惕免疫功能缺陷可能，并且积极对原发疾病进行治疗管理。如该例肝脓肿患儿在治疗过程中发现存在原发性免疫缺陷病，我们不仅注重完成足疗程抗感染，并且强调定期进行丙种球蛋白输注进行免疫支持治疗，对患儿预后改善提供非常大的帮助。

当肝脓肿为多发、临近肝门、出现破裂、伴有肝内胆管结石或胆管狭窄等情况，从而出现抗菌药物治疗效果差或不适合穿刺引流时，可采取开腹肝脓肿切开引流和肝部分（段）切除术[6]，但该类方法创伤大，操作难度高，且患者难以耐受。故近年来腹腔镜手术受到青睐，目前已逐渐成为细菌性肝脓肿的首选治疗方式。但该治疗方式需高度警惕由大量高压的二氧化碳气体形成的气体栓塞，后者进展极快，病死率极高。

（赵瑞秋　秦　涛　重庆医科大学附属儿童医院）

参考文献

[1]Tian LT, Yao K, Zhang XY, et al.Liver abscesses in adult patients with and without diabetes mellitus：An analysis of the clinical characteristics, features of the causative pathogens, outcomes and predictors of fatality：A report based on a large population, retrospective study in China[J].clin Microbiol Infect, 2012, 18(9)：E314-330.

[2] Qian Y, Wong CC, Lai S, et al. A retrospective study of pyogenic liver abscess focusing on klebsiella pneumoniae as a primary pathogen in China from 1994 to 2015[J]. Sci Rep, 2016, 6 (1): 38587.

[3] Pham Van T, Vu Ngoc S, Nguyen Hoang NA, et al. Ruptured liver abscess presenting as pneumoperitoneum caused by klebsiella pneumoniae: A case report[J]. BMC Surg, 2020, 20 (1): 228.

[4] Wang H, Ren Y, Liu Z, et al. Multiple septae as potential protective factors against spontaneous pyogenic liver abscess rupture: A propensity score matching analysis[J]. Abdom Radiol (NY), 2020, 46 (3): 992-997.

[5] Steele RW. Treatment of a large multiloculated liver abscess with intra-Abscess antibiotic instillation[J]. Pediatr Infect Dis, 2021, 40 (1): 83-84.

[6] Ahmed S, Chia CL, Junnarkar SP, et al. Percutaneousdrainage for giant pyogenic liver abscess——is it safe and sufficient[J]? Am J Surg, 2016, 211 (1): 95-101.

病例 14　化脓性脑膜炎

一、病历摘要

（一）基本资料

患儿男性，3 个月，婴儿。

主诉：反复发热 2 个月。

现病史：患儿于 2 个月（出生后 19 天）前出现反复发热，中高热为主，热峰 40℃，热程一般 1～2 天，最长可达 5 天，每次使用抗生素治疗均有效，但停用抗生素后 1～2 天即再次出现发热。病程中患儿发热时伴气促，间断咳嗽，偶有吐沫，无吐奶、呛奶，有腹泻，不伴脓血，无皮疹，无耳流脓、流液，无惊厥及意识障碍，无皮肤瘀斑、瘀点等出血倾向，无眼红、唇红，无四肢硬肿，无体表包块，无明显生长发育落后，无特殊体味。病后于当地医院住院 6 次，其中 4 次从普通病房转入儿童重症监护室（pediatric intensive care unit，PICU）。多次住院期间血培养均提示阳性，分别为粪肠球菌和大肠埃希菌，每次住院予以抗感染治疗（具体使用药物不详）、无创呼吸机辅助呼吸或吸氧，输注红细胞悬液等支持治疗 7～15 天不等，体温稳定出院后再次出现发热。遂就诊于我院。

既往史：患儿足月产，因母亲瘢痕子宫行剖宫产，产重 3650 g，羊水Ⅲ度粪染，出生时无窒息。

（二）体格检查

体温 36.8℃，脉搏 115 次/分，呼吸 35 次/分，体重 6 kg，身高 58 cm，头围 37.5 cm，胸围 37 cm，腹围 36 cm，血氧饱和度 98%。精神好，神志清晰，面色红润，无脱水貌。右侧腹壁可见一约 3 cm×2 cm 大小咖啡斑，卡疤无发红，无破溃及流脓。双侧外耳廓可见毛发，无特殊面容，无四肢及生殖器外观畸形。双侧颈部、腋下及腹股沟淋巴结未扪及肿大。唇红，唇周无发绀。双肺呼吸音对称、粗糙，双肺未闻及干湿性啰音。心音有力，节律整齐，心前区可闻及 2/6 级心脏杂音。腹软，肝脏肋下触及 1.5 cm、剑突下触及 1 cm，质地软、边缘锐，表面光滑、无触痛，脾脏肋下未触及，全腹无包块，全腹压之无哭闹，无肌紧张。前囟平软，张力不高，脑膜刺激征阴性，双侧巴氏征阴性。肢端暖。

（三）辅助检查

血常规：白细胞 6.43×10^9/L，血红蛋白 74 g/L，中性粒细胞百分比 32%，淋巴细胞百分比 57%，C-反应蛋白 27.6 mg/L。降钙素原 0.61 ng/mL。血沉 35 mm/h。

血培养：大肠埃希菌。

大便检查无异常。

二、诊疗经过

患者入院后积极完善相关检查，血常规：白细胞 8.94×10^9/L，血红蛋白 90 g/L，中性粒细胞百分比 26%，淋巴细胞百分比 65%；C-反应蛋白 < 8 mg/L；降钙素原 0.53 ng/mL。完善痰培养、双份血培养、结核干扰素试验、真菌血清学试验均为阴性，因患儿反复血培养阳性警惕颅内感染不除外，完善脑脊液常规细胞数 2×10^6/L，脑脊液生化蛋白 0.85 g/L，葡萄糖 2.53 mmol/L。头颅 MRI 平扫双侧额颞部脑外间隙稍宽。腹部彩超及心脏彩超无明显异常。结合患儿症状考虑化脓性脑膜炎，予以美罗培南抗感染治疗 2 周，经治疗后患儿发热明显控制，未再反复。复查脑脊液常规正常，脑脊液生化蛋白降至 0.67 g/L，遂医嘱患儿出院，出院后患儿未再出现发热或其他不适，出院 1 个月后患儿在我院随访脑脊液常规、生化均恢复正常。复查头颅 MRI 平扫双侧额颞部脑外间隙稍宽与前相仿。另外因患儿发生疾病早，且热程反复，需警惕原发性免疫缺陷疾病，故建议患儿家属进一步完善免疫功能及基因检查，结果提示免疫球蛋白、白细胞吞噬功能检测、淋巴细胞分类及全外显基因均无阳性发现。后期对患儿进行跟踪随访，患儿无特殊不适，生长发育良好。

最终诊断：化脓性脑膜炎。

三、病例讨论

化脓性脑膜炎是小儿尤其是婴幼儿时期常见的中枢神经系统感染性疾病。化脓性脑膜炎最常见的病原菌是脑膜炎双球菌、肺炎链球菌和 B 型流感嗜血杆菌。该病病死率高，合并神经系统后遗症率高，包括继发癫痫、听力及视力受损、认知缺陷、运动障碍等。因此，儿科医生对于化脓性脑膜炎的诊断治疗需保持高度的警惕性。我国学者对华南地区的新生儿细菌性脑膜炎进行统计发现，血培养及脑脊液培养阳性率仅占 29.7%，早产儿以革兰阴性杆菌为主，大肠埃希菌多见；足月儿以革兰阳性球菌为主，无乳链球菌多见；治愈和好转概率高达 95.6%，病死率为 1.6%[1]。

化脓性脑膜炎患者临床表现不典型，尤其是小年龄患儿，如该例患儿仅表现为反复发热及轻微的呼吸道症状，并无明显的神经系统症状体征。所以当患者实验室检查提示有严重感染如白细胞、C-反应蛋白及降钙素原明显升高，或血培养阳性，或常规抗菌治疗后患儿病情反复，甚至加重等情况均应及早行脑脊液检查。脑脊液检查是确诊本病的重要依据。典型的化脓性脑膜炎脑脊液细胞数明显升高、早期以多核细胞为主，后期单核细胞会逐渐增高。脑脊液蛋白定量＞0.5 g/L，葡萄糖和氯化物降低。脑脊液涂片也可以在早期为抗菌药物选择提供依据。此外脑脊液培养应在抗菌药物使用之前进行，但由于目前抗菌药物的广泛使用，所以患儿血培养及脑脊液培养阳性率较低。临床工作中，可使用脑脊液进行病原PCR检测方法，该方法特异度及灵敏度高，检测时间短于培养时间且不易受抗生素使用的影响，可用于化脓性脑膜炎的早期诊断[2]。此外，还可对脑脊液进行细胞因子检测，如肿瘤坏死因子是炎症反应过程中最早出现并且最重要的炎症因子之一。影像学检查中头颅CT在早期化脓性脑膜炎无特异性表现，后期可表现为脑实质局限性或弥漫性低密度影，伴有脑积水、硬膜下积液或积脓等。据报道，革兰阴性菌感染后，头颅MRI表现为脑室膜炎、硬膜下积液、脑梗死等，而革兰阳性菌感染后头颅MRI表现为脑白质损伤[3]。颅脑B超可用于动态监测新生儿化脓性脑膜炎、并发症进展及评估预后。

针对化脓性脑膜炎的治疗，首要原则是早期选择能容易透过血脑屏障及对病原菌敏感的抗菌药物。经验性选择头孢曲松和头孢噻肟钠，再根据脑脊液培养、药敏或PCR等病原学结果，以及患者治疗效果再行调整。该例患儿外院多次治疗仍有反复发热，到达我院后迅速明确存在化脓性脑膜炎，并且积极除外是否合并有免疫缺陷等原发疾病。治疗上使用容易透过血脑屏障的抗菌药物并且强调足疗程治疗，该例患儿预后良好，目前无明显后遗症，所以我们推测，该患儿院外血培养阳性，在根据药敏结果选择治疗方案的前提下，治疗效果仍然不好的原因可能是未能及时考虑到患儿存在颅内感染，故未使用易透过血脑屏障的药物，并且存在疗程不足的现象。另外，合并硬膜下积液患者必要时可进行穿刺抽脓，合并积脓者可局部注射抗生素。如合并有脑积水则需要手术治疗。

（赵瑞秋　秦　涛　重庆医科大学附属儿童医院）

参考文献

[1] 新生儿细菌性脑膜炎多中心研究协作组. 华南部分地区新生儿细菌性脑膜炎多中心流行病学研究[J]. 中华儿科杂志, 2018, 56（6）: 421-428.

[2] 徐小汝, 陈路明, 王姗姗, 等. 脑脊液mNGS与传统培养在不同病原中枢神经系统感染性疾病鉴别诊断中的差异性[J]. 中华医院感染学杂志, 2023, 33（23）: 3532-3536.

[3] Zhang Y, Sun X, Wu J, et al. Value of MRI enhanced FLAIR sequence examination combined with CSF TNF-alpha detection in the early diagnosis of neonatal purulent meningitis[J]. Exp Ther Med, 2019, 17（4）: 3124-3128.

病例 15 结核性脑膜脑炎

一、病历摘要

（一）基本资料

患儿男性，3岁，幼儿。

主诉：间断发热1个月，精神萎靡、烦躁2周。

现病史：患儿于入院前1个月出现发热，高热为主，热峰38.8℃，1～2次/日，无畏寒、寒战，予以退热药物口服后体温可降至正常。2周前出现明显精神萎靡、烦躁，有抱头哭闹，食欲明显下降。病程中有呕吐胃内容物，非喷射性，偶有咳嗽，无潮热、盗汗，无体重下降，无嗜睡，无皮疹、皮肤巩膜黄染，无腹胀、腹泻、便秘，无鼻出血、牙龈出血、进行性面色苍白等出血倾向，无明显性格改变，无惊厥发作及意识障碍，无四肢活动障碍，无尿频、尿时哭闹及血尿。病后到当地医院先后予以头孢噻肟与青霉素联合抗感染1天，美罗培南与阿奇霉素联合抗感染5天，后改为头孢噻肟单药治疗7天。发热仍不好转，并逐渐出现精神萎靡、烦躁表现。当地医院完善结核干扰素试验及PPD提示阳性；脑脊液常规检查提示有核细胞增多，以单核细胞为主，蛋白增高，葡萄糖降低；头颅MRI提示脑积液。故开始抗结核治疗，予以异烟肼、利福平、吡嗪酰胺抗结核治疗，并先后予以地塞米松与泼尼松抗炎、甘露醇降颅压等对症支持治疗后，患儿仍有反复发热，遂就诊于我院。

既往史：否认结核接触史，有卡介苗接种史。否认既往有反复感染病史。

（二）体格检查

体温36.4℃，脉搏150次/分，呼吸28次/分，血压98/56 mmHg。神志清晰，易激惹，烦躁不安。皮肤无黄染，全身浅表淋巴结无肿大，双上臂未见卡疤。双肺呼吸音清，未闻及干湿性啰音。心音有力，心律齐，未闻及病理性杂音。腹软，肝脾肋下未及，全腹无包块，无压痛，无肌紧张，无反跳痛，颈阻阳性。双侧瞳孔等大等圆，直径约3 mm，对光反射灵敏。双侧巴氏征阴性，四肢肌力及肌张力正常，肢端暖。

（三）辅助检查

血液分析：血常规：白细胞$26.65×10^9$/L，血红蛋白104 g/L，中性粒细胞百分比82%；C-反应蛋白44.87 mg/L。血沉75 mm/h，降钙素原0.267 ng/mL，血培养阴性。

影像学检查：

胸部 CT 平扫＋三维重建：左肺下叶外基底段见片状高密度影，考虑肺炎；双侧胸腔未见积液；纵隔居中，纵隔内未见肿大淋巴结。心脏及大血管外形属正常范围。

头颅 CT 平扫：双侧脑室稍宽，脑内平扫目前未见确切异常。

头颅 MRI：颅内部分脑沟回信号略增高，不除外脑膜炎，有脑积水表现，双侧脑室周围可见脑脊液外渗征。

心脏彩超：心包积液（少量）。

腹部彩超：肝、胆、胰、脾未见确切异常。

腹部立位片：未见确切肠梗阻急气腹征象。

脑脊液检查：常规：无色清亮，潘氏试验阴性，有核细胞 211×10^6/L，多核细胞 29%，单核细胞 71%；生化：葡萄糖 0.3 mmol/L，乳酸脱氢酶 63.6 U/L，氯 116.7 mmol/L，蛋白 1.421 g/L。抗酸杆菌及隐球菌墨汁染色涂片均阴性，培养无需氧菌和真菌生长。

二、诊疗经过

患者入院后积极完善相关检查，脑脊液常规细胞数 104×10^6/L，脑脊液生化蛋白 1.13 g/L，葡萄糖 1.81 mmol/L。头颅 CT 平扫＋胸部增强 CT：①双侧脑室稍扩张，提示脑积水；②双肺较广泛颗粒影，伴纵隔淋巴结肿大，考虑感染，特殊病原感染不除外；③气道重建提示大气道未见明显异常。头颅 MRI 平扫提示幕上脑室积水，伴脑室周围间质性水肿征象；左侧脑室前角旁胼胝体膝部小片状异常信号，考虑软化灶可能。腹部彩超：肝脏稍肿大，其余未见明显异常。心脏彩超无明显异常。

结合患儿症状、体征及结核免疫学指标阳性，考虑全身性结核：①血行播散性肺结核双肺涂阴培未（X-pert 阴性）初治；②结核性脑膜脑炎（中晚期）；③腹腔结核可能，予以异烟肼、利福平、吡嗪酰胺、乙胺丁醇及利奈唑胺联合抗结核治疗，甘露醇及甘油果糖降颅压，甲强龙抗炎减少炎性渗出。经治疗后患儿发热明显控制，但烦躁仍明显，考虑梗阻性脑积水引起颅内压升高所致烦躁不适可能性大，故请神经外科会诊行左侧脑室腹壁外引流，术后患儿烦躁明显缓解。经过 22 天引流后拔除左侧脑室腹壁外引流管，并复查脑脊液常规细胞数下降至 72×10^6/L，以单核细胞为主，脑脊液生化蛋白降至 0.88 g/L，葡萄糖升至 1.84 mmol/L。复查头颅 CT 双侧脑室扩张程度与前相仿，周围白质稍低密度影，脑室内引流管留置。遂医嘱患儿出院，嘱其坚持抗结核治疗。后患儿在我院规律随访，经 20 个月抗结核治疗后顺利停药，停药后随访复查脑脊液生化、常规均恢复正常，头颅 MRI 提示胼胝体左份异常信号大致同前，考虑小软化灶，双侧额叶侧脑室旁白质区小斑片状异常信号同前，幕上脑室稍丰满，左侧脑室前角小结节影无明显变化。肺部 CT 提示左肺下叶外侧基底段胸膜下见少许条索影，余未见异常，肝实质内见点状钙化灶。患儿现无特殊不适，生长发育良好。

三、病例讨论

结核性脑膜炎（tuberculous meningitis，TBM）是肺外结核最严重的表现形式，该病起病方式轻重缓急不一，临床表现多样且无特异性，故疾病初期难以识别，如该例患儿仅表现为间断发热及精神烦躁。但随着病情进展，患者会出现明显的神经系统症状体征，最常见的临床症状与体征为头痛头晕、癫痫发作、发热、颅内高压、局灶性神经功能缺损、意识障碍及脑膜刺激征阳性等。如不进行及时治疗，病情严重患者会出现肢体截瘫、视力障碍、眼外肌麻痹、呼吸衰竭等，造成终身残疾，甚至死亡[1]。

目前，结核性脑膜炎的诊断基于患者的临床症状和体征、头颅影像学和实验室检查等进行综合评估。该例患儿年龄小，临床症状不典型，神经系统查体仅有颈阻阳性表现，所以需结合实验室及影像学检查，影像学中头颅磁共振相较 CT 特异性更高，主要特征为基底池脑膜强化、脑梗死、脑积液和结核瘤，以及该例患儿头颅 MRI 提示的脑积液，以上表现可单独或联合出现。脑脊液检查压力通常都会增高，但合并有椎管梗阻时压力可以正常。80% ～ 90% TBM 患者的脑脊液外观清亮，部分患者脑脊液淡黄色或呈毛玻璃样改变，放置数小时后可出现纤维薄膜。脑脊液细胞数增多，以单核细胞增高为主。脑脊液蛋白增高明显，出现椎管梗阻粘连时蛋白升高会更明显，对于疾病诊断、治疗及预后均有提示作用，所以在治疗过程中需随访检查脑脊液。脑脊液葡萄糖及氯化物降低，葡萄糖含量常低于 2.5 mmol/L；氯化物一般低于 120 mmol/L，并且病程越长，氯化物降低越明显。目前，脑脊液涂片找抗酸杆菌或结核分枝杆菌培养是诊断 TBM 的金标准。但病原学检查阳性率低，结核分枝杆菌培养耗时长达 2 个月，对于患者的实际临床诊疗具有局限性。所以，对于病原不明确的患儿还可进行脑脊液的结核分枝杆菌 DNA 检测，Gene Xpert MTB/RIF 在检测结核分枝杆菌的同时还可检测出患者是否存在利福平耐药的相关突变位点。脑脊液宏基因组二代测序（metagenomics next-generation sequencing，mNGS）也可用于 TBM 的早期快速检测，如出现脑脊液中 TB-DNA 阳性，则对临床确诊 TBM 有决定性的意义。此外 γ 干扰素释放试验可作为免疫学指标辅助诊断，有报道[2]称 TBM 患者脑脊液 IFN-γ 水平高，对结核性脑膜炎诊断灵敏度为 100%，特异度为 96.2%，诊断符合率达 98%。

目前，儿童结核性脑膜炎主要有药物治疗及手术治疗。药物治疗最重要的是抗结核治疗，目前常使用异烟肼、利福平、吡嗪酰胺等药物，强化期 3 个月，巩固期 9～12 个月，总疗程 1～1.5 年，或脑脊液正常后不少于半年。噁唑烷酮类抗菌药物常见代表利奈唑胺对体内外结核分枝杆菌活性均有较强的抑制作用，近年来也被应用于耐药结核、难治结核性脑膜炎治疗中，可有效改善 TBM 患者脑脊液等各项指标。糖皮质激素的应用可降低颅内压及减轻脑积水。对于高颅压或脑脊液蛋白高的患者，有报道称联合鞘内注药及脑脊液置换术等治疗措施可有效缓解症状[3]，但该类方法目前仍存在争议。对症支持治疗包括使用渗透性利尿剂如甘露醇、甘油果糖降低颅内压，给予营养支持及维持水电解质平衡、防治惊厥发作等。对于梗阻性脑积水的患者出现病情进行性加重，如该例患儿进行抗结核治疗后发热虽有控制，但梗阻性脑积水导致颅内压升高明显，烦躁不适难以缓解，应及时进行手术治疗，如侧脑室引流或脑室-脑池分流术。

（赵瑞秋　秦　涛　重庆医科大学附属儿童医院）

参考文献

[1] Donovan J, Thwaites GE, Huynh J. Tuberculous meningitis: where to from here [J]? Curr opin Infect Dis, 2020, 33 (3): 259-266.

[2] 赵庆昌,王金兰. 检测不同标本 γ 干扰素水平对结核性脑膜炎诊断价值的比较 [J]. 放射免疫学杂志, 2010, 23 (4): 440-441.

[3] 卢婷婷,陆正齐,杨清燕,等. 结核性脑膜炎患者出现 MRA 异常的相关因素分析及其对预后的影响 [J]. 中华神经医学杂志, 2016, 15 (10): 1047-1051.

病例16　新型隐球菌脑炎

一、病历摘要

（一）基本资料

患儿男性，14岁，初中生。

主诉：头痛、呕吐1个月，发热1天。

现病史：1个月前患儿开始出现头痛，头痛为隐痛，不剧烈，伴头晕，无惊厥及意识障碍。头痛主要在前额部及眼眶周围，逐渐加重，伴头晕。同时出现呕吐，非喷射性，为胃内容物，初为每天10余次，后逐渐自行缓解，每天呕吐2次左右。伴上腹部疼痛表现。入住神经内科查脑脊液常规：无色，清亮，潘氏试验（-），细胞总数$202×10^6/L$，有核细胞$136×10^6/L$，单核细胞86%，多核细胞14%；抗酸染色阴性；生化：微量蛋白0.55 g/L，葡萄糖2.44 mmol/L。经颅多普勒超声（transcranial doppler，TCD）：①右侧大脑后动脉血流速度测量值稍减低；②右侧椎动脉血流阻力指数测值增高；③右侧大脑前动脉及中动脉显示不清。头颅CT：右顶叶点状钙化影，右顶叶斑片状低密度影，软化灶不除外。脑电图：界限性脑电图，清醒期背景节律稍慢化伴枕区优势欠佳。头颅MRI：右侧额叶脑软化，脑内缺血灶（轻）；右侧胚胎型大脑后动脉，各大脑动脉主干及主分支未见明显异常，各静脉窦内未见明显充血影。考虑病毒性脑炎及血管紧张性头痛，给予尼莫地平、赛庚啶、银杏叶片口服后头痛稍有改善后出院。出院后规律服用上述药物，仍有头痛及呕吐，头痛逐渐加重，难以忍受。1天前开始出现发热，中高热为主，体温最高39.6℃，伴畏寒，无寒战，退热药使用后体温下降，但易反复。为进一步诊治再次入院。病后精神差，食欲差，小便正常，大便正常。

既往史：患儿6月龄时有粟粒性肺结核、结核性脑膜炎，正规抗结核治疗后治愈。否认手术史，否认输血史，否认药物过敏史，有乙肝家族史，无遗传病家族史。家住城市老城小区10楼，但小区内有鸽子，否认有密切接触史。

（二）体格检查

体温38.8℃，脉搏112次/分，呼吸25次/分，血氧饱和度95%。神志清晰，反应可。瞳孔等大等圆，直径约 0.3 cm，光反射灵敏。无颈强直，全身浅表淋巴结未扪及明显肿大。心肺无明显异常，剑突下轻压痛无反跳痛。肝脾未触及，克氏征：左侧（-），右侧（-）。布氏征：左侧（-），右侧（-）。膝反射：左侧（++），右侧（++）。腹壁反射（+）。四肢肌力及肌张力正常。巴氏征：左侧（-），右侧（-）。

（三）辅助检查

第一次住院：

脑脊液检查：常规：无色，清亮，潘氏试验（-），细胞总数 202×10^6/L，有核细胞 136×10^6/L，单核细胞 86%，多核细胞 14%；抗酸染色阴性；生化：微量蛋白 0.55 g/L，葡萄糖 2.44 mmol/L。

经颅多普勒超声：①右侧大脑后动脉血流速度测量值稍减低；②右侧椎动脉血流阻力指数测值增高；③右侧大脑前动脉及中动脉显示不清。

头颅 CT：右顶叶点状钙化影，右顶叶斑片状低密度影，软化灶不除外。

脑电图：界限性脑电图，清醒期背景节律稍慢化伴枕区优势欠佳。

头颅 MRI：右侧额叶脑软化，脑内缺血灶（轻）；右侧胚胎型大脑后动脉，各大脑动脉主干及主分支未见明显异常，各静脉窦内未见明显充血影。

第二次住院：

结核相关检查：PPD（++）；结核干扰素试验：阳性。痰、胃炎涂片找抗酸杆菌 2 次（-）。G 试验（-）、GM 试验（-）；脑脊液检查结果如病例 16 表 1，影像学检查结果见病例 16 表 2。

病例 16 表 1　脑脊液检查结果

日期	细胞总数（$\times10^6$/L）	单核细胞（%）	多核细胞（%）	微量蛋白（g/L）	葡萄糖（mmol/L）	氯离子（mmol/L）	抗酸染色	墨汁染色
2015 年 6 月 5 日	244	80	20	0.85	2.54	120	(-)	(-)
2015 年 7 月 20 日	1460	32	68	2.55	1.11	99.2	(-)	(+)
2015 年 9 月 20 日	30	33	67	0.73	1.47	122.3	(-)	(+)

病例 16 表 2　影像学检查结果

日期	检查项目	结果
2015 年 6 月 8 日	胸腹部 CT	右肺中叶少许病变；纵隔淋巴结钙化。肝右叶钙化灶；盆腔少许积液。
2015 年 6 月 12 日	头颅 CT	与前（2015 年 5 月 2 日）比较：右顶点状钙化影及右顶叶斑片状软化灶与前大致相仿。
2015 年 7 月 5 日	头颅 CT	与前（2015 年 6 月 12 日）比较：右侧枕顶叶病变与前大致相仿，仍考虑软化灶可能。
2015 年 6 月 24 日	头颅 MRI	右侧枕顶叶交界处软化灶，颅内广泛异常信号，考虑感染可能。
2015 年 7 月 16 日	头颅 MRI	与前（2015 年 6 月 24 日）比较：右侧枕顶叶交界区软化灶无明显变化。脑内多发异常信号，较前有病灶增多，部分病灶有软化趋势，考虑炎性病变或脱髓鞘病变可能。脑室系统较前稍有扩大。
2015 年 8 月 10 日	头颅 MRI	与前（2015 年 7 月 16 日）比较：脑内多发异常信号较前增多，部分病灶有软化趋势，脑室扩大较前明显，脑膜亦有受累可能，考虑感染性病变可能。垂体 MRI 平扫未见异常。
2015 年 8 月 30 日	头颅 CT	与前（2015 年 7 月 5 日）比较：幕上脑室较前扩大；右侧枕叶软化灶与前大致相仿，双侧额叶较前新增片状稍低密度影。

二、诊疗经过

患者于第二次住院后频繁头痛、呕吐，反复高热，复查脑脊液检查提示较第一次住院细胞总数增高，仍以单核细胞为主，蛋白较前增高，结合 PPD（++）、结核干扰素试验阳性，既往有粟粒性肺结核及结核性脑膜炎病史，考虑结核脑膜炎可能。故给予异烟肼＋利福平＋吡嗪酰胺＋乙胺丁醇诊断性抗结核治疗，并同时给予甘露醇降颅压。治疗 1 周左右仍有反复中高热，头痛及呕吐稍有改善，但复查 CSF 提示蛋白持续增高，细胞数增多，仍以单核细胞为主，故给予异烟肼＋地塞米松鞘内注射。后患儿体温逐渐恢复正常，头痛、呕吐逐渐改善。但抗结核治疗 16 天后复查头颅 MRI：右侧额叶叶交界处软化灶，颅内广泛异常信号。复查 CSF 提示细胞数增多，以多核细胞为主，脑脊液蛋白仍增多。结合患儿临床有改善，故停用乙胺丁醇，改为左氧氟沙星联合抗结核治疗。治疗过程中，患儿体温恢复正常，头痛、呕吐消失，但 CSF 无明显改善。在抗结核治疗 1 个月 8 天时，患儿无明确诱因开始出现惊厥，表现为意识丧失、双目凝视、口吐白沫、四肢肌张力增高，持续 3 分钟左右缓解，缓解后呈嗜睡状，并开始出现神经系统损伤表现如昏睡、肌张力增高、肢体活动障碍及视物模糊等表现。急完善头颅 MRI 提示脑内多发异常信号，较前有病灶增多，部分病灶有软化趋势，脑脊液检查提示细胞总数明显增多，多核细胞为主。脑脊液蛋白明显增高，葡萄糖降低，脑脊液墨汁染色阳性，后续脑脊液培养新型隐球菌培养：阳性，对氟康唑及两性霉素 B 敏感。故重新梳理患儿病史，结核证据以免疫学证据为主，一直缺乏病原学证据。随着治疗过程及病情演变考虑结核感染证据不足，而 PPD（++）、结核干扰素试验阳性可能与年幼时患粟粒性肺结核及结核性脑膜炎有关。结合病情演变过程相对更加缓慢及病原学证据考虑新型隐球菌感染明确，故开始给予两性霉素 B + 氟康唑联合抗隐球菌治疗，期间多次给予两性霉素 B 鞘内注射治疗，诱导期后调整为氟康唑 + 氟胞嘧啶抗隐球菌治疗。经治疗后患儿病情逐渐得到改善，但神经损伤后遗症如肌张力增高、活动障碍、视物模糊等并未得到有效改善。

最后诊断：新型隐球菌性脑炎。

诊断依据：①患儿青少年，起病隐匿，病程较长，以头痛、呕吐起病，病程中有头痛、呕吐等颅内压增高的症状，病程后期有发热、精神萎靡等感染中毒表现；②脑脊液检查提示细胞总数增多，单核细胞为主，葡萄糖降低，脑脊液墨汁染色阳性，脑脊液培养新型隐球菌阳性。头颅 MRI 提示多发异常信号。

三、病例讨论

新型隐球菌脑炎（cryptococcal meningitis，CM），是由新型隐球菌感染所致的一种机会性真菌病，由隐球菌侵入中枢神经系统引起，最常见的发生在 HIV 疾病患者中，其 CD4 细胞 < 100 个 /mL 时易感率最高。虽然全球 HIV 相关 CM 的发病率普遍下降，但 CM 仍然估计占所有与艾滋病相关死亡的 19%[1-2]。而非 HIV 相关 CM 随着免疫抑制疗法使用的增加，以及多病共存、人口老龄化的扩大，疾病发病率普遍呈上升趋势[3]，风险因素包括实体器官移植、自身免疫性疾病、血液恶性肿瘤、糖

尿病、慢性肾脏和肝脏疾病、皮质类固醇和其他免疫抑制药物的使用等。但与国外相反，我国大多数 CM 多为非 HIV 感染的患者。

隐球菌可感染几乎所有的人类器官及组织，但最易感的是中枢神经系统。发病过程包括肺内生长，进入血液循环、逃避免疫杀伤机制，穿越血-脑脊液屏障，最终感染中枢神经系统。主要通过以下 3 种机制侵入中枢神经系统：跨细胞途径、细胞旁机制及特洛伊木马传播机制[4-5]。CM 多数患者为亚急性或慢性病程，临床表现一般为非特异性，尤其在免疫功能正常的患者中很难发现潜在的感染。早期可能为头痛、精神状态改变、发热、恶心和呕吐，中期后（HIV 感染者约 2 周，非 HIV 感染者 6～12 周），多数患者会出现视力及听力受损，这些症状与颅内压增高累及颅神经有关，如果不进行及时治疗，疾病会进一步加重，出现癫痫发作、意识障碍等从而威胁生命。

本病例患者起病隐匿，以头痛、呕吐为早期临床表现，缓慢起病。早期 CSF、头颅影像学等检查均未查见典型 CM 改变。说明该病早期诊断存在困难。患者未给予有效抗真菌治疗后头痛、呕吐逐渐加重，病程 1 个月左右开始出现发热等感染中毒表现。再次入院后查真菌检查 G 试验、GM 试验、多次脑脊液墨汁染色均阴性，墨汁染色是目前临床上简单、快速的检测方法，但其阳性率较低，需反复多次检测，该患者虽多次检测仍阴性，故临床极易漏诊，对于临床怀疑但首次 CSF 新型隐球菌检测阴性的患者，须反复多次行脑脊液学检查，提高新型隐球菌的检出率。所以墨汁染色阴性的患者可通过乳胶凝集试验检测新型隐球菌荚膜多糖抗原或真菌培养来寻找病原学依据，也可通过培养来进一步提高准确性。但培养耗时长，3～14 天，不利于临床及时诊断从而耽误治疗。乳胶凝集试验灵敏度和特异度高，耗时短，约 10 分钟，目前世界卫生组织推荐使用该检测方法为诊断隐球菌脑膜炎的首选筛查和诊断措施。患者由于既往有结核病史，PPD（++），结核干扰素试验阳性，脑脊液改变提示蛋白增高，细胞数增多，单核细胞为主。故临床极易诊断为结核性脑膜炎并给予相应的治疗。该患者抗结核过程中临床表现在逐渐改善，但 CSF 及头颅影像学检查却无改善，甚至在加重。并在病程 2 个月余，抗结核治疗 1 个月 8 天时开始出现惊厥、意识障碍、肢体活动障碍等表现。此时复查脑脊液才最终发现有隐球菌感染证据。分析原因考虑该病未得到早期有效抗隐球菌治疗，且在抗结核过程中多次鞘内注射地塞米松。提示该病早期发现及治疗对疾病的预后具有重要意义，且在无有效抗真菌治疗时，糖皮质激素的使用可能是诱发或加重疾病的重要诱因。该病的治疗目前主要有3类抗真菌药用于治疗CM：多烯类（如两性霉素B）、唑类（如氟康唑）及核酸抑制剂（如5-氟胞嘧啶）。治疗主要包括三期，分为诱导期、巩固期及维持期[6]。对于免疫功能正常的患者主要包括诱导期及巩固期；而艾滋病患者除了上述两期还需要有维持期。该患者经两性霉素B＋5-氟胞嘧啶、氟康唑＋5-氟胞嘧啶治疗后病情逐渐得到控制，但造成的神经性损害无明显改善，后期康复治疗中。

（赵瑞秋　甘　川　重庆医科大学附属儿童医院）

参考文献

[1] Rajasingham R, Govender NP, Jordan A, et al. The global burden of HIV-associated cryptococcal infection in adults in 2020：a modelling analysis[J]. Lancet Infect Dis, 2022, 22（12）：1748-1755.

[2] Rajasingham R, Smith RM, Park BJ, et al. Global burden of disease of HIV-associated cryptococcal meningitis：an updated analysis[J]. Lancet Infect Dis, 2017, 17（8）：873-881.

[3] Coussement J, Heath CH, Roberts MB, et al. Current epidemiology and clinical features of cryptococcus infection in patients without HIV infection：a multicentre study in 46 hospitals from australia and new zealand[J]. Clin Infect Dis, 2023, 77（7）：976-986.

[4] Liu TB, Perlin DS, Xue C. Molecular mechanisms of cryptococcal meningitis[J]. Virulence, 2012, 3（2）：173-181.

[5] Klein RS, Hunter CA. Protective and pathological immunity during central nervous system infections[J]. Immunity, 2017, 46（6）：891-909.

[6] 刘正印,李若瑜,张文宏,等.隐球菌性脑膜炎诊治专家共识[J].中华内科杂志,2018,57（5）：317-323.

病例 17　狂犬病

一、病历摘要

(一) 基本资料

患儿男性，6岁6个月，小学生。

主诉：发热5天，狂躁、恐风、恐水2天。

现病史：5天前患儿无明确诱因开始发热，发热初期为中低热，不伴畏寒、寒战。伴有乏力、恶心、头痛，稍烦躁不安，对强光及风较敏感。后体温逐渐增高，最高体温39℃，不伴畏寒、寒战。退热药物处理后体温可下降，但不易降至正常。2天前出现狂躁不安，阵阵惊恐，有明显恐风、恐水表现。伴有吞咽困难，拒绝进食。数小时前开始出现反复呕吐，呕吐物为胃内容物，非喷射性，有咖啡样物质，无胆汁样物质。病程中无气促及呼吸困难，无惊厥表现。有流涎。无腹痛、腹泻表现。是否有伤口局部感觉异常不详，遂就诊于我院。

既往史：2个月余前患儿不慎被野狗咬伤左手拇指，有破溃流血，予打"破伤风针"1次处理，未做其他特殊处理，未接种狂犬病疫苗。否认手术史，否认输血史，否认药物过敏史，否认肝炎及结核家族史，无遗传病家族史。

(二) 体格检查

体温37.5℃，脉搏139次/分，呼吸32次/分，血压116/69 mmHg。发育正常，神志清晰，极度兴奋状，狂躁。唇周无发绀。气管居中。双侧呼吸音对称，双肺呼吸音清晰，双肺未闻及湿性啰音。心音有力，节律整齐；心底部及心前区未闻及杂音。腹软，肝脏脾脏肋下未触及，全腹无包块，全腹无压痛，无肌紧张，无反跳痛。神经系统查体：颈阻阴性，双侧巴氏征阴性。肌力、肌张力正常。

(三) 辅助检查

血液分析：白细胞 29×10^9/L，中性粒细胞绝对值 26.68×10^9/L，淋巴细胞绝对值 1.45×10^9/L，中性粒细胞百分比92%，淋巴细胞百分比5%，C-反应蛋白＜8 mg/L。

肝肾功能＋肌酶谱：谷丙转氨酶 83.6 U/L，谷草转氨酶 358.9 U/L，乳酸脱氢酶 1899 U/L。α羟基丁酸脱氢酶 740 U/L，肌酸激酶 24 260 U/L，肌酸激酶MB同工酶 285 U/L，肌钙蛋白 0.74 ng/mL。

唾液狂犬病病毒：阳性。

二、诊疗经过

患儿入院时反复中高热，狂躁不安，阵阵惊恐，有明显恐风、恐水表现。伴有吞咽困难、拒绝进食、呕吐等表现，结合患儿2个月余前不慎被野狗咬伤左手拇指，当时有破溃流血，未接种狂犬病疫苗。临床考虑狂犬病可能性大，故给予唾液狂犬病病毒检测，并立即予镇静、吸氧、暂禁食、保持环境安静、避光、防止患儿自伤；贝科能（注射用复合辅酶）保心、阿拓莫兰保肝及止血、补液等处理。经过上述处理，患儿较前安静，但仍有多汗、流涎等表现。于入院后4小时突然出现烦躁不安，面色发绀，继之出现肢体抽动，呼之不应，心率、呼吸逐渐减慢，随后肌张力逐渐下降，双侧瞳孔散大，直径约5 mm，对光反射消失，自主呼吸逐渐停止。考虑中枢性呼吸循环衰竭，立即予胸外心脏按压及皮囊加压给氧等处理。在抢救过程中，患儿持续无自主呼吸及心率。后抢救无效，临床死亡。

最后诊断：狂犬病。

诊断依据：①患儿男性，起病急，急性病程，病程长；②以发热、狂躁不安、恐风、恐水为主要表现，伴吞咽困难、反复呕吐；③病前有明确野狗咬伤左手拇指，破溃流血，未接种狂犬病疫苗；④唾液狂犬病病毒：阳性。

三、病例讨论

狂犬病是一种由狂犬病毒（rabies virus，RABV）感染引起的急性脑炎，主要临床表现为中枢神经系统的急性感染症状，病死率几乎高达100%。全球每年约有59 000人因狂犬病而死亡[1]，40%～50%的死亡病例是15岁以下的儿童[2]。我国是狂犬病的高发地区，发病率在世界上仅次于印度，该病对我国人民生命及健康构成了极大威胁。

RABV的主要传播方式是通过感染动物的唾液接触到破损的皮肤。可能导致感染的接触方式多种多样，从狗的严重咬伤到皮肤表面的轻微损伤，到猫、狐狸、蝙蝠叮咬、抓伤等途径都是感染该病毒常见的途径。其他潜在的传播途径包括从未经诊断或误诊狂犬病的捐赠者那里进行器官移植，这在移植受者中引起了极少的狂犬病病例。通过气溶胶途径的感染也有少量报道，并且可能取决于唾液中病毒的有效排出及暴露的眼睛或鼻黏膜。虽然感染途径较多，但全球高达 99% 的人类狂犬病病例与狗咬伤有关，并导致约 98% 的人死亡[3]。该病全年均可发病，但我国流行病学数据发现发病主要在夏季和秋季。易感人群无明确差异，但人群分布主要以农村为主，男性居多。

目前对于狂犬病发病机制研究较清楚[4]：首先是 RABV 侵入机体后先在伤口附近的肌细胞内复制，在运动终板处，经过突触前膜的受体介导的内吞作用，病毒粒子通过逆行轴突运输向神经元胞体移动侵入外周神经系统，然后沿神经轴上行至中神经系统，在脑的边缘系统大量复制，导致脑组织损伤。而后病毒从中枢神经向周围神经系统，特别是高度受神经所支配的器官扩散，如唾液腺，并在其内复制，最后以很高的滴度分泌到唾液中。RABV 在周围神经组织里的平均移动速率是 3 mm/h，上行到中枢神经组织后可在 1 天内繁殖扩散到整个中枢神经组织内。

目前人类对狂犬病无有效的治疗方法，疫苗接种被认为是一种有效的预防方法。疫苗接种分为接触前免疫及接触后免疫，接触前免疫主要是有职业危险者和狂犬病患者密切接触者。接触后免疫主要采用 WHO 推荐的标准免疫方案，为 0 天、3 天、7 天、14 天和 30 天内各肌内注射 1 针，第 90 天加强 1 次。本病例患儿 2 个月余前被野狗咬伤左手拇指，当时有破溃流血，提示皮肤有破损，咬伤后家属仅给予破伤风 1 针注射，却未接种狂犬病疫苗。在被狗咬伤 2 个月左右开始出现狂犬病表现，如狂躁不安、恐风、恐水等。虽然入院后积极给予镇静、吸氧、暂禁食、保持环境安静、避光、防止患儿自伤、保心、保肝、止吐、止血、补液等多种对症支持治疗。但患儿仍在发病第 7 天左右因中枢性呼吸循环衰竭而死亡。本病预后极差，一旦发病病死率接近 100%，虽经积极抢救和全力呼吸循环功能维持也鲜有成功的治疗。

（赵瑞秋　甘　川　重庆医科大学附属儿童医院）

参考文献

[1] Voupawoe G, Varkpeh R, Kamara V, et al. Rabies control in Liberia: Joint efforts towards zero by 30[J]. Acta Trop, 2021, 216 (216-): 105787.

[2] Fooks AR, Banyard AC, Horton DL, et al. Current status of rabies and prospects for elimination[J]. Lancet, 2014, 384 (9951): 1389-1399.

[3] World Health Organization. Rabies vaccines: WHO position paper-April 2018[R]. Geneva: WHO, 2018, 93 (16): 201-219.

[4] Fooks AR, Cliquet F, Finke S, et al. Rabies[J]. Nat Rev Dis Primers, 2017, 3 (1): 17091.

病例 18　儿童流行性腮腺炎

一、病历摘要

（一）基本资料

患儿男性，13岁，初中生。

主诉：双耳垂下肿痛6天余，伴发热、头痛、呕吐3天余，右侧睾丸肿痛1天。

现病史：6天余前患儿接触腮腺炎的儿童后开始出现左耳垂下肿痛，咀嚼或进食时加剧。于当地医院输注炎琥宁治疗，肿胀逐渐好转，现已基本消退。3天余前患儿出现发热，为阵阵高热，最高体温39.6℃。伴畏寒，无寒战，无惊厥及意识障碍，予以口服美林（布洛芬混悬液）及物理降温后体温可降至正常，但易反复，伴头痛，无头晕、视物旋转及视物模糊；伴腹痛、恶心、呕吐，呕吐为非喷射性，呕吐物为胃内容物，无胆汁及咖啡色样物质。腹痛为上腹部隐痛，不剧。1天前开始出现右侧睾丸红肿，伴疼痛，就诊于当地另一家医院，完善脑电图、脑脊液、睾丸彩超等检查提示流行性腮腺炎性脑炎、流行性腮腺炎性睾丸炎，为进一步诊治遂入我院。

患儿病后精神差，食欲差，小便正常，大便正常。

既往史：否认手术史，否认输血史，否认药物过敏史，否认肝炎及结核家族史，无遗传病家族史。病前6天有接触腮腺炎的儿童。

（二）体格检查

体温36.8℃，呼吸25次/分，心率105次/分，血压107/57 mmHg。精神欠佳，烦躁，易激惹，神志清晰，面色欠佳，无脱水貌。双侧瞳孔等大等圆，直径约0.3 cm，对光反射灵敏。唇红润，唇周无发绀，口腔黏膜光滑，咽部充血，双侧扁桃体Ⅰ度，无渗出物附着，无杨梅舌，双侧腮腺导管无发红、挤压后无溢脓。双侧呼吸音对称，双肺呼吸音清晰，双肺未闻及干湿性啰音。心音有力，节律整齐，未闻及杂音。腹软，肝脾触诊不满意，全腹无包块，上腹部有压痛，伴肌紧张，无反跳痛。右侧阴囊肿大伴皮肤发红，有触痛。颈阻可疑阳性，双侧巴氏征、克氏征、布氏征阴性，四肢肌张力、肌力正常。

（三）辅助检查

外院：

脑电图：中度异常脑电图，为弥漫性 3～5 Hz 慢活动背景。头颅 CT 平扫：正常。脑脊液生化：微量蛋白 0.06 g/L，氯离子 112.1 mmol/L，葡萄糖 3.28 mmol/L。脑脊液常规：无色透明，潘氏试验阴性。细胞总数 $5×10^6$/L，白细胞数 $1×10^6$/L。颈部彩超：左侧腮腺大小约为 3.9 cm×2.4 cm×2.3 cm；右侧腮腺大小约为 3.9 cm×2.7 cm×2.3 cm；回声均质。

我院：

血液分析＋C-反应蛋白：白细胞 $9.10×10^9$/L，血小板 $145×10^9$/L，红细胞 $4.94×10^{12}$/L，血红蛋白 140 g/L，淋巴细胞百分比 29%，中性粒细胞百分比 68%，C-反应蛋白＜8 mg/L；血淀粉酶测定：淀粉酶 690 U/L；尿常规、心肌标志物、肝肾功能、血电解质无明显异常。血清流行性腮腺炎抗体 IgM 阳性。

腹部彩超：肝、胆、胰、脾、肾未见明显异常，未见腹腔积液。睾丸彩超提示右侧睾丸约 3.4 cm×2.2 cm×2.1 cm，血供增多；左侧睾丸约 2.9 cm×1.8 cm×1.5 cm。

二、诊疗经过

患儿有明确腮腺炎患者接触史，病程中有双侧耳垂下肿痛，流行性腮腺炎抗体阳性，流行性腮腺炎诊断明确。在此基础上，患儿出现头痛、呕吐，烦躁易激惹，查体有颈阻可疑阳性，流行性腮腺炎病毒具有亲神经性，院外脑电图检查提示异常，脑脊液未见明显异常，考虑流行性腮腺炎性脑炎，故给予甘露醇降颅压等对症治疗措施。患儿右侧睾丸疼痛，右侧阴囊肿大伴皮肤发红，彩超检查提示右侧睾丸肿大，血供增多，临床考虑流行性腮腺炎性睾丸炎可能，故给予醋酸泼尼松抗炎治疗后肿痛消失。病程中患儿有腹痛、呕吐表现，血淀粉酶检查提示有增高，需警惕是否合并流行性腮腺炎性胰腺炎，但患儿腹部 B 超未见胰腺明显异常，不支持。故临床给予低脂、低蛋白饮食、奥美拉唑抑酸等处理，通过后续随访观察未见腹部情况加重。

最后诊断：流行性腮腺炎（并发脑炎、睾丸炎、胰腺炎？）。

诊断依据：患儿青少年，起病急，病程短，以双侧腮腺肿大伴疼痛起病，有发热，病程中出现头晕、呕吐等颅内压增高的症状，有腹痛、腹部压痛等胰腺炎表现，有睾丸肿大、疼痛等睾丸炎表现，表现出病原具有亲神经、亲腺体的特性，结合病前有流行性腮腺炎患者接触史，入院后查流行性腮腺炎抗体阳性，故临床诊断流行性腮腺炎成立，考虑并发脑炎、睾丸炎，另有并发胰腺炎可能。

三、病例讨论

流行性腮腺炎（epidemic parotitis，EP）是由腮腺炎病毒引起的一种常见儿童呼吸道传染性疾病，全年均可发病，冬春季多见。每年的发病率高达40～726/10万，疫苗接种是一种有效的控制手段，全球引入腮腺炎疫苗后，腮腺炎病毒引起的病例数量急剧减少[1]，但疫苗的保护持久性一般，随时间推移，抗体滴度不断下降，免疫覆盖面逐渐缩小。该病毒感染后可导致全身多个部位的疼痛性炎症症状[2]。主要为腮腺非化脓性炎症、腮腺区肿痛。当神经系统或腺体受累及后出现脑炎、胰腺炎、睾丸炎或卵巢炎等表现。神经系统并发症是腮腺炎病毒累及神经系统所致，是腮腺炎病毒感染最常见的非唾液腺表现。在所有腮腺炎感染中，至少有一半会出现CSF多形核白细胞增多，大多数情况下没有其他脑膜炎的迹象或症状[3]。临床上明显的脑膜炎在EP中的比例为1%～10%，而脑炎的比例为0.1%。男性患者比女性患者受影响的比例更大[4]。通常发生在EP后3～10天。主要表现为发热、头痛、呕吐等，甚至部分会出现惊厥、意识障碍等表现。但EP的严重程度并不能预测中枢神经系统是否受累。相关研究表明，流行性腮腺炎可导致患者听觉神经受累，造成患者永久性耳聋[5]，但腮腺炎引起的永久性单侧失聪的发生频率估计为每20 000例中有1例；双侧严重听力损失非常罕见。本病例患者有明确腮腺炎接触史，在病程第3天开始出现头痛、呕吐等颅内压增高的症状，脑电图提示中度异常。给予甘露醇降颅压等对症支持治疗，患儿头痛、呕吐明显改善，无明确后遗症表现。

睾丸炎是青春期及成年男性EP最常见的一类并发症，可引起急性期睾丸疼痛、肿大、远期睾丸萎缩、生精功能障碍，并极易导致男性不育。约30%的青春期后EP男性患者会诱发睾丸炎，是男性不育的重要原因[6]。该并发症主要发生于腮腺炎发生后1周以内。本病例患者病程第5天左右开始出现睾丸肿痛表现，该患者及时给予泼尼松口服后睾丸肿痛表现得到明显改善，口服第5天时睾丸肿痛完全恢复正常。在女性患者需注意部分青春期后女患者可并发卵巢炎，临床可表现为下腹疼痛和触痛，但该并发症一般不影响生育。

胰腺炎也是腮腺炎病毒所致的并发症，常见为轻度或亚临床型胰腺受累表现，临床罕见严重胰腺炎。临床主要以上腹部疼痛伴局部压痛和肌紧张，部分有发热、呕吐、腹胀、腹泻等表现，影像学检查部分可见胰腺增大。本病例患者出现腹痛、呕吐，淀粉酶增高，但无局部肌紧张、彩超无胰腺肿大表现，为轻度胰腺受累，故给予对症治疗后恢复。

EP除了上述并发症外，也可能并发心肌炎、单关节关节炎或移行性多发性关节炎、肾功能异常、肾炎、肝炎、无结石性胆囊炎、角膜-葡萄膜炎、噬血细胞综合征、血小板减少症等疾病[2]。

（赵瑞秋　甘　川　重庆医科大学附属儿童医院）

参考文献

[1] Su SB, Chang HL, Chen AK. Current status of mumps virus infection：epidemiology, pathogenesis, and vaccine[J]. Int J Environ Res Public Health, 2020, 17（5）：1686.

[2] Hviid A, Rubin S, Mtthlemann K. Mumps[J]. Lancet, 2008, 371（9616）：932-944.

[3] Bang HO, Bang J. Involvement of the central nervous system in mumps[J]. Journal of Internal Medicine, 2010, 113（6）：487-505.

[4] Bjorvatn B, Wolontis S. Mumps eningoencephalitis in stockholm, november 1964-July 1971. I. analysis of a hospitalized study group. questions of selection and representativity[J]. Scand J Infect Dis, 1973, 5（4）：253-260.

[5] 李思阳，李德春，田英俊. 6956例流行性腮腺炎流行病学及临床特点调查分析[J]. 中国现代医生，2016，54（28）：128-130+169.

[6] Wu H, Wang F, Tang D, et al. Mumps orchitis：clinical aspects and mechanisms[J]. Front Immunol, 2021, 12：582946.

病例 19　儿童 EB 病毒感染

一、病历摘要

(一)基本资料

患儿男性，11 岁，小学生。

主诉：双侧颈部包块、眼睑水肿 10 天伴发热 2 天。

现病史：入院前 10 天，患儿出现双侧颈部包块，有进行性增大，伴有双眼水肿。2 天前出现发热，中高热，热峰 39℃，服退热药可短暂下降，每天发热 3～4 次。伴有咽痛、流涕、稍鼻阻、打鼾、张口呼吸，无咳嗽、咳痰、胸闷、气促、呼吸困难，无头痛、呕吐、抽搐及意识障碍，无尿频、尿急、尿痛。病后当地医院就诊，当地医院诊断为急性化脓性扁桃体炎，予以头孢呋辛抗感染 2 天，仍有发热，遂来我院就诊。

既往史：无特殊疾病史，无肾脏疾病病史，否认外伤、手术史，否认输血史，否认药物过敏史，无遗传病家族史。

(二)体格检查

体温 36.8℃，脉搏 89 次/分，呼吸 20 次/分，血压 109/64 mmHg。神志清晰，反应好。皮肤黏膜无黄染、苍白，双眼睑水肿，咽部充血，双侧扁桃体 Ⅱ 度，右侧可见白色渗出物。双侧颈部扪及数个肿大淋巴结，最大一枚位于左侧，直径约 3 cm×4 cm×3 cm，局部皮温不高，可活动，无粘连。双肺呼吸音清，未闻及干湿性啰音。心率 89 次/分，心律齐，未闻及病理性杂音。腹软，肝脏肋下 1 cm，剑突下未触及，质地软，边缘锐，脾脏肋下 1 cm，质地软，边缘锐，无触痛，无肌紧张及反跳痛，Murphy 征（-），移动性浊音（-）。颈阻阴性，双侧巴氏征、布氏征、克氏征阴性。

(三)辅助检查

血常规＋C-反应蛋白：白细胞 $12.61×10^9$/L，淋巴细胞百分比 63%，变异淋巴细胞百分比 16%，C-反应蛋白＜8 mg/L。

病毒抗体检测：EB 病毒衣壳抗原（viral capsid antigen, VCA）抗体 IgM 阳性，EB 病毒 VCA-IgG 阳性，EB 病毒早期抗原（early, antigen, EA）抗体 IgG 阳性。巨细胞病毒抗体 IgM 阳性，巨细胞病毒抗体 IgG 阳性。全血 EB 病毒 DNA 检测：1.65×10^5 copies/mL。

腹部彩超：肝脏稍肿大，肝门胰头周围淋巴结肿大，脾脏稍肿大，实质回声未见明显异常。

肝肾功能：谷丙转氨酶 71 U/L，谷丙转氨酶 73 U/L。

尿常规：红细胞 533 个 /μL。

二、诊疗经过

患儿入院后给予退热、补液、保肝、维持水和电解质平衡等对症处理，4 天后体温下降至正常，双眼水肿及颈部包块症状缓解，肝功能及肝脾大无进行性加重，镜下血尿减少，病情稳定出院。

最后诊断：传染性单核细胞增多症。

诊断依据：①患儿男性，急性起病，病程短；②以发热、咽峡炎、淋巴结肿大、肝脾大为主要表现；③EBV 抗体检测，VCA-IgM、IgG 阳性，EA-IgG 阳性，全血 EB-DNA 阳性；④排除血液系统恶性疾病，予以退热、补液、保肝、维持水和电解质平衡等对症治疗有效。

三、病例讨论

传染性单核细胞增多症（infectious mononucleosis, IM）是由 EB 病毒（epstein-barr virus, EBV）感染所致的急性感染性疾病，典型的临床表现为"三联征"：发热、咽峡炎、颈部淋巴结大，伴随一些其他临床表现，如打鼾、鼻阻、双眼水肿、肝脾大、皮疹等，不同地区、年龄的儿童临床表现多样，需仔细分析鉴别，以免造成误诊及漏诊[1]。该患儿系学龄期儿童，临床上以发热、淋巴结肿大、肝脾大、外周血常规发现异常淋巴细胞，结合病原检测结果，传染性单核细胞增多症诊断不难。另该患儿有双眼水肿、颈部淋巴结肿大且外周血可见异常淋巴细胞需与血液系统恶性疾病如白血病相鉴别，患儿其余浅表淋巴结无受累，且血常规未见三系下降或白细胞异常升高表现，临床表现上予以对症处理后，4 天体温稳定，不支持血液系统恶性疾病如白血病的表现。另外该病例患儿入院后病原抗体检测有巨细胞病毒IgM抗体阳性，也需考虑是否为巨细胞病毒感染的类传染性单核细胞增多症，患儿入院后EB病毒抗体及DNA都支持急性EB病毒感染，且巨细胞感染所致的类传染性单核细胞增多症所致的渗出性咽峡炎及淋巴结肿大相对较少，与本病例不相符，故不考虑。该病例还有值得思考的地方，患儿入院后尿常规发现有镜下血尿，需考虑患儿是否存在EB病毒急性感染所致的间质性肾炎，结合患儿既往尿常规情况不详，是否有基础镜下血尿情况不详，也需警惕患儿是否有该类基础疾病，还需积极随访处理。

传染性单核细胞增多症的诊断不仅依赖于患者的临床表现，还需要通过实验室检测进行确认。在我国，对EBV的检测方法主要包括：通过血常规检测外周血中淋巴细胞和异型淋巴细胞的比例、使用嗜异性凝集试验检测特异性抗体、EBV特异性抗体检测、EBV核酸的载量测定，以及进行EBERs原位杂交实验。现在临床上采用较多的是血常规检测外周血中淋巴细胞和异型淋巴细胞的比例，以及EBV抗体的检测。EBV感染引发传染性单核细胞增多症的发病机制主要涉及EBV感染B淋巴细胞，触发机体T细胞的免疫反应。随后，这一过程导致活化的细胞毒性T细胞的生成，该疾病自然病程2～4周[2]。患儿血液中的大量异常淋巴细胞就是活化的具有杀伤能力的T细胞。EBV有5种抗原成分，感染EBV后，人体可产生相应的VCA抗体、EA抗体、EBV核心抗原（nuclear antigen，EBNA）抗体等。VCA-IgM阳性时新近EBV感染的标志，VCA-IgG阳性是急性原发性感染的表现，在急性感染的晚期出现EA-IgG抗体，同时，它也是EBV感染康复后再激活的一个重要指标。但由于不同个体对EBV的免疫状态不一样，EBV抗体也有假阳性及假阴性的情况存在[3]。为了同时更好的诊断IM，EBV-DNA检测方法逐渐被人们所重视。在血清中检出EBV-DNA被认为是病毒感染和活动性的直接证据。也有研究表明EBV-DNA的定量与疾病的严重程度呈正相关，EBV-DNA检测对疾病的诊断及预后评估有重要意义[4]。

该病预后一般较好，系自限性疾病，多数患儿可自愈，治疗上无特效方法，多采取对症治疗。急性期患儿宜卧床休息，脾大患儿有脾破裂的风险，应尽可能减少接触腹部的运动；无细菌感染的指征时尽量减少抗生素的使用，抗病毒治疗有阿昔洛韦、更昔洛韦及伐昔洛韦等药物可选择，但其确切疗效尚存在争议[5]。

（赵瑞秋　杨汝铃　重庆医科大学附属儿童医院）

参考文献

[1] Ebell MH, Call M, Shinholser J, et al. Does this patient have infectious mononucleosis[J]? The Rational Clinical Examination Systematic Review. JAMA, 2016, 315(14): 1502-1509.

[2] Kolesnik Y, Zharkova T, Rzhevskaya O, et al. Clinical and immunological criteria for the adverse course of infectious mononucleosis in children[J]. Georgian Medical News, 2018, 5 (278): 132-138.

[3] De Paschale M, Clerici P. Serological diagnosis of Epstein-Barr virus infection: Problems and solutions[J]. World J Virol, 2012, 1 (1): 31-43.

[4] Lupo J, Truffot A, Andreani J, et al. Virological markers in epstein-barr virus-associated diseases[J]. Viruses, 2023, 15 (3): 656.

[5] Joel Schwartzkopf. Infectious mononucleosis[J]. JAAPA, 2018, 31 (11): 52-53.

病例20　儿童化脓性骨髓炎

一、病历摘要

（一）基本资料

患儿女性，12岁，小学生。

主诉：左下肢肌肉、关节疼痛5天。

现病史：入院前5天患儿无明显诱因出现左下肢肌肉肿胀、疼痛，同时伴有左踝关节及左足背肿痛，活动时疼痛明显，伴有跛行，左下肢活动受限，不能独立行走，皮肤红肿，有触痛。病初第1天低热，后2天中高热，每天2～3次，热峰39.6℃，无畏寒、寒战，无抽搐。病程中偶有单双声咳嗽，不剧，无痰响，无喘息，无气促、呼吸困难，无胸闷、心悸、胸痛，无头晕、头痛、无抽搐，无意识障碍，无唇红、眼红、无皮疹，无呕吐、腹胀、腹泻，无其余肢体活动障碍，左下肢未见水疱、脓肿、包块。

既往史：无特殊疾病史，否认外伤、手术史，否认输血史，否认药物过敏史，无遗传病家族史。

（二）体格检查

体温36.6℃，脉搏94次/分，呼吸20次/分，血压110/68 mmHg。神志清晰，反应尚可，咽部充血，双侧扁桃体Ⅱ度，无分泌物附着。双肺呼吸音粗、对称，未闻及干湿性啰音。心率94次/分，心律齐，未闻及病理性杂音。腹软，肝脾不大，全腹无压痛，无肌紧张及反跳痛，无包块，肠鸣音4次/分。颈阻阴性，双侧巴氏征、布氏征、克氏征阴性。双侧膝关节屈伸活动正常，左小腿肿胀、发红，皮温有增高，触摸疼痛，有波动感，左足背、左踝关节屈、伸活动受限，左下肢末梢血运及感觉无明显异常。

（三）辅助检查

血常规＋C-反应蛋白：白细胞$10.5×10^9$/L，中性粒细胞百分比82%，C-反应蛋白177.96 mg/L。降钙素原0.45 ng/mL。血沉104 mm/h。

彩超：左侧踝关节内侧皮下软组织内少许积液，左侧踝关节腔未见明显积液。左小腿皮下软组织稍肿胀，内未见明显积液。

X线：左侧胫、腓骨及左踝X线未见明显异常。

脓液细菌培养：耐甲氧西林金黄色葡萄球菌，药物敏感试验提示万古霉素、利奈唑胺、替考拉宁、达托霉素、庆大霉素、环丙沙星、左氧氟沙星、莫西沙星、四环素、米诺环素、氯霉素、利福平敏感，青霉素、苯唑西林、头孢西丁、克林霉素、红霉素耐药。

磁共振平扫＋增强：左胫腓骨远端及其骨骺、左跟距骨异常信号，合并左小腿、左踝、左足软组织广泛异常信号（部分小脓肿形成），考虑感染性病变，伴骨筋膜室综合征不除外（病例20图1）。右小腿、右踝、右足MRI平扫＋增强未见明显异常。

左外踝坏死组织：送检组织为纤维结缔组织及脂肪组织，组织充血、出血、水肿，炎性肉芽组织增生，符合软组织化脓性炎症。

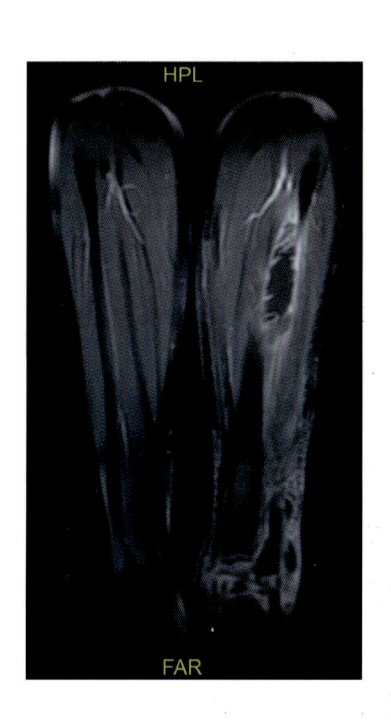

病例20图1　双下肢磁共振平扫＋增强

二、诊疗经过

结合患儿有发热、左下肢活动受限症状，查体左小腿肿胀、发红，皮温有增高，触摸疼痛，有波动感，左足背、左踝关节屈和伸活动受限，C-反应蛋白、血沉炎症指标明显升高，下肢磁共振增强提示左小腿、左踝、左足软组织广泛异常信号（部分小脓肿形成），诊断左下肢骨筋膜室综合征。有手术指征，故在麻醉下行坏死性筋膜炎切口引流，冲洗，术中见左侧腓骨远端骨骺骨折，予以钢针内固定，手术顺利。后予以万古霉素抗感染、伤口换药等对症治疗。住院23天，白细胞、C-反应蛋白与红细胞沉降率基本正常，伤口基本愈合，病情稳定，出院。

最后诊断：左侧急性胫骨、腓骨、距骨化脓性骨髓炎；左侧化脓性踝关节炎；左下肢骨筋膜室综合征。

诊断依据：①患儿女性，急性起病，病程短；②患儿有发热、左侧下肢活动受限，局部红肿、热、痛表现；③C-反应蛋白、血沉、降钙素原增高，影像学MRI平扫增强提示左侧胫腓骨及距骨病变伴有软组织受累，脓液培养提示耐甲氧西林金黄色葡萄球菌（methicillin-resistant staphylococcus aureus，MRSA），病变组织病理提示化脓性病变；④排除血液系统恶性疾病，予以抗感染、清创、换药等治疗有效。

三、病例讨论

儿童化脓性骨髓炎是由于皮肤或黏膜屏障破坏而发生的短暂菌血症，细菌通过血液循环到骨小梁引起骨髓炎[1]。根据发病时长区分，小于2周为急性骨髓炎，2周至3个月定义为亚急性骨髓炎，大于3个月定义为慢性骨髓炎。化脓性骨髓炎与其他原因所致的骨髓炎临床表现有不一样，因此正确细致的查体尤为重要。红、肿、体温升高是感染的体征，常为感染所致。因此发生化脓性骨髓炎时，患儿往往会处于功能性、保护性肢体位置。比如髋关节多处于轻度的屈曲、外展、外旋位，下肢长骨骨髓炎时患儿往往拒绝站立、行走表现。有研究表明，疼痛、功能受限和发热是儿童骨髓炎最常见的症状[2]。该患儿病程短，病程5天，有拒绝站立、行走及下肢活动受限表现，查体也发现局部皮温增高，有红、肿、热、痛表现，故需考虑急性化脓性骨髓炎。

怀疑急性化脓性骨髓炎时需要做一些必要检查：包括感染指标的评估（血常规、C-反应蛋白、血沉、降钙素原等）、感染病原的评估（血、局部脓液、病变组织的培养等）、感染部位的影像学评估（X线、MRI、超声监测）。需要与一些疾病相鉴别：

如短暂性的滑膜炎、肿瘤性疾病骨转移、自身免疫性疾病等[3]。C-反应蛋白在病程早期就会增高，当血沉、C-反应蛋白增高时伴有骨髓症状就需要考虑急性化脓性骨髓炎。目前降钙素原的出现也为早期鉴别和诊断不典型的骨关节感染病例提供了很好的依据。感染病原的寻找：细菌培养时极为重要，包括血、脓液、关节液、伤口和活检标本等。血培养结果阳性提示患儿为全身性感染，有发生败血症可能，血培养阳性率约为40%，这为识别病原菌、抗生素选择及调整、治疗急性化脓性骨髓炎提供了保证[4]。对于考虑急性化脓性骨髓炎的患者应常规进行局部病变的X线检查，可鉴别骨折或肿瘤疾病。在疾病早期，X线可能发现不了骨质的受累，但可能有相关软组织肿胀的迹象，对疾病诊断有指导意义。MRI对肌肉骨骼感染具有最高的敏感性和特异性，应结合临床尽快安排[5]。对于该患儿的检查安排，我们进行了感染指标、感染病原寻找及感染部位影像学的评估，这有助于临床诊断处理。

对于急性化脓性骨髓炎的治疗原则包括：抗生素的合理选用及外科手术的正确处理。在疾病初期，没有病原学结果的情况下，抗生素的选择主要依据临床表现和临床经验，针对最可能的致病菌选择。鉴于金黄色葡萄球菌是骨髓炎最普遍的致病菌，我们建议对于各个年龄段的骨髓炎患儿，在经验性抗菌治疗中应覆盖金黄色葡萄球菌。在所有年龄组的骨髓炎患儿中若伴有脓毒症且当地社区中MRSA的分离率≥10%，建议采用三代头孢菌素（如头孢曲松、头孢噻肟、头孢他啶）与万古霉素联合治疗。对于不足3月龄、未伴有脓毒症的患儿，且当地社区MRSA分离率<10%，推荐选择头孢噻肟、头孢曲松或头孢他啶与抗葡萄球菌青霉素（如苯唑西林）联合治疗。对于3月龄及以上的患儿，且未伴有脓毒症，当地社区MRSA分离率<10%，建议选择苯唑西林或头孢唑啉进行治疗[1]。与成人的急性化脓性骨髓炎不同，及时发现，规范治疗，骨关节感染引起的骨及关节软骨破坏是可以痊愈的。所以及时识别急性化脓性骨髓炎，细致的查体及必要有针对的检查、正确的处理，将极大改善患儿的预后。

（赵瑞秋　杨汝铃　重庆医科大学附属儿童医院）

参 考 文 献

[1] 中华医学会儿科学分会感染学组，中华儿科杂志编辑委员会. 儿童急性血源性骨髓炎治疗专家共识[J]. 中华儿科杂志，2022，60（8）：745-750.

[2] Stephan AM, Faino A, Caglar D, et al. Clinical presentation of acute osteomyelitis in the pediatric emergency department[J]. Pediatr Emer Care, 2022, 38（1）: e209-e213.

[3] Sykes MC, Ahluwalia AK, Hay D, et al. Acute musculoskeletal infection in children: assessment and management[J]. Br J Hosp Med (Lond), 2023, 84（6）: 1-6.

[4] Dartnell J, Ramachandran M, Katchburian M. Haematogenous acute and subacute paediatric osteomyelitis: a systematic review of the literature[J]. J Bone Joint Surg Br, 2012, 94（5）: 584-95.

[5] van Schuppen J, van Doorn MM, van Rijn RR. Childhood osteomyelitis: imaging characteristics[J]. Insights Imag, 2012, 3（5）: 519-533.

病例 21　儿童尿路感染

一、病历摘要

（一）基本资料

患儿女性，7 岁，小学生。

主诉：尿频、尿急、尿痛 2 天。

现病史：入院前 2 天患儿无明显诱因出现尿频、尿急、尿痛，小便约 10 余次/日，每次量少，夜间有遗尿、漏尿。伴肉眼血尿，末段小便呈洗肉水样，5～6 次，无血凝块。病前 2 天有一过性发热，体温 38.0～38.2℃，现体温稳定 2 天。病程中有咳嗽，夜间为主，阵发性串咳，10 余声/次，可咳黄色黏痰，无咯血，无吼喘、气促，不伴腹痛、腰痛、呕吐、腹泻，无鼻出血、牙龈出血，无头晕、头痛、视物模糊，无水肿。病后曾在当地医院就诊，完善尿常规提示泌尿系感染，予以头孢哌酮舒巴坦抗感染 1 天、头孢曲松抗感染 2 天后，尿痛稍有缓解，其余症状无改善，遂来我院住院治疗。

既往史：无尿路感染病史，否认外伤、手术史，否认输血史，否认药物过敏史，无血尿家族病史，无遗传病家族史。

（二）体格检查

体温 36.5℃，脉搏 92 次/分，呼吸 23 次/分，血压 117/70 mmHg。神志清晰，反应好，无脱水貌，面色红润，全身浅表淋巴结无肿大。双肺呼吸音粗，未闻及干湿性啰音。心率 92 次/分，心律齐，未闻及病理性杂音。腹软，全腹无压痛、无肌紧张及反跳痛，肝脾肋下未及，肠鸣音 4 次/分。双肾区无叩痛，尿道口发红，可见白色分泌物。颈阻阴性，双侧巴氏征、布氏征、克氏征阴性。眼睑、四肢无水肿。

（三）辅助检查

血常规＋C-反应蛋白：白细胞 13.60×10^9/L，中性粒细胞百分比 57%，C-反应蛋白 13.33 mg/L。降钙素原 0.06 ng/mL。

尿常规：白细胞 350.6 个/μL，红细胞 1736.7 个/μL，尿蛋白（1+），隐血（3+）。

腹部 CT 平扫增强：下腹部及盆腔未见明显异常。

CT血管造影：左肾静脉稍受压，余双肾动静脉未见明显异常，余腹部大血管及其分支未见明显异常。

泌尿系CT造影：双肾输尿管断续显影未见明显异常。

双份尿培养：尿肠球菌，菌落计数＞$1×10^5$个/mL。对氯霉素、利奈唑胺、替考拉宁、万古霉素敏感，对呋喃妥因中介，对氨苄西林、阿米卡星、克林霉素、环丙沙星、头孢洛林、头孢西丁、庆大霉素、左氧氟沙星、米诺环素、复方磺胺、四环素耐药。

二、诊疗经过

患儿入院后完善清洁中段尿检查，尿常规提示白细胞350.6个/μL，大于$1×10^5$个/mL，双份尿培养菌落计数＞$1×10^5$个/mL，培养出尿肠球菌，诊断急性尿路感染。予以碱化尿液、抗感染方案头孢他啶输注5天，后改为口服利奈唑胺出院，口服1周。患儿尿频较前缓解，无尿急、尿痛，未见血尿，无发热，1周后门诊复查尿常规及尿培养已正常。

最后诊断：急性尿路感染（下尿路、细菌性、症状性、单纯性）。

诊断依据：①患儿女性，急性起病，病程短；②以尿频、尿急、尿痛的尿路刺激征为主要表现；③尿常规镜检可见白细胞、红细胞；双份尿培养菌落计数＞$1×10^5$个/mL，培养出同一致病菌；④评估泌尿系的血管造影及泌尿系CT造影无明显阳性发现；⑤经抗感染、补液、碱化尿液等病因对症处理病情好转。

三、病例讨论

尿路感染指各种病原体侵犯泌尿道，在泌尿道繁殖。采用清洁中段尿、导尿、尿液收集或者耻骨上膀胱穿刺等方法获取的尿液标本，尿培养阳性且合并有泌尿系统症状[1]。根据感染部位可分为上尿路感染和下尿路感染；根据感染的病原可分为细菌性、真菌性、支原体、衣原体、病毒等；根据有无症状又可区分为症状尿路感染和无症状尿路感染。尿路感染发病机制复杂，最常见的是致病菌由尿道口逆行感染。致病菌通过尿道口周围扩散至泌尿系黏膜，引发感染；可继续逆行传播至膀胱和尿道，通过膀胱进入输尿管，最终感染肾脏。同时也存在致病菌通过消化道、血行感染或淋巴系统播散至泌尿系统的途径。上尿路感染以肾盂肾炎为主，下尿路感染以膀胱炎、尿道炎为主。该患儿系学龄期儿童,以尿路刺激征及血尿为主要表现,结合清洁中段尿尿常规提示白细胞明显增加,双份尿培养菌落计数 $>1\times10^5$ 个/mL,培养出屎肠球菌。结合泌尿系 CT 造影未见异常,无上尿路感染病灶。故急性尿路感染(下尿路、细菌性、症状性、单纯性)不难诊断。虽患儿有咳嗽、咳痰呼吸道症状,呼吸道系统感染也可能经血液系统、淋巴系统播散至上尿路泌尿系统,与该患儿病情不符,考虑呼吸道感染与尿路感染无关。

在怀疑存在尿路感染时,应及时完善尿常规及尿培养检查。尿的标本收集临床上常用经尿道膀胱导尿、清洁中段尿、耻骨上穿刺。尿培养阳性是尿路感染的金标准。除此之外,尿常规、C-反应蛋白、降钙素原等实验室检查对尿路感染的诊断具有一定的价值。特别是对于上尿路感染、反复发作的、治疗效果欠佳的尿路感染,需要评估有无泌尿系统畸形,儿童常见的泌尿系统畸形包括肾积水、膀胱输尿管反流、输尿管扩张、输尿管囊肿、肾发育不良或发育不全、重复肾、重复输尿管、单肾、后尿道瓣膜及膀胱憩室等。泌尿系统超声检查、排泄性膀胱尿路造影、CT 平扫增强,以及磁共振检查等都是可选择的[2]。

诊断了尿路感染,需进行综合治疗策略,评估尿路感染的病因、是否需要选择抗生素治疗、治疗疗程、评估有无泌尿系统畸形,是否有引起尿路感染的诱因(憋尿、便秘等)等。在引起尿路感染的致病性细菌中大肠埃希菌占了儿童尿路感染的 80%～90%[3]。应重视中段尿培养正确的留样方法及留样时机,在采集尿培养的同时,应根据当地的尿路感染常见致病菌、细菌药敏总结并分析感染部位、发病地点(院内感染还是社区感染),以及结合既往有无抗生素使用病史、治疗疗效等,经验性地选择敏感的抗菌药物,避免耐药菌产生,以改善儿童尿路感染的预后。抗菌药物使用疗程应科学,如急性单纯性下尿路感染,疗程基本少于 7 天,但上尿路感染,如急性肾盂肾炎疗程一般 2 周[4]。该患儿有尿路刺激征,结合尿常规结果,最初考虑细菌性尿路感染,结合综合情况最初予以头孢他啶抗感染,后双份尿培养提示屎肠球菌;结合该菌致病机制及药敏结果,后调整为目标治疗,换用利奈唑胺抗生素,并评估有无诱发因素及基础泌尿系异常情况,治疗顺利,症状消除、尿常规及尿培养完全正常后出院。

(赵瑞秋　杨汝铃　重庆医科大学附属儿童医院)

参考文献

[1] Robinson JL, Finlay JC, Lang ME, et al. Urinary tract infections in infants and children: Diagnosis and management[J]. Paediatr Child Health, 2014, 19(6): 315-325.

[2] AC Simões e Silva, EA Oliveira, RH Mak. Urinary tract infection in pediatrics: an overview[J]. J Pediatr (Rio J), 2020, 96(Suppl 1): 65-79.

[3] Leung A, Wong A, Leung A, et al. Urinary tract infection in children[J]. Recent Pat Inflamm Allergy Drug Discov, 2019, 13(1): 2-18.

[4] Bei Lai, Bo Zheng, Yun Li, et al. In vitro susceptibility of escherichia coli strains isolated from urine samples obtained in mainland china to fosfomycin trometamol and other antibiotics: a 9-year surveillance study (2004-2012)[J]. BMC Infect Dis, 2014, 14(6): 66.

第二章

儿童特殊病原体及不明原因发热疾病案例及诊疗思路分析

病例 22　不明原因发热（猫抓病）

一、病历摘要

（一）基本资料

患儿女性，9岁10个月，学生。

主诉：反复发热15天。

现病史：15天前，患儿无明确诱因发热，体温多为38.0～38.5℃，最高体温39.0℃，每日均发热1～2次，多为上午发热。发热时，伴畏寒，无寒战，伴双颞部胀痛、全身肌肉酸痛、乏力，退热后上述症状缓解。无潮热、盗汗、性格改变，无呼吸道、消化道、泌尿道、神经系统、血液系统、骨关节等系统症状，无皮疹、光过敏、脱发、反复口腔溃疡，无烦渴、多尿等。病初在外院乡镇医院，口服头孢治疗（具体不详），发热无好转；病后第2天到当地人民医院住院治疗，诊断为"发热待查：不典型川崎病？败血症？结缔组织疾病？"，给予阿莫西林克拉维酸钾抗感染2天，发热无好转，且加重，体温多波动在38.5～39.0℃。遂来我院急诊科就诊，诊断为"发热待查"，收入院。

既往史：既往体健，按卡接种疫苗，否认外伤、手术史，否认输血史，否认药物过敏史，否认肝炎及结核家族史。家中有养猫，否认牛羊接触史。

（二）体格检查

体温36.6℃，呼吸20次/分，心率89次/分，血压102/62 mmHg。精神、反应、面色好，全身无皮疹，甲状腺（-），眼部、口腔查体阴性，心、肺、腹查体阴性。双侧颈部触及3个直径1～1.5 cm的淋巴结，可活动，轻微压痛，表面皮肤无发红、破溃，双侧腋下、腹股沟区未触及肿大淋巴结且无压痛。脑膜刺激征阴性，双侧巴氏征阴性，四肢肌力、肌张力正常。四肢关节无肿胀、压痛、活动受限，肢端无硬肿、脱屑。

（三）辅助检查

入院时辅助检查：血常规：白细胞 $11.13×10^9/L$，血红蛋白 121 g/L，血小板 $288×10^9/L$，中性粒细胞百分比 56%，C-反应蛋白 136.93 mg/L；血沉 54 mm/h；降钙素原 0.16 ng/L。

呼吸道病毒（腺病毒＋甲、乙流＋合胞病毒＋副流感病毒）核酸阴性，肺炎支原体抗体 1 : 160；EB 病毒抗体：CA-IgG 阳性，EA-IgG 阳性，NA-IgG 阳性；外周血全血 EB 病毒 PCR：阴性；大小便常规正常，生化全套（肝肾功能＋电解质＋血糖＋血脂＋肌酸激酶＋淀粉酶）：白蛋白 37.2 g/L，余正常。血凝五项：正常。

胸片：双肺未见异常；头颅＋鼻旁窦 CT 平扫：正常；肝、胆、胰、脾、肾＋肠系膜淋巴结彩超：正常；心脏彩超：心脏各腔室结构／左心功能测定＋冠状动脉内径均正常。

二、诊疗经过

入院诊断：发热待查。诊断依据：患儿发热时间持续 8 天，每天均有体温大于 38.3℃，且经门诊及住院初步检查（包括病史、体格检查、初始实验室检查）未能明确诊断，故入我院诊治。

入院后考虑经典型发热待查（见病例 22 图 1），感染性疾病（局部感染，全身感染）、结缔组织疾病（自身免疫性疾病，自身炎症性疾病）、肿瘤性疾病和其他（药物热、伪装热等）均需警惕，遂启动不明原因发热第一阶段病因筛查：结合患儿起病特点及炎症指标高，败血症不完全除外，完善血培养，另外患儿发热时伴颞部胀痛，中枢神经系统感染不能完全除外，换用头孢唑肟抗感染治疗，完善头颅 MRI、脑电图、头颅血管超声检查，同时完善 EB 病毒、CMV 病毒、PPD、结核干扰素试验、胸腹部增强 CT、自身抗体、风湿四项、淋巴细胞分类、免疫球蛋白、肿瘤标志物、四肢长骨摄片等检查；结果显示仅支原体血清学（半定量）：大于 1 : 320，余检查正常。于入院第 3 天加用阿奇霉素联合抗感染治疗，患儿仍有反复发热，病情无明显好转，发热原因尚不明确，遂启动第二阶段检查：完善骨髓细胞学：刺激性骨髓象；骨髓培养阴性，脑脊液常规生化培养未见异常，脑脊液涂片找抗酸杆菌＋墨汁染色找隐球菌均阴性，同时血清真菌 G＋GM 试验均未见异常，全身浅表淋巴结

第二章 儿童特殊病原体及不明原因发热疾病案例及诊疗思路分析

彩超（颈部，腋下，腹股沟）：双侧颌颈部＋双侧腋下淋巴结稍肿大，未见明显融合及钙化（颈部：左侧最大约 1.6 cm×0.6 cm，右侧最大约 1.7 cm×0.6 cm；腋下：左侧约 1.2 cm×0.6 cm，右侧约 1.5 cm×0.6 cm；双侧腹股沟区未见肿大淋巴）。

入院第 7 天复查炎症指标：白细胞 $6.95×10^9$/L，C-反应蛋白 99.9 mg/L，血沉 75 mm/h，炎症指标稍下降，但患儿仍有反复发热，同时出现左侧耳后疼痛。查体左耳后触及直径约 1.5 cm 淋巴结，局部皮肤稍发红，轻压痛，结合患儿入院时支原体血清学 1∶320，耐药支原体不完全除外，将调整抗生素为左氧氟沙星。建议家属完善颈部淋巴结活检，家属拒绝此有创检查，结合目前抗感染治疗效果不佳，肿瘤及结缔组织疾病无明确依据，但始终不能完全排除感染性疾病，尤其是特殊病原检查，遂安排 mNGS 检查进一步寻找病原。2 天后 mNGS 提示检出 1 条汉氏巴尔通体，相对丰度 0.81%。结合前期家中有养猫和相关检查及抗感染治疗效果，虽仅检出 1 条汉氏巴尔通体，仍需高度警惕，遂将抗菌药物调整为阿奇霉素＋利福平治疗。3 天后仍反复发热，于是将方案调整为多西环素＋利福平治疗，2 天后体温稳定。于入院第 15 天复查血常规白细胞 $6.22×10^9$/L，C-反应蛋白 21 mg/L，体温持续稳定，颈部及腋下淋巴结缩小，未再出现压痛，炎症指标恢复正常，于住院第 20 天顺利出院。

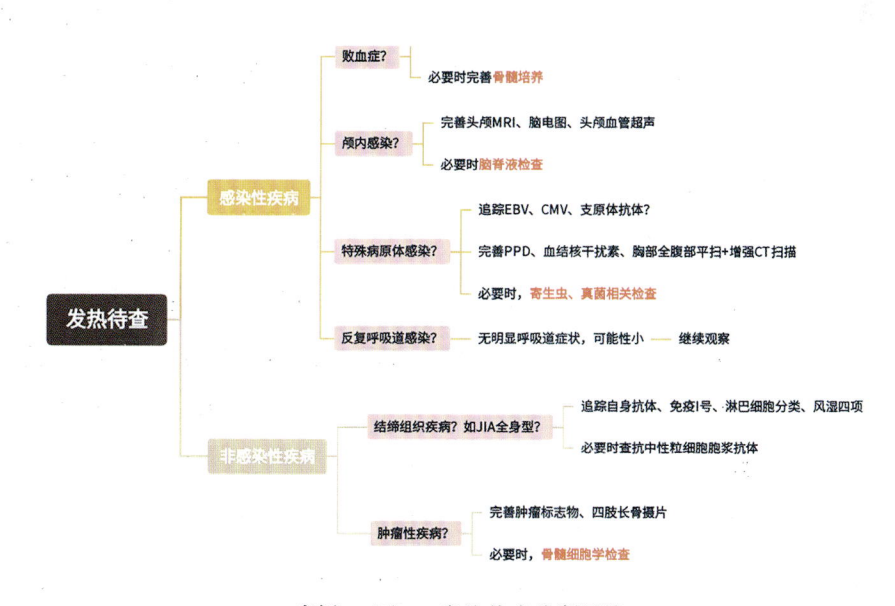

病例 22 图 1 发热待查诊断思路

三、病例讨论

"不明原因发热（fever of unknown origin，FUO）"这一概念在我国最早于 1962 年首次提出[1]，笼统指代"开始症状或体征不典型以致诊断不明确"的发热。1961 年，Petersdorf 和 Beeson 通过对一系列发热原因不明患者的观察后正式提出 FUO 的定义和分类，并沿用至今，成为经典的 FUO 概念[2-3]；目前成人经典型 FUO 定义为发热持续 3 周以上，口腔体温至少 3 次＞38.3℃（或至少 3 次体温在 1 天内波动＞1.2℃），经过至少 1 周在门诊或住院的系统全面的检查仍不能确诊的一组疾病。系统全面的检查应至少包括 3 大常规、粪便隐血试验、肝功能、肾功能、电解质、血培养、胸部 X 线片和腹部 B 超。该患者无免疫缺陷相关疾病史。目前发热待查在儿童中尚无公认的定义[4]，但我们认为如果儿童体温超过 38.3℃ 且持续至少 8 天，在进行了初始门诊或住院评估（包括详细的病史采集、体格检查、初步实验室评估）后诊断仍不明确，则称其为发热待查。

儿童 FUO 有许多感染性和非感染性病因。FUO 通常由普通疾病引起，时有不常见的临床表现。儿童 FUO 最常见的 3 种病因按出现频率由高到低依次为：感染性疾病、结缔组织病和肿瘤[5-7]，此外，有一些 FUO 的原因不符合上述分类，例如药物热、伪热、中枢神经系统功能障碍及其他原因。甚至有许多病例始终无法明确诊断，而最终发热消失。本病例患儿入院时发热已 15 天，且经当地医院检查及我院入院的初步检查仍未能明确病因，所以入院时即考虑发热待查。在儿童 FUO 中，感染性因素占比最高，包括全身感染和局部感染，其中全身感染中既有细菌性因素，也存在病毒性因素。而细菌性因素中，结核感染在我国尤其需要引起重视，尤其肺外结核（播散性结核或者肝脏、腹膜、心包或泌尿生殖道结核）比肺结核更有可能引起 FUO，本病例患儿以发热起病，伴炎症指标增高，发热时伴颞部胀痛，入院后结核感染作为首要的鉴别诊断，完善结核方面筛查，结合 PPD、结核干扰素试验、胸腹部增强 CT、脑脊液常规生化及涂片找结核杆菌均未见明显异常，故结核感染可能性不大；同时，沙门菌感染也是引起儿童 FUO 的常见病原体，沙门菌可引起伤寒及局部的胃肠道病变，而伤寒患者经常在高热时有正常脉搏甚至心动过缓。本病例患儿无胃肠道症状，无皮疹，无相对缓脉，结

第二章 儿童特殊病原体及不明原因发热疾病案例及诊疗思路分析

合血培养骨髓培养阴性，且予以三代头孢菌素和左氧氟沙星效果欠佳，基本排除沙门菌感染；而比如布鲁氏菌病，结合患儿非来自布病疫区，且无牛、羊接触史，血培养也未发现异常，布鲁氏菌病可能性小。在引起儿童 FUO 的常见病毒性疾病中，由于大多数病毒引起病程短暂的自限性感染，而该患儿自起病至入院已有 15 天，不太符合病毒感染，但鉴于像疱疹病毒中 CMV 病毒的潜伏感染和再活化，我们重点筛查了 EB 病毒和 CMV 病毒的感染，未发现 EB 病毒和 CMV 病毒活动性感染的证据。同时患儿入院后支原体抗体 1∶320，但患儿无咳嗽，无肺炎表现，且支原体 PCR 阴性，支原体感染存在，但无法定位受累部位，也不能解释超过 15 天的发热，且在加用阿奇霉素诊断性治疗和考虑到耐药支原体更换左氧氟沙星后患儿仍有反复发热，因此支原体感染不能很好解释病情。同时我们对常见导致 FUO 的非感染性疾病进行筛查，完善自身抗体、风湿四项、抗中性粒细胞胞浆抗体、淋巴细胞分类、免疫球蛋白等检查，未发现明确非感染性疾病证据。最后对引起 FUO 的肿瘤性疾病进行鉴别诊断，本病例患儿肝脾不大，完善骨髓细胞学、肿瘤标志物、四肢长骨摄片、胸腹部增强 CT 均未发现肿瘤的直接证据。从常见引起儿童 FUO 的疾病出发，经过近 10 天的经验性治疗及病因筛查，患儿仍有反复高热，未能明确病因，我们建议家属完善 PET-CT 后行淋巴结活检，但家属拒绝此有创检查。患儿反复发热，炎症指标高，感染性疾病是导致不明原因发热的重要因素，目前仍然不完全除外，而感染性疾病中病原学诊断始终是感染性疾病诊断中最重要的环节，而 mNGS 检测能覆盖更广范围的病原体，根据《宏基因组高通量测序技术应用于感染性疾病病原检测中国专家共识》中提出患者表现为发热或发热综合征，病因未明确（符合不明原因发热定义），考虑感染或不除外感染，但规范性经验抗感染治疗无效，考虑应用常规技术检测的同时，或在其基础上，开展 mNGS。因此，我们完善该患儿外周血的 mNGS，但如何解读仅一个序列数的汉塞巴尔通体，这显然是摆在我们临床医生面前的巨大问题，《宏基因组高通量测序技术应用于感染性疾病病原检测中国专家共识》中提及对原始样本中数量较少的病原，需与临床症状有相关性才考虑为致病微生物。查阅文献显示 FUO 和久热不退患者的初始评估中应考虑汉赛巴通体感染，尤其是儿童，而一项前瞻性分析通过 146 例 FUO 和久热不退的儿童发现，汉赛巴通体是第 3 常见的感染性疾病[8]，其中部分患儿有典型或肝脾猫抓病的症状和体征，但7例确诊汉赛巴通体感染的患者中有3例表现为FUO，且不具有典型或肝脾猫抓病的临床或影像学表现。但是本病例患儿家属拒绝完善淋巴结活检等有创操作，同时患儿目前没有其他合理病因解释患儿发热，且为血液标本检出汉赛巴通体，我们认为汉赛巴通体污染的可能性极小，且患儿家中有养猫，合并颈部浅表淋巴结肿大，给予阿奇霉素＋利福平的方案治疗汉赛巴通体（猫抓病），但3天后仍反复发热，后更改为多西环素＋利福平的方案治疗，患儿体温稳定，炎症指标持续好转，康复出院。从家中有养猫，血高通量测序技术（next generation sequencing, NGS）可见汉赛巴通体，结合后期针对汉赛巴通体的治疗效果来看，该患儿可以考虑诊断汉赛巴通体感染所致不明原因发热，但遗憾的是由于家属拒绝淋巴结活检，无法从病理上去证实汉赛巴通体感染（猫抓病）。

综上所述，发热是最常见的一种临床表现，它不是一种疾病，是各种疾病的一个临床表征。在感染科医生临床工作中，及时发现发热的原因并给予正确的处理对医生来说非常重要但也非常困难。本病例从常见引起儿童FUO的感染性疾病出发寻找病因，同时穿插鉴别诊断FUO的非感染性疾病，通过合理的分阶段安排辅助检查，到最终通过近几年新兴的高通量宏基因测序手段发现可疑病原体，给予相应治疗，最终得以康复；诊治过程相对波折，同时也体现出感染科医生在不明原因发热病例中应有的诊断和鉴别诊断思路。儿童FUO病因复杂，在诊断上并无统一的金标准，对于每一个具体的病例均需要通过详尽的病史询问（包括传染病的流行病学资料）和细致的体格检查，以有利于获得正确的临床判断和采取病因相关的各种检查方法，同时，在诊疗过程中尽量合理安排检查，从无创到有创，循序渐进，最大限度争取患者的配合，从而尽快地查明病因，挽救生命。

（张祯祯　王振龙　重庆医科大学附属儿童医院）

参考文献

[1] 赵文拴. 22例"发热待查"辩证施治的体会[J]. 中医杂志, 1962,（2）: 46.

[2] Janeway TC, Mosenthal HO. A study of nitrogen metabolism in a case presenting short paroxysms of fever of unknown origin[J]. Proceedings of the Society for Experimental Biology&Medicine, 1908, 5（4）: 111112.

[3] AshbyH. An address on some cases of unexplained fever in infants and children[J]. Br Med J, 1907, 2（2449）: 1637-1639.

[4] AU Haidar G, Singh N SO. Fever of unknown origin[J]. N Engl J Med, 2022, 386（5）: 463.

[5] Antoon JW, Peritz DC, Parsons MR, et al. Etiology and resource use of fever of unknown origin in hospitalized children[J]. Hosp Pediatr, 2018, 8（3）: 135-140.

[6] Cho CY, Lai CC, Lee ML, et al. Clinical analysis of fever of unknown origin in children: A 10-year experience in a northern Taiwan medical center[J]. J Microbiol Immunol Infect, 2017, 50（1）: 40-45.

[7] Pasic S, Minic A, Djuric P, et al. Fever of unknown origin in 185 paediatric patients: a single-centre experience[J]. Acta Paediatr, 2006, 95（4）: 463-466.

[8] Jacobs RF, Schutze GE. Bartonella henselae as a cause of prolonged fever and fever of unknown origin in children[J]. Clin Infect Dis, 1998, 26（1）: 80.

病例 23　神经系统泛耐药鲍曼不动杆菌感染

一、病历摘要

（一）基本资料

患儿男性，10岁11个月，学生。

主诉：家中突发意识障碍，外院急诊行右侧脑室外引流术后1天。

现病史：1天前患儿爷爷发现患儿突然出现呼之不应，意识丧失，伴肢体僵硬，遂急诊送入当地医院，当地医院立即完善头颅CT提示：左侧额叶出血，左侧额叶脑动静脉畸形，双侧脑室铸形血肿；遂急诊完善右侧脑室外引流术，术后患儿仍有意识障碍，伴惊厥发作，家属为进一步诊治，遂联系120转入我院。

既往史：有支气管哮喘3年，否认高血压，否认外伤、手术史，否认输血史，否认药物过敏史，否认肝炎及结核家族史。

（二）体格检查

体温36.5℃，脉搏76次/分，呼吸18次/分，血压116/69 mmHg，BMI 21.2。镇静状态，瞳孔等大，光反射迟钝，压眶疼痛刺激无反应，咳嗽吞咽反射存在。脑室外引流可见鲜红色脑脊液流出。自主呼吸，呼吸尚平稳。双肺呼吸音稍粗，未闻及干湿性啰音。心音有力，心律齐，心前区未闻及杂音。腹软，肝脏肋下未触及，剑突下未触及，脾脏肋下未触及，肠鸣音稍活跃，6次/分，全腹部无包块；右侧巴氏征可疑阳性，颈抵抗（+）。

（三）辅助检查

入院时辅助检查：血常规：白细胞33×10^9/L，中性粒细胞百分比65%，C-反应蛋白69 mg/L；血沉52 mm/h；降钙素原1.83 ng/L，血培养：阴性；大小便常规：正常。

头颅CT（当地医院）：左侧额叶脑出血，破入脑室系统，少许蛛网膜下隙出血，扫及双肺少许炎症，CTA提示左侧额叶区异常血管团，提示动静脉畸形，似可见左侧大脑中动脉分支供血，周围多发粗大引流静脉，主要汇集至左侧大脑静脉分支及左侧横窦区，双侧后交通动脉开放。

头颅CT（我院）：对比外院CT，左额叶血肿范围较前大致相仿，结合CTA结果，考虑脑动静脉畸形可能，血肿破溃入脑室系统，脑室系统内铸形出血，均大致同前相仿。CTA：左侧大脑内静脉较右侧增粗，其近端可见细小分支，经透明隔区域与左侧异常血管团相连，中远段见其较粗分支，经过左侧基底节区，扭曲走行与上述血管团相通，左侧大脑前动脉A3/A4段稍增粗，A4段分支似进入上述血管团内，综合考虑脑动静脉畸形可能；左侧大脑前动脉A1段开窗畸形；余头颅大血管未见明显异常。双肺病变伴亚节段性实变，考虑炎症。

二、诊疗经过

患者2022年12月4日开始出现低热，12月6日脑脊液未见异常，考虑中枢性发热，期间予头孢唑肟抗感染治疗（12月2日至12月15日），后体温正常。于12月9日行全脑血管造影、介入栓塞、脑室外引流原路植入玛雅囊、腰大池引流术；术后5天开始出现反复发热，脑脊液细胞数35 065，多核细胞97%。脑脊液蛋白5.65 g/L，葡萄糖小于1.11 mmol/L。12月15日脑脊液涂片显示G^-杆菌，立即升级为美罗培南。12月17日脑脊液药物敏感试验提示泛耐药鲍曼不动杆菌，药物敏感试验如病例23表1。因家属拒绝使用静脉多黏菌素B，遂于12月22日停用美罗培南，更换为静脉阿米卡星（2022年12月22日至2023年1月8日），12月26日再次联合美罗培南，并延长输注时间，12月27日至12月30日脑室内给药阿米卡星。此后患儿脑脊液多次培养均提示泛耐药鲍曼不动杆菌，伴反复发热，炎症指标高；于12月31日开始调整为多黏菌素B 5万U，脑室内给药，脑脊液细胞数开始明显下降，但始终未降至正常，且一直伴低热。在2023年1月11日脑脊液培养仍提示泛耐药鲍曼不动杆菌，1月16日多学科诊疗（MDT）后建议尽快拔除玛雅囊或更换玛雅囊，继续多黏菌素脑室内给药方案。于1月19日行脑室腹壁外引流术、右侧玛雅囊取出术，术后第2天脑脊液培养阴性，体温正常，脑脊液恢复正常（治疗过程见病例23图1 a）。

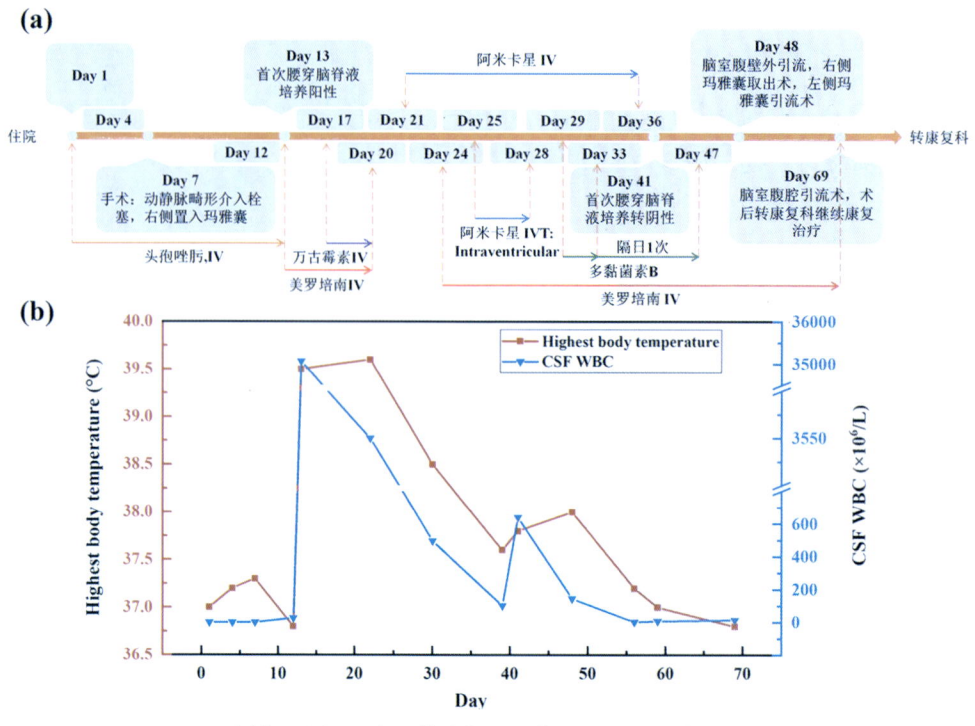

病例 23 图 1　患儿住院期间用药详细及脑脊液情况

病例 23 表 1　患儿脑脊液培养 CRAB 药物敏感试验情况

抗菌药物	第 13 天 敏感性	MIC（μg/mL）	第 17 天 敏感性	MIC（μg/mL）	第 18 天 敏感性	MIC（μg/mL）	第 23 天 敏感性	MIC（μg/mL）	第 39 天 敏感性	MIC（μg/mL）
阿米卡星	R	>32	R	>32	S	≤8	R	>32	R	>32
头孢噻肟	R	>32	R	>32	R	>32	R	>32	R	>32
头孢他定	R	>16	R	>16	R	>16	R	>16	R	>16
头孢吡肟	R	>16	R	>16	R	>16	R	>16	R	>16
氨苄西林	R	>16	R	>16	R	>16	R	>16	R	>16
左氧氟沙星	R	>8	R	>8	R	>8	R	>8	R	>8

续表

抗菌药物	第13天 敏感性	第13天 MIC（μg/mL）	第17天 敏感性	第17天 MIC（μg/mL）	第18天 敏感性	第18天 MIC（μg/mL）	第23天 敏感性	第23天 MIC（μg/mL）	第39天 敏感性	第39天 MIC（μg/mL）
四环素	R	>8	R	>8	R	>8	R	>8	R	>8
多黏菌素	I	≤0.5	I	≤0.5	I	≤0.5	I	≤0.5	I	≤0.5
美罗培南	I	4	R	>8	R	8	R	8	R	>8
亚胺培南	I	4	R	>8	R	8	R	8	R	>8
环丙沙星	R	>2	R	>2	R	>2	R	>2	R	>2
哌拉西林	R	>64	R	>64	R	>64	R	>64	R	>64
氨曲南	R	>16	R	>16	R	>16	R	>16	R	>16
庆大霉素	R	>8	R	>8	R	>8	R	>8	R	>8
复方新诺明	R	>2	R	>2	R	>2	R	>2	R	>2

三、病例讨论

医疗保健相关性脑膜炎或脑室炎的发病率范围为1%～23%[1]。研究显示[2]革兰阳性菌是最常见的病原体，凝固酶阴性葡萄球菌占比30.2%，金黄色葡萄球菌占比19.8%；目前在医疗保健相关脑膜炎或脑室炎中，革兰阴性病原体发病率的增加成为全球关注的问题。Palabiyikoglu等人[3]报道在49例患者中分离出67种微生物；61%为革兰阴性杆菌，34%为革兰阳性球菌。研究显示，从1993至2002年，革兰阴性杆菌逐渐增加，超过革兰阳性菌成为更常见的病原体，近年来碳青霉烯药物使用强度不断增加，革兰阴性菌对碳青霉烯耐药率持续走高，根据中国细菌耐药网（chinet）显示，碳青霉烯耐药的鲍曼不动杆菌2022年为72.3%。近年来在医疗保健相关的脑膜炎或脑室炎中,鲍曼不动杆菌被认为是一种重要的医院内获得性病原体,统计显示3.6%～11.2%的医疗保健相关的脑膜炎病例是由鲍曼不动杆菌引起的[4]。面对多重耐药鲍曼不动杆菌所致严重感染,中国2012年推出了中国鲍曼不动杆菌诊治专家共识,指出针对广泛耐药鲍曼不动杆菌(extensively drug resistant a baumannii, XDRAB)治疗推荐联合治疗,临床上有舒巴坦为基础的联合、多黏菌素为基础的联合、替加环素为基础的联合,甚至三药联合模式;但由于舒巴坦制剂、多黏菌素、替加环素的药物PK/PD特点,不能很好穿透血脑屏障,致使脑脊液浓度较低,单纯静脉用药治疗无法很好杀灭脑脊液中的多重耐药菌。2017美国感染病学会(IDSA)[5]在医疗相关性脑膜炎或脑室炎指南中推荐针对如果发生多重耐药微生物所致的感染或经适当胃肠外给药治疗仍难治的感染(即在治疗5～7天仍不能杀灭CSF中的细菌),鞘内注射(ITH)或脑室内给药(IVT)可作为静脉抗生素的辅助治疗。目前尚无随机对照试验评估脑室内给药治疗XDRAB感染的治疗疗效及不良反应,文献多为病例报道,但近年来越来越多的病例报道证实,脑室内给药联合静脉给药的治疗方式取得不错的治疗效果。Karaiskos等人[4]总结36项研究,共有81例患者被诊断为医疗保健相关的脑膜炎,用IVT/ITH黏菌素处理的病例总共89%(72/81)最终治愈,并且达到CSF灭菌的中位时间为4天。德博尼斯等人[6]比较静脉注射(intravenous-injection, IV)黏菌素或IV加IVT黏菌素治疗的XDRAB脑膜炎患者的预后,其中IV单独组中33.3%病例实现脑脊液病原学清除,IV + IVT组中100%病例实现脑脊液病原学清除,结果提示IV + IVT黏菌素给药比单独IV黏菌素更有效。2018年,中国郭伟等人[7]报道接受脑室内和静脉注射多黏菌素B,以及静脉注射替加环素成功治疗1例广泛耐药的鲍曼不动杆菌脑室炎;对于鞘内注射多黏菌素不良反应,既往认为多黏菌素脑室内给药是有毒的,主要观察到治疗期间出现的脑膜刺激和癫痫发作可能与不适当的剂量有关。本病例患儿在多黏菌素脑室给药期间由于疗程短、剂量适中,未观察到药物相关的中枢神经系统不良反应,但脑室内给药期间仍需密切关注药物的相关不良反应,控制鞘内给药速度可有效预防此类并发症的发生。同时文献提示与医疗保健相关的脑膜炎或脑室炎患者的临床结果往往很差,这可能归因于潜在的神经系统疾病和叠加的医院感染。革兰阴性脑室炎的死亡率往往很高,Srihawan等人研究显示[2]总死亡率为

9.3%，但高达 78% 的患者出现不良结局。

本病例患儿家属因经济原因，拒绝使用静脉多黏菌素 B，在痰液和血液中未分离到鲍曼不动杆菌，考虑感染来源可能是手术操作或者置入物污染，感染局限于中枢神经系统，未播散至全身或肺部。经院内 MDT 讨论后单用多黏菌素脑室内给药，第 41 天实现脑脊液培养转阴，且患儿取出置入物后第 2 天体温开始稳定，C-反应蛋白明显下降，更加证实鲍曼不动杆菌来源倾向于置入物污染。患儿实际治疗过程中，脑脊液病原学实现清除，但多黏菌素脑室内给药 14 天后，仍有反复低热，脑脊液细胞数和 C-反应蛋白一直未降至正常（病例 23 图 1b），推测可能与病原体在人造材料上形成生物被膜，而抗生素物不能完全清除生物被膜和人造材料中的微生物有关。同时，国外研究显示在一项纳入 50 例 CSF 分流管感染的回顾性研究中，22 例患者的治疗为移除分流管、实施外部引流并使用抗生素；17 例患者在移除分流管之后立即放置新的分流管并使用抗生素；11 例患者接受了抗生素但没有移除分流管[8]，有效率分别为 95%、65% 和 35%。美国 IDSA[5] 也推荐脑脊液分流管感染的最佳治疗应包括完全移除分流管、行外部引流，以及在 CSF 实现无菌后使用新的分流管。而本病例前期虽实现脑脊液病原学清除，但体温一直波动，炎症指标未降至正常，但在手术移除置入物第 2 天开始体温正常，脑脊液细胞数和炎症指标也很快恢复正常，据此作者认为病情允许下早期移除置入物或更换置入物对推测为病原来源于置入物的医疗相关性脑膜炎或脑室炎至关重要。但上述推测需进一步随机对照试验验证。

对于 XDRAB 所致医疗保健相关脑室炎或脑膜炎，静脉联合脑室内给予敏感抗菌药物是目前有效选择，氨基糖苷类、黏菌素和多黏菌素 B 是仅有的可用于鞘内或脑室内给药治疗革兰阴性杆菌脑膜炎的药物；对于合并置入物的医疗相关性脑室炎或脑膜炎，更倾向于病情允许下尽早移除或更换置入物，尚需多中心随机研究来证实脑室内给药和早期移除置入物的有效性和安全性。

（张祯祯　王振龙　重庆医科大学附属儿童医院）

参 考 文 献

[1] Kim HI, Kim SW, Park GY, et al. The causes and treatment outcomes of 91 patients with adult nosocomial meningitis[J]. Korean J Intern Med, 2012, 27 (2): 171-179.

[2] Srihawan Chanunya, Castelblanco Rodrigo Lopez, Salazar Lucrecia, et al. Clinical characteristics and predictors of adverse outcome in adult and pediatric patients with healthcare-associated ventriculitis and meningitis[J]. Open forum infectious diseases, 2016, 3 (2): ofw077.

[3] Palabiyikoglu I, Tekeli E, Cokca F, et al. Nosocomial meningitis in a university hospital between 1993 and 2002[J]. J Hosp Infect, 2006, 62 (1): 94-97.

[4] Karaiskos I, Galani L, Baziaka F, et al. Intraventricular and intrathecal colistin as the last therapeutic resort for the treatment of multidrug-resistant and extensively drug-resistant Acinetobacter baumannii ventriculitis and meningitis: a literature review[J]. Int J Antimicrob Agents, 2013, 41 (6): 499-508.

[5] unkel Allan R, Hasbun Rodrigo, Bhimraj Adarsh, et al. 2017 Infectious diseases society of america's clinical practice guidelines for healthcare-associated ventriculitis and meningitis[J]. Clinical Infectious Diseases, 2017, 64 (6): e34-e65.

[6] De Bonis P, Lofrese G, Scoppettuolo G, et al. Intraventricular versus intravenous colistin for the treatment of extensively drug resistant Acinetobacter Baumannii meningitis[J]. Eur J Neurol, 2016, 23 (1): 68-75.

[7] Guo Wei, Guo Shao-Chun, Li Min, et al. Successful treatment of extensively drug-resistant acinetobacter baumannii ventriculitis with polymyxin B and tigecycline- a case report[J]. Antimicrobial resistance and infection control, 2018, 7: 22.

[8] James HE, Walsh JW, Wilson HD, et al. The management of cerebrospinal fluid shunt infections: a clinical experience[J]. Acta Neurochirurgica, 1981, 59 (3-4): 157-166.

病例 24　腹膜后纤维化

一、病历摘要

（一）基本资料

患儿女性，10 岁，小学生。

主诉：反复下腹痛伴间断呕吐、发热 4 年。

现病史：4 年前患儿无明显诱因出现下腹痛，伴呕吐及发热，腹痛以下腹部明显，有按压痛，疼痛为隐痛，可自行缓解，腹痛剧烈时伴呕吐，呕吐物为胃内容物，无胆汁及咖啡色样物质，每次腹痛时有伴间断发热，中高热为主，有时伴畏寒，热退后精神状态好，病初无明显尿频、尿急、尿痛表现，无食欲缺乏，无嗜睡，无头痛及意识障碍，无咳嗽及气促，无关节疼痛，无皮疹，无明显消瘦，无出血倾向。病后就诊于当地医院，完善尿常规提示泌尿系感染、肾积水，予以抗感染治疗后腹痛、发热有缓解，但间隔半年后再次出现下腹痛伴间断呕吐及发热，遂来我院。入院后完善泌尿系造影提示右肾积水，右侧输尿管扩张；C- 反应蛋白 35 mg/L，血沉 87 mm/h；胸部增强 CT 无异常；腹部增强 CT 提示右肾积水，输尿管扩张，盆腔软组织影；结核干扰素试验阴性。先后予以头孢哌酮舒巴坦、万古霉素等抗感染治疗，效果不佳，尿涂片找抗酸杆菌（改良抗酸染色）：1 次阳性，且抗感染效果欠佳，考虑盆腔结核、泌尿系结核可能，予以异烟肼＋利福平＋吡嗪酰胺＋乙胺丁醇抗结核治疗后出院。出院后服用抗结核药物治疗，多次返院复查及辗转就诊于多家医院，因治疗效果欠佳，治疗更换为耐药结核方案，但仍有间断出现下腹痛，伴呕吐、发热表现，于病后 4 年泌尿系彩超提示左肾开始出现积水，肾功能提示轻度肾功能不全，遂再次就诊我院。

既往史：否认石棉接触史，否认外伤、手术史，否认输血史，否认药物过敏史，否认肝炎及结核家族史，无遗传病家族史。

（二）体格检查

体温 36.5℃，脉搏 76 次 / 分，呼吸 18 次 / 分，血压 116/69 mmHg。神志清晰，体型偏瘦，皮肤黏膜无黄染、苍白，全身浅表淋巴结无肿大。双肺呼吸音清，未闻及干湿性啰音。心率76次/分，心律齐，未闻及病理性杂音。腹软，下腹部轻压痛，无反跳痛，肝脾肋下未及，Murphy征（-），移动性浊音（-），肠鸣音4次/分。生理反射存在，病理反射未引出。

（三）辅助检查

血常规：白细胞$6.5×10^9$/L，中性粒细胞百分比65%，C-反应蛋白179 mg/L；血沉86 mm/h；3次痰涂片找抗酸杆菌阴性；3次尿液涂片找抗酸杆菌阴性。

结核干扰素试验阴性；痰Xpert：MTB/RIF阴性。

胸部增强CT：未见明显异常。

静脉肾盂造影：右肾重度积水，右侧输尿管走行僵直，中段部分显影，较对侧稍粗，左肾轻度积水，膀胱形态失常。

腹部磁共振增强扫描：双肾积水，输尿管扩张，盆腔腹膜后软组织影（病例24图1）。

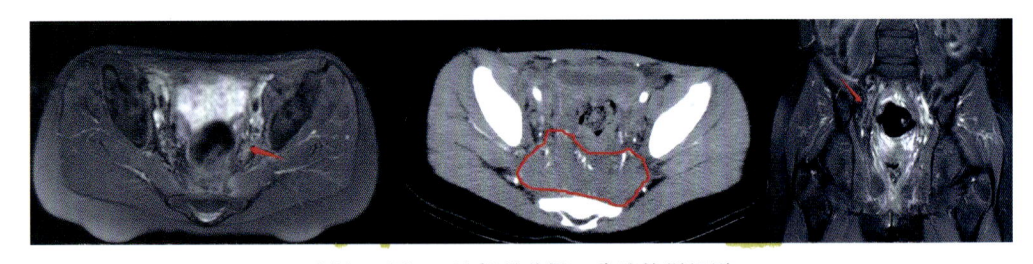

病例24图1　腹部磁共振：盆腔软组织影

二、诊疗经过

患者入院后再次完善相关检查，因患儿既往诊断性抗结核治疗效果欠佳，遂再次全面复习病史，患儿病初反复下腹痛伴间断呕吐、发热为主要表现，辅助检查多次C-反应蛋白、血沉明显增高，肾积水，输尿管扩张，腹部影像学多次提示盆腔软组织密度影临床表现，组织全院多学科会诊，多学科会诊后考虑患儿结核诊断证据不充分，且不能很好解释盆腔软组织密度影及相继出现双侧肾积水，最终考虑腹膜后纤维化可能性大，完善IgG4相关检查排除IgG4相关性疾病，同时加用泼尼松、吗替麦考酚联合治疗，患儿C-反应蛋白、血沉很快降至正常（病例24图2），肾积水有缓解，腹部CT显示盆腔软组织肿块有缩小，未再出现腹痛、发热、下肢水肿表现，目前规律口服泼尼松、吗替麦考酚治疗和随访中。

最后诊断：腹膜后纤维化。

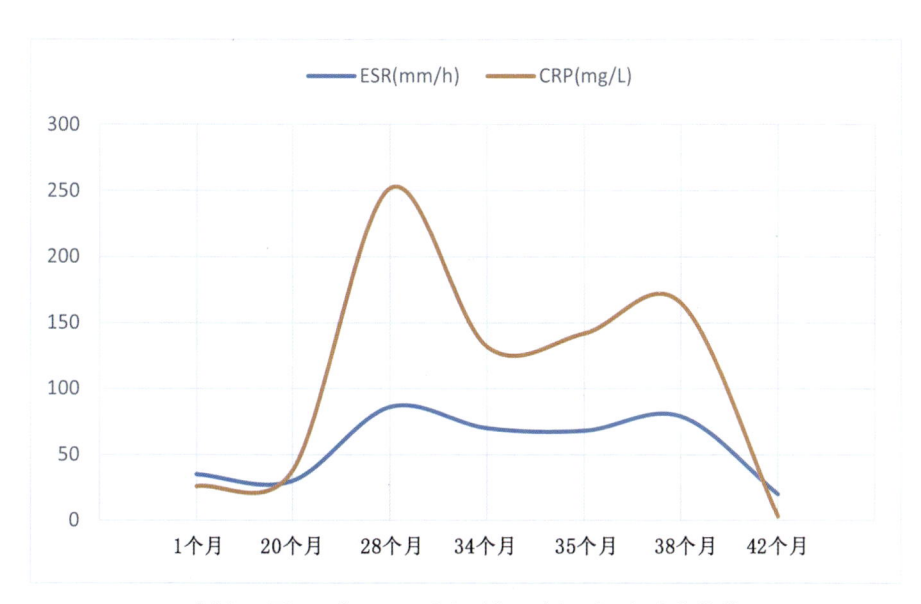

病例 24 图 2　患儿 C-反应蛋白、血沉近 4 年变化趋势

诊断依据：①患儿女性，起步隐匿，慢性病程；②以反复下腹痛，伴间断呕吐、发热为首发临床表现，病情逐渐进展，出现双侧肾积水及轻度肾功能不全；③多次 C-反应蛋白、血沉明显增高，肾积水，输尿管扩张，腹部影像学多次提示盆腔软组织密度影；④排除 IgG4 相关疾病且激素及免疫抑制剂治疗有效。

三、病例讨论

腹膜后纤维化（retroperitoneal fibrosis，RPF）是非常罕见的疾病，好发于中年男性，男女比例为 3：1。其特征是腹膜后存在纤维和（或）炎性软组织，通常包裹大血管和输尿管等腹膜后结构[1]。因腹膜后病变的位置不同，临床表现和严重程度有很大差异。RPF 缺乏明确的临床诊断标准，这使得该诊断具有挑战性。RPF 按病因可分为特发性和继发性，特发性 RPF 占病例的 70% 以上，可独立存在，也可能是系统免疫性疾病的临床表现；研究显示[2]高达 55% 的患者组织学上以大量 IgG4+ 浆细胞浸润为主，席纹状纤维化和闭塞性静脉炎，且绝大多数血清 IgG4 浓度升高，表面可能是一种 IgG4 介导的疾病；继发性 RPF 的原因包括手术史、恶性肿瘤、感染、自身免疫性疾病［系统性红斑狼疮（systemic lupuserythematosus，SLE）、幼年特发性关节炎（Juvenile idiopathic arthritis，JIA）］和多种药物；常见能致腹膜后纤维化的药物包括麦角碱衍生物和多巴胺激动剂、肼屈嗪；但仍需进一步证实（病例24图3）。儿童腹膜后纤维化报道病例更罕见，全球不超过40例，且多于继发因素有关，主要见于肺透明变性肉芽肿、SLE、JIA等疾病，而全球儿童特发性腹膜后纤维化报道病例不超过10例。

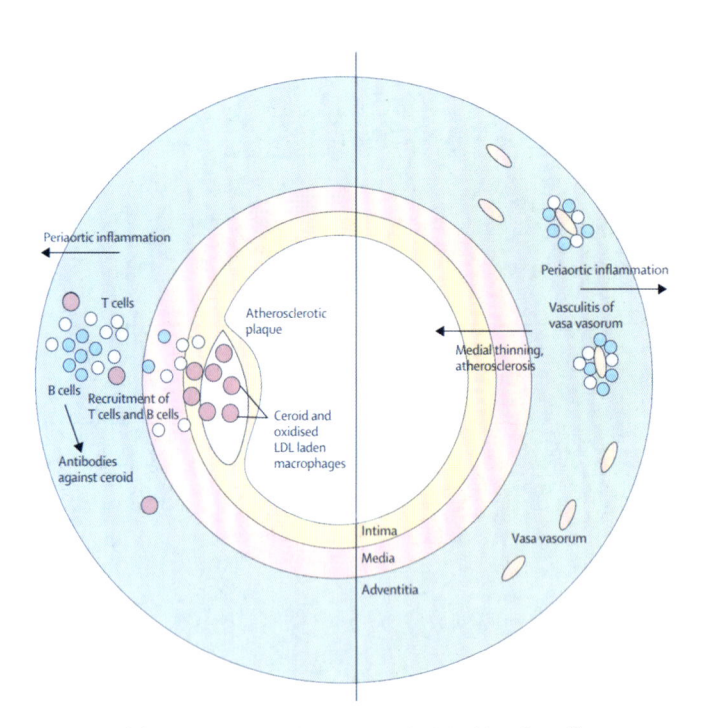

病例24图3　腹膜后纤维化发病机制示意图[1]

腹膜后纤维化的临床表现缺乏特异性，且特发性腹膜纤维化和继发腹膜纤维化临床特征往往有重叠；腹膜后纤维化主要包括局部症状和全身症状，局部症状表现为疼痛、下肢水肿、阴囊水肿；疼痛可为背痛、腹痛、下肢痛；疼痛一般被描述为持续性钝痛，不因运动或触诊加剧，但如病变有累及输尿管，则往往可能表现为绞痛；下肢水肿主要是间歇性或一过性，可能与腹膜后淋巴管、静脉的外在压迫，以及深静脉血栓形成有关；男性中阴囊水肿、精索静脉曲张可能为首发表现，可能是由于性腺血管受累所致。在大多数患者中，全身症状主要表现为疲劳、低热、恶心、厌食、体重减轻和肌痛。由于腹膜后纤维化缺乏特征性的临床表现，虽有反复的症状出现，往往会出现延迟诊断甚至误诊的可能。本病例患儿就诊时症状已出现半年，且影像学已提示有右侧肾积水存在，误诊为泌尿系结核，导致延误诊治近4年时间。本病例患儿病初仅右侧输尿管受累，但随着病情的进展，出现左侧肾积水和轻度肾功能不全表现，提示已出现晚期并发症，与成人报道的大多数是因出现晚期并发症如肾积水和肾衰竭为首发表现而就诊相吻合。而据报道[3]显示有80%～100%的病例有输尿管受累，且通常是双侧的，但在明显单侧阻塞的患者中，即使在短期内也可能发展为双侧输尿管受累。甚至一些患者还表现出肾功能不全，可能是由于长期肾积水所致。因此，在临床上出现肾积水或肾功能不全，而常规检查未能明确病因情况下，需警惕腹膜后纤维化的可能，有助于早期诊断和早期做出合理的治疗。

  本病例患儿最初的临床表现与尿路梗阻有关，超声提示肾积水存在，但因为超声的局限性，不是腹膜后纤维化的理想性检查手段；腹部CT和MRI是目前诊断特发性腹膜后纤维化的主要非侵入性手段，CT平扫＋增强可显示RPF的病变范围，以及有无淋巴结肿大或肿瘤[4]。特发性RPF的典型表现包括：腹膜后存在融合性肿块，呈类似肌肉的均匀密度，包裹主动脉的前方和外侧（但不使主动脉移位），包绕和压迫下腔静脉，并常常使输尿管向内侧偏移[5]。特发性RPF在MRI中表现为：T_1加权像低信号；在T_2加权像中，静止期病变呈低信号（特征为延迟期增强），活动期（大量组织水肿和细胞过多）呈高信号；本病例患儿多次CT和MRI均提示盆腔内软组织密度影，均未能引起影像科医生的重视，分析原因可能是与腹膜后纤维化在儿童中更加罕见有关。关于CT或MRI检查发现特发性RPF的诊断特征的患者是否需要通过活检来确诊，尚存在争议。活检的优点在于可以得到组织病理学诊断，缺点在于可能引起一些并发症（主要是出血），必须加以权衡。若临床上影像学不典型，不能排除恶性肿瘤性疾病或类固醇激素治疗效果不好时，可选择活检组织病理学检查。本病例患儿由于家属拒绝行活检组织病理学检查，且多学科讨论后考虑影像学及临床表现符合特发性腹膜后纤维化，故未予活检组织病理学检查，后类固醇激素和免疫抑制剂治疗有效，也再次证实特发性腹膜后纤维化的诊断。

特发性腹膜后纤维化的治疗原则是处理纤维化导致的并发症，阻止纤维化过程的进展并防止复发；糖皮质激素是特发性RPF的主要治疗方法，类固醇激素起始剂量一般为30～40 mg/d［0.6 mg/（kg·d）］，治疗1个月后需评估治疗效果，包括肿块的影像学、血沉、C-反应蛋白及症状，若临床治疗有效，激素在3～4个月逐渐减量至5～10 mg/d，后维持治疗6～9个月；对于存在长期大剂量糖皮质激素治疗相对禁忌证的患者，可采用其他免疫抑制剂（例如利妥昔单抗、甲氨蝶呤或吗替麦考酚酯）联合小剂量糖皮质激治疗[6]。本病例患儿接受了泼尼松联合吗替麦考酚酯的治疗，目前随访6个月，患儿C-反应蛋白、血沉均已恢复正常，且未再出现腹痛、呕吐、下肢水肿症状，影像学提示病变软组织影较前有缩小，肾积水有改善；而临床上如果治疗4周后仍有证据显示梗阻持续或加重，则可行输尿管松解术或输尿管支架置入术。

综上所述，腹膜后纤维化是一种罕见疾病，临床上常常以肾积水出现而就诊，往往容易出现误诊，导致出现急慢性肾衰竭，CT和MRI具有较高的诊断价值，早期糖皮质激素治疗往往能取得不错的效果。结合本病例儿童延误诊治长达4年时间，已出现轻度肾功能不全表现，需要引起感染科、泌尿外科、肾内科和影像科医生的重视，加强临床思维的磨炼，减少误诊的发生。

（张祯祯　王振龙　重庆医科大学附属儿童医院）

参考文献

[1] Vaglio Augusto, Salvarani Carlo, Buzio Carlo.Retroperitoneal fibrosis[J].Lancet, 2006, 367(9506): 241-251.

[2] Wang Kunkun, Wang Zhenfan, Zeng Qiaozhu, et al.Clinical characteristics of IgG4-related retroperitone al fibrosis versus idiopathic retroperitoneal fibrosis[J].PLoS one, 2021, 16(2): e0245601.

[3] Schell PJ Jr, Feeley N. Retroperitoneal fibrosis: the clinical, laboratory, and radiographic presentation[J]. Medicine (Baltimore), 2009, 88 (4): 202-207.

[4] E instein RS, Gatewood OM, Goldman SM, et al. Computerized tomography in the diagnosis of retrop eritoneal fibrosis[J]. Journal of Urology, 1981, 126 (2) 255-259.

[5] Dalla-Palma L, Rocca-Rossetti S, Pozzi-Mucelli RS, et al. Computed tomography in the diagnosis of retro peritoneal fibrosis[J]. Urologic radiology, 1981, 3 (2): 77-83.

[6] Scheel Paul J, Feeley Nancy, Sozio Stephen M. Combined prednisone and mycophenolate mofetil treatment for retroperitoneal fibrosis: a case series[J]. Annals of Internal Medicine, 2011, 154 (1) 31-36.

病例 25 卡介苗病

一、病历摘要

（一）基本资料

患儿男性，1岁7个月。

主诉：发现多发骨质破坏、椎旁肿块7个月余。

现病史：入院前7个月余家属发现患儿无明显诱因出现左手背尺侧肿胀伴压痛，无局部皮肤破溃，无指关节、腕关节肿胀及活动受限，无下肢疼痛、跛行，无发热、皮疹，无反复腹泻，无反复皮肤脓肿、耳道流脓，无反复呼吸道感染，无全身水肿、口腔溃疡、鼻出血、牙龈出血、面色苍白，无胸痛、头痛，无呕吐，无惊厥、精神萎靡、嗜睡、易激惹。发现左手肿胀后就诊于当地医院。行X线检查后发现双手、双足多发骨质破坏，进一步完善脊椎磁共振检查发现椎旁肿块，完善手部病理活检，诊断"朗格汉斯细胞组织细胞增生症"，予以泼尼松、长春地辛、依托泊苷治疗。持续5个疗程（3个月）后随访椎旁肿块未见明显减小，遂于北京某医院就诊，考虑诊断为"骨质破坏、朗格汉斯细胞组织细胞增生症、轻度贫血"。因床位紧张，遂转诊至当地其他医院就诊，完善相关检查、行椎旁组织病检，诊断"骨质破坏、纵隔肉芽肿、脓毒血症"。因病检结果提示寄生虫感染不除外，予以头孢孟多抗感染、左旋咪唑片经验性抗寄生虫治疗并完善全外显子测序。经上述处理后患儿病情无明显好转，家属为进一步治疗，遂至我院。病后精神一般，食欲一般，小便如常，大便如常，体重无明显减轻。

既往史、个人史、家族史：无特殊。按计划免疫接种，有接种卡介苗。

（二）体格检查

体温36.6℃，呼吸27次/分，心率112次/分。精神可，安静，面色尚可，右侧胸部、腋下、背部可见3处手术瘢痕，约1 cm×1 cm大小。全身无水肿，全身无皮疹，颈部、腋下、腹股沟未扪及淋巴结。唇红，湿润，唇周无发绀，咽部充血，双侧扁桃体Ⅰ度。双侧呼吸音对称，双肺呼吸音稍粗，双肺未闻及干湿性啰音。心音有力，节律整齐，心底部心前区未闻及心脏杂音。腹软，肝脏肋下、剑突下未触及，脾脏肋下未触及，全腹无包块，全腹无压痛，无肌紧张，无反跳痛。左手背侧第5掌骨表面可见陈旧手术瘢痕，局部轻压哭闹，脊柱胸7～8后凸畸形。

（三）辅助检查

外院实验室检查：

病理：左手第5掌骨病理检查（2020年3月21日）：（左手第5掌骨）骨质破坏，大量炎性肉芽组织增生，散在多灶含多核巨细胞的肉芽肿样结构伴退变坏死，其细胞卵圆形、短梭形、胞质成泡状并泡沫样组织细胞增生。结合影像学检查及免疫组化，不除外朗格汉斯细胞组织细胞增生症累及骨髓。

骨髓涂片（2020年7月31日）：送检图片中三系细胞均可见，粒系及红系以中晚期细胞居多；巨核系较多，经免疫组化染色，未找到明确朗格汉斯细胞组织细胞增生症累及的证据。

上肢病理检查（2020年8月5日）：（上肢）送检少许碎组织，其内弥漫性急慢性炎细胞浸润，组织细胞聚集多发肉芽肿性炎并脓肿形成。结合形态及免疫组化结果，考虑为感染性病变，未见明确朗格汉斯细胞组织细胞增生症累及证据，建议必要时取典型病变送检检查。

左手第5掌骨外院病理切片会诊（2020年8月31日）：（左手第5掌骨）肉芽肿性炎，多量中性粒细胞及淋巴细胞、浆细胞浸润，局部小脓肿形成及坏死。目前的检查结果不支持结核，请临床进一步完善感染性病变的相关检查。

椎旁组织病理检查（2020年10月13日）：送检（后纵隔）组织可见组织细胞、浆细胞、淋巴细胞、中性粒细胞等炎症细胞浸润，可见散在小病灶性钙化及多核浆细胞形成，部分钙化形态疑似寄生虫卵。未见典型凝固性坏死。综上所述，符合（后纵隔）肉芽肿性病变，请临床注意排除因寄生虫所致的异物性肉芽肿。

代谢筛查：血串联质谱（2020年10月20日）：所测氨基酸和酰基肉碱谱无明显异常；尿有机酸气相质谱检测结果：所检测尿有机酸结果未见明显异常。

基因检测：家系全外显子测序（2020年10月20日）：染色体拷贝数变异检测（CNV）分析（2020年10月29日）：①染色体非整体：受检染色体组成46, XY，染色体数目正常；②染色体微缺失或微重复：阴性。本检测方位内未发现临床明确致病的CNV变异。检测结论分析：信号传导转录激活因子1（STAT1）：核酸改变（外显子）：c.1156（exon14）C＞G，氨基酸改变（变体号）：p. H386 D（p. HIS386 Asp）（NM_007315），美国医学遗传学与基因组学学会（ACMG）致病等级不确定，先证者（男）：杂合，父（正常）：杂合，母亲（正常）：野生型。

影像：骨盆、全脊柱 MRI（2020 年 3 月 19 日）：①脑部 MRI 平扫未见异常；②双侧股骨下端、股骨颈部、髂骨、右侧坐骨、颈 5、胸 7 锥体、腰 2 及骶 1 椎体、左侧肩胛骨多发骨质形态及信号异常，建议临床活检；③右侧坐骨髋臼内侧软组织肿胀；④双侧前颈部淋巴结增多、增大，右侧前颈部淋巴结肿大。

全脊柱 MRI（2020 年 9 月 23 日）：多个椎体、左侧肩胛骨、双侧肋骨信号异常，部分椎体变扁，胸 6～8 椎旁软组织肿块，LCH 多考虑，不除外其他（比如结核等），请结合临床综合定性。

全脊柱 MRI 平扫＋增强（2020 年 10 月 20 日）：与 2020 年 9 月 23 日比较：多个锥体、左侧肩胛骨、双侧肋骨信号异常，部分椎体变扁间隙消失，信号异常；大致同前：胸 6～8 椎旁软组织肿块，较前体积稍小。

颅脑 MRI（2020 年 9 月）：平扫未见明显异常。

PET-CT 全身骨显像（2020 年 9 月）：全身骨骼及各关节显影清晰，形态规则，顶骨（局部）、左侧锁骨、左侧肩胛骨、胸骨、脊柱多个椎体及附件（胸 5～8 椎体，胸 10～12 椎体，腰 2～3 椎体）、双侧第 7 后肋、骨盆诸骨、左侧第 5 掌骨、右肱骨远端、右桡骨中段、双侧股骨、双侧胫骨及左跟骨可见显像剂异常明显浓聚；鼻咽部及双侧上颌骨可见显像剂轻度浓聚（生理性摄取），全身其余部位骨骼显像剂分布较均匀，未见明显分布异常增高或减低。双肾轻度显影，膀胱显影较明显。同机胸部 CT 平扫提示：前上纵隔见软组织密度胸腺影，内部密度均匀，体积未见增大或缩小。气管支气管畅通，两肺门影未见增大，纵隔内未见明显异常结节、肿块影。双侧胸腔内见少量低密度弧形影。胸 7 椎体水平为中心脊柱两侧，椎管内见实性软组织肿块影，内部见多发散在点状钙化影，CT Z 值 33～58 Hu，未见囊变、出血坏死及脂肪影，肿块大小约为 29 mm×46 mm×20 mm（上下径×左右径×前后径）。扫描所及右上颈部胸廓入口处及上腹膜后见类圆形软组织结节影，较大者约为 1.8 cm×2.0 cm，边界稍欠清。骨窗：全身多发骨（左侧锁骨、左侧肩胛骨、双侧第 7 后肋、脊柱多个椎体及附件）可见明显骨质破坏征象。脊柱多个椎体（胸 7、胸 11、胸 12）压缩变扁，以胸 7 及腰 2 为主。诊断意见：全身前后位骨显像＋胸部单光子发射计算机断层成像（single photon emis-sion computed tomography/

CT，SPECT/CT）断层融合显像：①胸7椎体水平为中心脊柱旁、椎管内实性软组织肿块，首先考虑神经源性肿瘤（NB），伴右上颈部胸廓入口处及上腹膜后淋巴结肿大，双侧胸腔少量渗出；②上述全身多发骨质代谢异常活跃，伴多发骨质破坏及部分锥体压缩性骨折，首先考虑恶性肿瘤多发骨、骨髓转移，建议治疗后复查；③双肾排泄延缓，左肾形态不规整，肿瘤浸润？建议必要时肾动态GFR，进一步了解分肾功能。

二、诊疗经过

患儿入院后出现发热，完善血常规检查提示炎症指标增高，先后予以万古霉素联合舒普深（头孢哌酮钠舒巴坦钠）抗感染、奥司他韦抗流感病毒治疗，患儿热退但复查血常规炎症指标仍高。因我院病理科阅外院病理片，考虑真菌感染不除外，停用万古霉素、舒普深治疗，加用伏立康唑抗真菌治疗，治疗过程中，患儿右上肢肱骨出现新发包块（病例25图1），监测血常规炎症指标下降不明显。再次梳理患者病史及治疗经过，外院及我院先后予以化疗、抗寄生虫、抗细菌及真菌感染治疗后全身骨质破坏无明显好转，查血炎症指标有增高，近期有新发病灶，结合患儿基因报告皆有异常，考虑有原发性免疫缺陷病的可能，外院及我院影像学均提示结核感染不除外。追问病史：患儿生后接种卡介苗后有卡疤处的红肿、流脓，故需警惕播散性卡介苗病的可能，完善血结核干扰素试验阴性，PPD强阳性，同时患儿血G试验、GM试验均为阴性，结合临床治疗及实验室检查，真菌感染证据不足，故停用进口伏立康唑，予以诊断性抗结核治疗（异烟肼、利福平、乙胺丁醇、利奈唑胺）。治疗2周后患儿右上肢肱骨新发包块逐渐消退，炎症指标缓慢下降，最后好转出院。住院期间患儿家属自行将患儿病理切片送至上海某医院再次病理会诊，提示找到6条抗酸染色阳性菌。出院后患儿按医嘱口服抗结核药物，定期随访，复查影像学全身骨质破坏较前明显好转（病例25图2）。

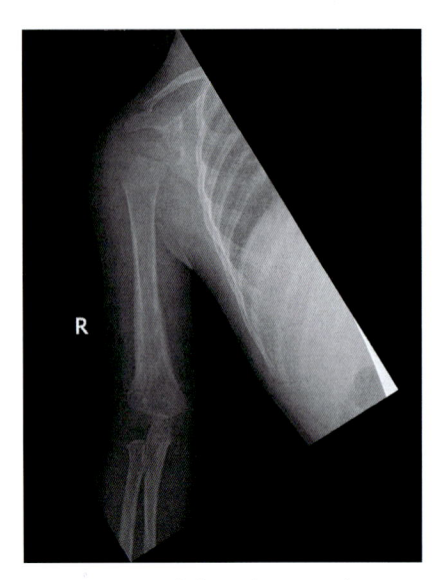

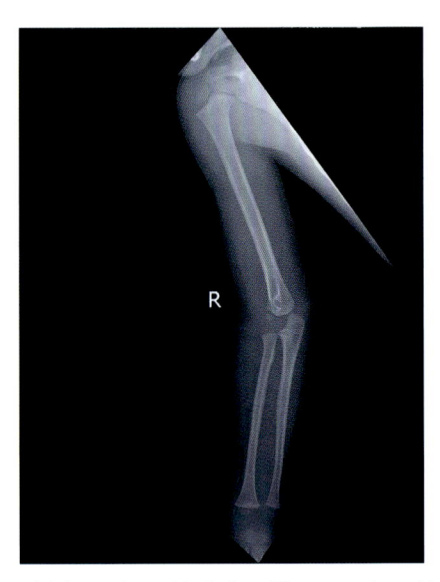

病例 25 图 1　治疗前 X 线（2020 年 12 月）　　病例 25 图 2　治疗后 X 线（2022 年 8 月）

最后诊断：①播散性卡介苗病；②原发性免疫缺陷病；③多发骨质破坏。

三、病例讨论

卡介苗（bacillus Calmette-Guérin，BCG）是一类减毒的活性牛结核分枝杆菌疫苗，将其接种到机体后引起轻度感染，诱导机体产生记忆性 T 淋巴细胞，从而达到预防结核病的目的[1]。自 1921 年应用于人体，是至今全球接种最广泛、最安全的疫苗之一。已证实接种 BCG 对儿童粟粒性结核病及结核性脑膜炎预防效果显著，重症结核发病率最高可减少 92%，保护期限通常为 10～15 年[2]。BCG 接种常见不良反应包括局部不良反应、卡介苗反应性淋巴结炎、骨髓炎和播散性卡介苗病等，其中以卡介苗反应性淋巴结炎最常见，以播散性卡介苗病最严重，骨髓炎极为少见。播散性卡介苗病常见于原发性免疫缺陷病患者，部分患者因播散性卡介苗病而被发现原发性免疫缺陷病[3]。播散性卡介苗病最常见的临床表现为接种部位红肿、破溃和溢脓，全身多发淋巴结肿大、皮肤包块形成和肺部病变；也可累及肝脏、脾脏和骨骼。

本病例患儿以多发骨质破坏、椎旁脓肿为主要表现，起病隐匿，完善活检后多家医院病理会诊均提示肉芽肿性炎，考虑朗格汉斯细胞组织细胞增生症可能，特殊病原感染不除外。根据病理读片结果反复调整治疗方案，先后予以化疗和抗细菌、寄生虫、真菌感染治疗，但患儿病情无好转，且有新发病灶。曾考虑结核感染，但无明确接触史，无典型结核临床表现，未找到结核入侵途径（肺部无典型结核病灶、无腋下及颈部淋巴结肿大钙化），病理切片未找到抗酸杆菌，故未优先考虑。期间患儿完善基因检查提示 STAT1 基因突变，现已有多篇文献报道 STAT1 基因突变合并播散性卡介苗病[4]，且该患儿 STAT1 基因为杂合突变，可致病但起病较纯合突变晚，可以播散性卡介苗病作为首发表现而既往无反复感染病史，以此为突破口，再次回顾病例。患儿有多发骨质破坏、椎旁脓肿、椎间隙的变窄，查 PPD 强阳性、结核干扰素试验阴性，既往卡介苗接种后有卡疤处的破溃、流脓，抗细菌、抗寄生虫、抗真菌感染治疗无好转，高度怀疑播散性卡介苗病，诊断性治疗有效进一步证实；最后再次外送病理切片找到少量抗酸杆菌病原确诊。回顾整个病例，在曲折的诊疗过程中结核感染如达摩克利斯之剑时时警惕，但因无明确接触史、病原学证据不足、缺乏其他典型临床表现故未优先考虑。小年龄儿童接触范围有限，在病原学证据不足的情况下，流行病学史对儿童结核的诊断有较大的意义。卡介苗为减毒活疫苗，BCG 接种引起的不良反应取决于多种因素，如 BCG 的活力、注射剂量、注射部位、接种年龄、免疫状态（主要）等有关，播散性卡介苗病常见于原发性免疫缺陷病患者。该患儿既往无反复感染病史，干扰了我们的判断，确诊原发性免疫缺陷病为突破口。有原发性免疫缺陷病基础的患者，结核分枝杆菌可通过接种卡介苗进入人体致病。现已有根据原发性免疫缺陷病不同类型的病原易感性，给予长期预防性抗感染性用药的方案[5]，但还需更多的临床研究支持。

针对播散性卡介苗病的治疗，应予抗 BCG 治疗，药物选择和疗程取决于免疫缺陷病类型、临床效果、药物不良反应和所用药物间的相互作用。通常经验性选择 3～4 种药品，推荐方案如下：①抗 BCG 治疗方案。异烟肼（H）10～15 mg/（kg·d），建议足量使用，最大剂量 300 mg/d；利福平（R）10～20 mg/（kg·d），最大剂量 600 mg/d；乙胺丁醇（E）20（15～25）mg/（kg·d）。根据病情可酌情选用氟喹诺酮类药品、阿米卡星、利奈唑胺、美罗培南、亚胺培南、丙硫异烟胺、克拉霉素等。②推荐疗程。强化期 2 个月，巩固期 7～16 个月不等。各期及总疗程需根据疗效及并发的免疫缺陷病而定，有的免疫缺陷病甚至需要终生服药。③BCG菌株药物敏感性模式。目前，牛分枝杆菌及所有的卡介菌亚株对吡嗪酰胺天然耐药，用药时应避免[2]。

（张祯祯　刘　聪　重庆医科大学附属儿童医院）

参考文献

[1] 陈艳萍，张继燕．关注卡介苗病[J]．中华实用儿科临床杂志，2020，35（10）：730-732．

[2] 中华医学会结核病学分会，中国防痨协会学校与儿童结核病防治专业分会．卡介苗不良反应临床处理指南[J]．中国防痨杂志，2021，43（6）：532-538．

[3] Ozsezen B，Yalcin E，Tural DA，et al.Antimycobacterial prophylaxis regarding bacillus calmette-guérin-associated complications in children with primary immunodeficiency[J].Respiratory Medicine，2022，200：106919．

[4] Fekrvand S，Yazdani R，Olbrich P，et al.Rosenzweig, antonio condino-neto, gholamreza azizi.primary immunodeficiency diseases and bacillus calmette-guérin（BCG）-vaccine-derived complications：A systematic review[J].The Journal of Allergy and Clinical Immunology：In Practice，2020，8（4）：1371-1386．

[5] Lee，Pamela Pw.Disseminated bacillus calmette-guérin and susceptibility to mycobacterial infections-implications on bacillus calmette-guérin vaccinations[J].Annals of the Academy of Medicine Singapore，2015，44（8）：297-301．

第三章

儿童感染性疾病研究热点及科研思维分析

热点分析1　手足口病住院儿童肠道病毒基因组载量与疾病严重程度的相关性

一、研究背景

病毒载量与疾病严重程度存在一定的关系。一般来讲，病毒载量越高，可能导致病程更长、症状更严重及传染性更强。但是由于病毒在体内生存的环境及个体对病毒的免疫力等因素不同，具体表现还需进一步大样本的临床研究确认。例如一项针对肺炎支原体感染的研究发现，病毒载量高的患者通常表现出更严重的病程。高载量的病毒会引起更强烈的炎症反应和组织损伤，从而导致症状加重和病情恶化，并且高病毒载量还与肺炎支原体感染的传染性增加有关，从而更容易引发传播[1]。此外，一项多中心的研究也证明流感病毒、鼻病毒、呼吸道合胞病毒和腺病毒的病毒载量均与疾病严重程度有关[2]，揭示病毒载量监测对于诊断、治疗和预防传染病具有重要的临床价值。本文拟以发表在 *EBioMedicine* 上的一篇题为 "Enterovirus genomic load and disease severity among childrenhospitalised with hand, foot and mouth disease"[3] 的文章为例，谈谈如何研究病毒基因组载量与疾病严重程度的相关性。

手足口病是一种全球性传染病，传播速度快，隐性感染比例大，易引起暴发流行。我国各地全年均有发生，每10万人中有37～205人发病，10万病人中有6～51人死于该病，其主要影响5岁以下儿童，多数病例呈自限性，仅表现为皮疹、发热等轻微临床表现，数日即可痊愈，但少数病例合并中枢神经系统并发症，可进展为心、肺衰竭甚至死亡。手足口病主要由肠道病毒A组引起，包括常见血清型EV-

A71、CV-A16、CV-A6 和 CV-A10，以及少见血清型 CV-A4、CV-A2 和 CV-A8，其中 EV-A71 导致的重症结局占多数，但近年来其他血清型引起重症病例的比例有所增加[4-5]。手足口病在亚太地区广泛流行，对公共卫生造成重大威胁，但目前尚无针对肠道病毒的特异抗病毒药物。病毒载量对于理解手足口病进展及其并发症具有重要意义。前期一项动物实验表明 EV-A71 复制速度与重症疾病存在正相关，提示病理变化主要是由病毒引起[6]，然而手足口病病例的病毒载量与其临床严重程度关系的研究鲜有报道。因此，本文开展了一项前瞻性临床病毒学研究，以阐明病毒载量与手足口病严重程度，以及其他潜在因素之间的相关性。

二、研究的总体设计及思路

本研究拟阐明手足口病肠道病毒载量与疾病严重程度的相关性，首先，确定研究对象为河南省儿童医院 2017 年 2 月 15 日至 2018 年 2 月 15 日期间手足口病患病儿童，并收集了患者的人口特征、既往病史、住院期间的临床资料及入院时的临床样本，共计 1840 例。其次，对采集的临床样本进行检测，本研究的样本类型为咽拭子，经标准化采集，使用 real-time RT-PCR 或 nested RT-PCR 对样本中的肠道病毒载量进行检测，通过定量 PCR 的 Ct 值来评估样本中的病毒载量。再次，制订纳排标准，本研究逐步排除了不确定血清型病例、混合感染病例、肠道病毒阴性病例、病例数少于 20 的特定血清型病例及 Ct 值无效的病例，确定最终入组的病例为 1109 例，包含了 CV-A6、CV-A16、EVA71、CV-A10、CV-A4、CV-A2 等常见及少见血清型（图1）。然后，定义严重手足口病：中枢神经系统并发症，使用了系统性皮质类固醇或静脉注射免疫球蛋白，需要进入重症监护室，住院时间超过 5 天。最后，进行统计学分析，本研究主要采用了 Cochran-Armitage 趋势检验分析 4 种二元临床严重程度结局与病毒基因组载量的相关性。

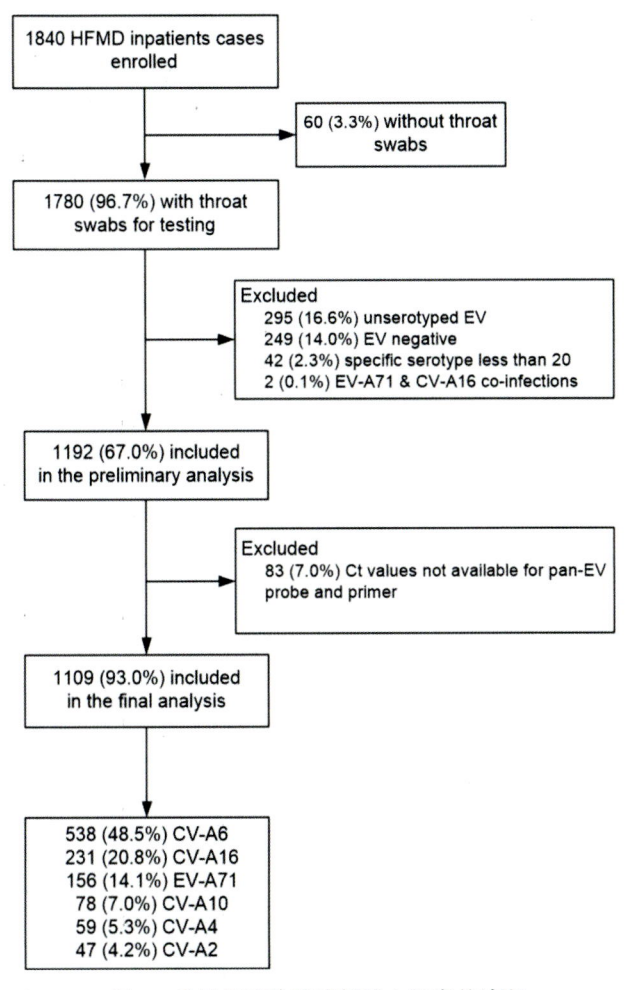

```
1840 HFMD inpatients cases
         enrolled
            │
            ├──────→ 60 (3.3%) without throat swabs
            ↓
1780 (96.7%) with throat
   swabs for testing
            │
            ├──────→ Excluded
            │        295 (16.6%) unserotyped EV
            │        249 (14.0%) EV negative
            │        42 (2.3%) specific serotype less than 20
            │        2 (0.1%) EV-A71 & CV-A16 co-infections
            ↓
1192 (67.0%) included
 in the preliminary analysis
            │
            ├──────→ Excluded
            │        83 (7.0%) Ct values not available for pan-EV
            │        probe and primer
            ↓
1109 (93.0%) included
  in the final analysis
            ↓
538 (48.5%) CV-A6
231 (20.8%) CV-A16
156 (14.1%) EV-A71
 78 (7.0%) CV-A10
 59 (5.3%) CV-A4
 47 (4.2%) CV-A2
```

图 1　手足口病住院病例纳入研究的流程

三、主要研究结果及科学意义

1．入组病例基本情况　本研究最终有 1109 例被纳入研究，其中小于 5% 的病例有潜在的疾病或出生体重偏低，小于 10% 的病例出生时早产，但均无病例患有潜在的导致免疫功能低下的疾病。42% 的 EV-A71 检测阳性的患者年龄小于 2 岁，而对于其他血清型，超过一半的患者小于 2 岁。除 EV-A71 外，其他血清型需要 ICU 住院的患者比例均小于 5%，而伴有中枢神经系统并发症，需要全身皮质类固醇或静脉免疫球蛋白（intravenous immunoglobulin，IVIG），住院时间＞5 天的患者比例普遍大于 5%（表 1）。

表 1　纳入本研究的手足口病住院患者的特征

Characteristics	EV-A71 (N=156)	CV-A6 (N=538)	CV-A16 (N=231)	CV-A10 (N=78)	CV-A4 (N=59)	CV-A2 (N=47)	P values
Age, years	2.2 (1.5～3.4)	1.4 (1.1～2.3)	1.8 (1.4～2.7)	1.6 (1.2～2.3)	1.7 (1.3～2.7)	1.5 (1.2～2.3)	<0.001
Age group							
0～1 years	65 (42)	375 (70)	130 (56)	53 (68)	39 (66)	31 (66)	<0.001
2～14 years	91 (58)	163 (30)	101 (44)	25 (32)	20 (34)	16 (34)	
Male	100 (64)	332 (62)	156 (68)	50 (64)	40 (68)	34 (72)	0.51
Rural residence							
Parents' education	59 (38)	140 (26)	81 (35)	30 (38)	18 (31)	5 (11)	<0.001
Parents' education							
High School or below	76 (49)	190 (35)	93 (40)	31 (40)	25 (42)	11 (23)	0.013
Junior College or above	80 (51)	348 (65)	138 (60)	47 (60)	34 (58)	36 (77)	
Underlying medical conditions*	5 (3)	7 (1)	3 (1)	2 (3)	2 (3)	0 (0)	0.33
Premature birth†	7 (4)	18 (3)	14 (6)	6 (8)	2 (3)	4 (9)	0.25
Low birthweight‡							
Major feeding ways within 6 months after birth	6 (4)	15 (3)	9 (4)	3 (4)	2 (3)	1 (2)	0.95
Major feeding ways within 6 months after birth							
Breast feeding	115 (74)	383 (71)	171 (74)	52 (67)	44 (75)	35 (74)	0.81
Non-breast feeding	41 (26)	155 (29)	60 (26)	26 (33)	15 (25)	12 (26)	
Diagnosed as CNS complications	63 (40)	38 (7)	8 (3)	8 (10)	10 (17)	6 (13)	<0.001
Require special treatment§	74 (47)	52 (10)	15 (6)	8 (10)	11 (19)	6 (13)	<0.001
ICU admission	32 (21)	7 (1)	2 (1)	3 (4)	2 (3)	0 (0)	<0.001
LOS＞5 days	68 (44)	79 (15)	26 (11)	13 (17)	12 (20)	5 (11)	<0.001

数据为 n (%) 或中位数 (IQR)。缩写：CNS，中枢神经系统；ICU，重症监护室；LOS，住院

时间。P 值通过 Fisher 精确估计检验（ICU 入院、潜在疾病、早产和低出生体重）、卡方检验（所有其他分类特征）和 Wilcoxon 秩和检验（年龄）估计。

[*] 这些潜在的疾病包括癫痫（4 例）、脑损伤（3 例）、佝偻病（3 例）、腺样体肥大（3 例）、发育迟缓（2 例）、颅神经损伤（1 例）、进行性肌肉萎缩症（1 例）、结节性硬化（1 例）和肾融合（1 例）。

[†] 定义为在孕期 37 周之前出生。

[‡] 定义为出生体重低于 2500 g。

[§] 定义为在住院期间接受全身性皮质类固醇或静脉免疫球蛋白治疗。

2. 病毒载量与时间的相关性　分析结果显示 6 种血清型的病毒载量随着疾病发作后时间的延长而逐渐下降，这种趋势在 CV-A6、CV-A10 和 CV-A4 血清型病例中具有统计学意义（图 2）。此外，在敏感性分析中，咽拭子检测结果为阴性但粪便检测 EV-A71 或 CV-A16 阳性的病例，EV-A71 和 CV-A16 的病毒载量仍呈现随时间延长而呈现下降的趋势，且具有统计学意义（图 3）。

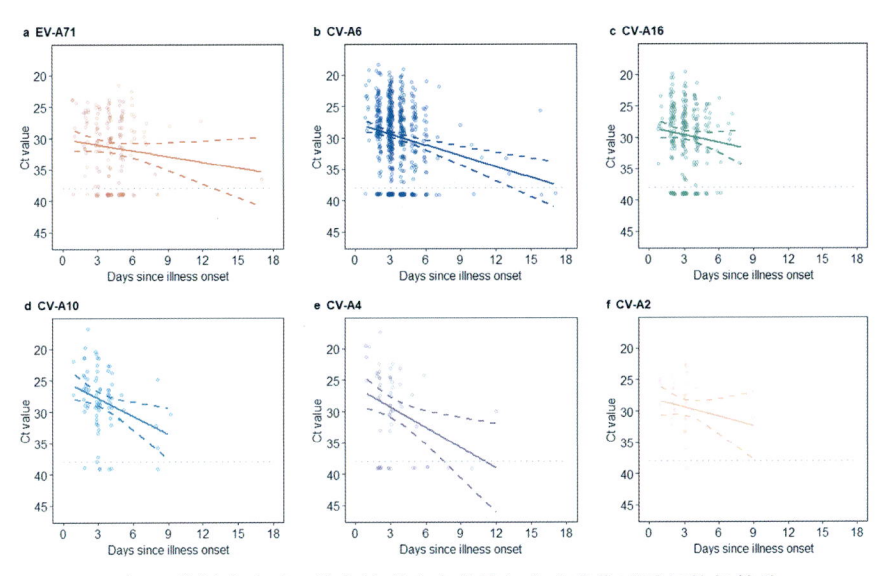

图 2　分析发病后 6 种血清型病毒载量与疾病发作后时间的相关性

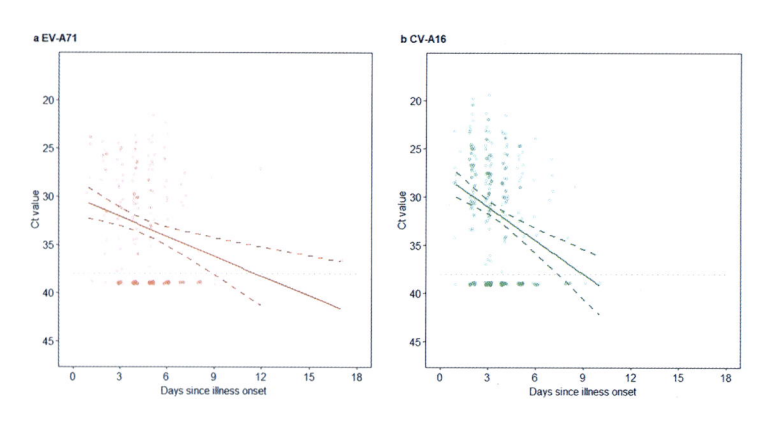

图3 敏感性分析中，EV-A71和CV-A16血清型病毒载量与手足口病发病后时间的相关性

3. 病毒基因组载量与疾病严重程度的相关性 Cochran-Armitage 趋势检验分析结果显示感染 EV-A71 的患者中，病毒基因组载量与出现 4 种疾病严重结局显著相关（图4）。同样，在感染 CV-A6 的患者中，随着病毒基因组载量的增加，需要系统性皮质类固醇或 IVIG 治疗的风险也显著增加（图4）。其他血清型（CV-A16、CV-A10、CV-A4 和 CV-A2）的患者中，临床严重结局与病毒基因组载量类别之间无显著相关性。

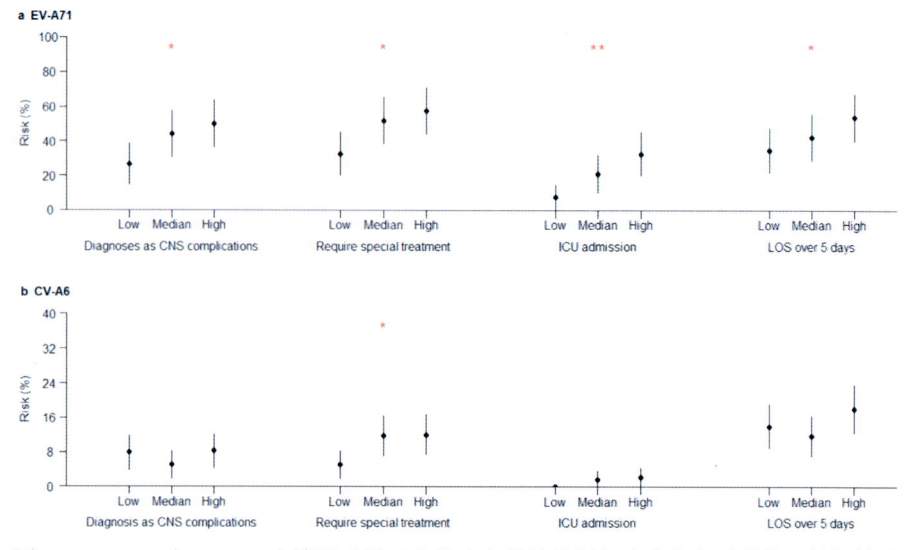

图4 EV-A71 和 CV-A6 血清型手足口病的病毒载量类别与疾病临床严重结局的相关性

点表示临床上更严重结局的风险，线表示95%置信区间。一颗和两颗红星分别表示 P 值

小于 0.05 和 0.01。EV-A71 的基因载量类别根据 Ct 值分类如下：Low：≥ 34.4；Median：28.3～34.3；High：< 28.3。CV-A6 的基因组负荷类别根据 Ct 值划分如下：Low：≥ 31.2；Median：26.7～31.1；High：< 26.7。

在调整年龄、居住类型和父母最高教育程度后的多变量分析中，感染 EV-A71 的儿童中，调整后的风险比（ORs）点估计在所有 4 种疾病严重标志中随着病毒基因载量类别呈现增加的趋势，而且病毒基因载量较高与出现 4 种疾病严重临床结局的风险显著相关（表 2）。同样的，在调整后感染 CV-A6 的患儿中，病毒载量仍然与需要系统性皮质类固醇或 IVIG 治疗显著相关。而 CV-A16、CV-A10、CV-A4 和 CV-A2 的病毒基因载量与发生 4 种疾病严重临床结局无显著相关。

表 2 调整后的 EV-A71、CV-A6 病毒载量与疾病临床严重结局的相关性

Outcome Genomic load category*	EV-A71		CV-A6	
	Adjusted OR†	P value	Adjusted OR†	P value
Diagnoses as CNS complications				
Low	Reference	…	Reference	…
Medium	2.16 (0.93~4.99)	0.07	0.61 (0.25~1.46)	0.27
High	3.42 (1.44~8.12)	0.005	1.06 (0.49~2.28)	0.89
Require special treatment‡				
Low	Reference	…	Reference	…
Medium	2.23 (1.00~4.99)	0.05	2.50 (1.11~5.64)	0.03
High	3.27 (1.42~7.51)	0.005	2.59 (1.16~5.81)	0.02
ICU admission				
Low	Reference	…	Reference	…
Medium	3.26 (0.95~11.20)	0.06	NA§	NA§
High	7.73 (2.25~26.53)	0.001	NA§	NA§
LOS over 5 days				
Low	Reference	…	Reference	…
Medium	1.37 (0.61~3.07)	0.44	0.84 (0.45~1.56)	0.58
High	2.57 (1.13~5.84)	0.02	1.36 (0.77~2.40)	0.29

缩写：Ct，循环阈值；OR，优势比；CNS，中枢神经系统；ICU，重症监护室；LOS，住院时间。

*EV-A71 的基因载量类别根据 Ct 值进行分类，如下所示：low，≥ 34.4；medium，28.3 ~ 34.3；and high，< 28.3。CV-A6 的基因载量类别是根据循环阈值（Ct 值）进行分类，具体如下：low，≥ 31.2；medium，26.7 ~ 31.1；and high，< 26.7。

†根据年龄、居住类型和父母最高教育水平对 OR 值进行了调整。

‡定义为在住院期间接受全身性糖皮质激素或静脉免疫球蛋白。

§低基因载量的病例没有入住 ICU，因此无法建立可靠的模型。

此外，将敏感性分析中的发病与标本采集之间的时间间隔和样本采集前的全身性皮质类固醇激素使用纳入多变量回归模型，仍然存在 EV-A71 病毒基因组载量较高与发生严重临床结局风险增加明显相关的现象。

总的来说，本研究揭示了 EV-A71 病毒载量与诊断为中枢神经系统并发症、接受激素或免疫球蛋白治疗、入住重症监护室和住院时长超过 5 天等 4 种严重临床结局的风险相关；CV-A6 的病毒载量与严重临床结局的风险可能相关，但需要更大的样本量证实。该研究为今后深入研发特异性抗病毒药物、减少肠道病毒载量、减轻手足口病的临床严重程度提供了科学证据。研究结果支持早期使用有效的抗病毒药物，可能改善 EV-A71 所致手足口病的临床预后。

四、研究亮点解读

1. 纳入的病例数足够支撑研究结论　在针对手足口病致病病毒基因载量与疾病临床严重结局的研究方向上，本研究招募了 1840 例手足口病患儿，是迄今为止入组病例最多的前瞻性队列研究，得出了 *EV-A71* 基因载量与 4 种临床严重结局显著相关的结论。尽管该结论与之前的某些报道并不一致，但鉴于该研究的入组例数较多、研究设计和统计分析策略更为科学，本研究的结论更为可靠。

2. 排除其他因素的干扰提高本研究的可信度　病毒载量与疾病严重程度相关性分析受多种因素的影响，如年龄、生活环境、生活习惯、干预措施等。本研究在统计学分析时，调整了年龄、居住类型、父母最高教育程度、发病与标本采集时间间隔、标本采集前药物使用等因素的影响，使得本研究的结果和结论可信度更高。

3. 提出了本领域未来的研究方向　一项优秀的临床研究，不仅有新颖的选题、科学的设计、恰当的分析方法、重要的临床意义，而且能为后续的研究指明方向。本文在讨论部分谈到鉴于严重的手足口病患者可能有长期后遗症，检查急性期病毒载量与长期后遗症风险之间的相关性也是非常有意义的。此外，本研究未观察到 CV-A16、CV-A10、CV-A4 和 CV-A2 病毒载量与疾病严重程度的相关性，作者推测可能是因为样本量不足，也可能是这些非 EV-A71 肠道病毒表现出不同的致病机制，未来需要加强对非 EV-A71 肠道病毒进行更多的临床－病理学研究。

五、给我们的启示

1. 临床研究中样本量非常重要　样本量的估计是临床研究科学设计的重要内容。任何科学研究都要具有可重复性原则，其目的是要排除偶然因素的影响，得出科学的、真实的、规律性的结论。在临床研究中，样本量越小，抽样误差越大；若样本量不足，可重复性差，检验效能低，不能排除偶然因素的影响，其结论就缺乏科学性及真实性；若样本量过大，实验条件难以控制，容易造成人力、物力和时间上的浪费。病毒载量与手足口病严重临床结局的相关性研究在本文发表之前已有报道，其结论与本研究并不一致，但本文仍然得到了审稿专家的认可，发表在了一个高水平的期刊上，这其中的重要原因在于入组本研究的样本量足够，得出的结论更加真实可信。

2. 敏感性分析是临床研究的重要部分　临床研究统计分析结果的可靠性取决于所用分析方法是否正确及方法背后的假定是否成立。因此，研究者通常会改用其他分析方法、改变假定条件再次分析数据，以考察结果是否改变及改变的程度，此即敏感性分析。敏感性分析的目的不是筛选最有利的结果，而是考察结论的稳定性。因此，论文中应报告所有的敏感性分析结果。当敏感性分析结果与主要分析结果一致时，可将其作为附表或附图，正文中简要说明当前的结论是稳健的即可。当敏感性分析结果与主要分析结果不一致时，说明主要分析的结果并不稳健，建议在结果部分直接呈现敏感性分析结果，以引起读者的注意与思考，并在讨论部分分析、解释可能的原因，如有需要，还应进行模拟研究。本研究也在确定研究结论时使用了敏感性分析，纳入了发病与标本采集时间间隔、标本采集前使用全身性皮质类固醇等因素的影响，使本研究的结论更为可靠。

六、专家点评

EBioMedicine 同期邀请美国临床研究中心的 Stephen K Tyring 以"手足口病：肠道病毒载量和疾病严重程度"为题，撰写了专家评述，指出"这是为数不多且规模最大的手足口病患者肠道病毒基因组载量与其临床严重程度关系的研究，研究结果有助于我们理解手足口病肠道病毒与宿主的关系。"

（陈　娟　任吉华　重庆医科大学）

注：本节展示的主要研究结果、数据、表格、图片均引用自文章"Enterovirus genomic load and disease severity among children hospitalised with hand, foot and mouth disease.EBiomedicine,2020,62：103078.doi：10.1016/j.ebiom.2020.103078."

第一作者：Chunlan Song, Yu Li, Yonghong Zhou, Lu Liang；通讯作者：Hongjie Yu.

主要研究单位：School of Public Health, Fudan University, Key Laboratory of Public Health Safety, Ministry of Education, Shanghai, China.

英文全文链接：https://pubmed.ncbi.nlm.nih.gov/33161231/

参考文献

[1] Meijuan Wang, Yuqing Wang, Yongdong Yan, et al.Clinical and laboratory profiles of refractory mycoplasma pneumoniae pneumonia in children[J].Int J Infect Dis, 2014,29：18-23.

[2] Cihan Papan, Alberto Argentiero, Ortwin Adams, et al.Association of viral load with TRAIL, IP-10, CRP biomarker signature and disease severity in children with respiratory tract infection or fever without source：A prospective, multicentre cohort study[J].J Med Virol, 2023, 95（1）：e28113.

[3] Chunlan Song, Yu Li, Yonghong Zhou, et al. Enterovirus genomic load and disease severity among children hospitalised with hand, foot and mouth disease[J]. EBioMedicine, 2020, 62: 103078.

[4] Bingyi Yang, Fengfeng Liu, Qiaohong Liao, et al. Epidemiology of hand, foot and mouth disease in China, 2008 to 2015 prior to the introduction of EV-A71 vaccine[J]. Euro Surveill, 2017, 22 (50).

[5] Yu Li, Zhaorui Chang, Peng Wu, et al. Emerging enteroviruses causing hand, foot and mouth disease, china, 2010-2016[J]. Emerg Infect Dis, 2018, 24 (10): 1902-1906.

[6] Le-le Sun, Jia-Kun Wang, Xiao-qing Cui, et al. Association of viral replication capacity with the pathogenicity of enterovirus 71[J]. Virus Res, 2014, 189: 1-7.

热点分析2 中国不同疫苗接种时间表下麻疹抗体的动态变化：一项纵向研究

一、研究背景

疫苗接种效果评估对于衡量疫苗的安全性和有效性、预防传染病扩散具有重要的意义。疫苗接种效果的评估方法包括病例对照研究、前瞻性队列研究和群组间比较研究，其中，前瞻性队列研究是一种常用的评估疫苗接种效果的流行病学方法。该研究设计从没有接种特定疫苗的个体中选取一组，观察他们的接种情况，并随访一段时间，记录其发病情况，通过对比已接种和未接种疫苗个体的发病风险，评估疫苗接种对疾病发生的影响。前瞻性队列研究常用于疫苗接种剂次的优化研究，该研究类型的优点是所获资料比较完整和准确，偏倚较小、可信度高，研究的说服力强、可证实疫苗接种策略的有效性，缺点是所需样本量较大、花费多、论文产出周期长。本文拟以发表在 *Nature Communications* 上的一篇题为"Long-term measles antibody profiles following different vaccine schedules in china, a longitudinal study"[1]的文章为例，谈谈如何通过前瞻性队列研究评估疫苗接种效果，为疫苗接种策略的优化提供依据。

麻疹（measles）是由麻疹病毒感染引起的急性呼吸道疾病，是一种自限性疾病，具有高度的传染性。自麻疹疫苗问世以来，全世界麻疹的死亡率一直在下降，一些国家已基本消灭了麻疹，但麻疹仍是造成全球幼儿死亡的主要原因之一。我国的麻疹防控也取得了巨大成就，麻疹的大规模流行基本得到控制，2014至2018年麻疹患病人数下降趋势非常明显。但2018年以来，麻疹在全球多个宣布"消除麻疹"的国家和地区死灰复燃，对全球公共卫生安全造成了"迫在眉睫的威胁"[2]。目前，婴幼儿接种安全、高效的麻疹疫苗（measles-containing vaccine，MCV）可在失去母传抗体保护后，获取抵御麻疹病毒感染的免疫力。然而自2020年以来，为限制新型冠状病毒传播和减少死亡而实施的各类干预措施干扰了全球麻疹疫苗的常规免疫接种，导致麻疹在全球卷土重来[3]，其输入我国并引起本土流行的风险也大大增加。儿童麻疹母传抗体保护的持久性、常规第一剂次MCV1/第二剂次MCV2的最佳接种年龄和第三剂次 MCV3 接种的必要性等关键科学问题尚未解决。确定儿童麻疹母传/疫苗诱导抗体的长期动态变化特征，以及不同 MCV 免疫程序下的儿童年龄、性别、麻疹易感风险等对回答这些科学问题至关重要。

二、研究的总体设计及思路

作者在本研究中需解决两个关键科学问题，一是儿童麻疹母传抗体保护的持久性，二是常规第一剂次 MCV1/第二剂次 MCV2 的最佳接种年龄和第三剂次 MCV3 接种的必要性。解决这两个科学问题的第一步是建立研究队列，为此作者联合湖南省疾控中心，在湖南省安化县开展工作建立了 1066 例的母婴队列和 4188 例的 1~9 岁儿童队列（图 1）。第二步是制订纳排标准，确定本研究的参与者，作者在本研究考虑的标准有血清样本的可得性、样本采集方法、疫苗接种卡可用性和参与者配合度。第三步是定期检测课题参与者的血清麻疹 IgG 水平，作者对母婴队列在出生时检测了母亲和新生儿的血清麻疹 IgG 水平，此后分别在 2 个月、4 个月、6 个月、12 个月、24 个月、36 个月检测新生儿血清麻疹 IgG 水平；对儿童队列，每隔 6 个月检测血清麻疹 IgG 水平。第四步是结合麻疹疫苗接种情况和血清麻疹 IgG 水平展开数据分析，作者在这里考虑的因素有疫苗接种时间、接种剂次、是否强化接种等。

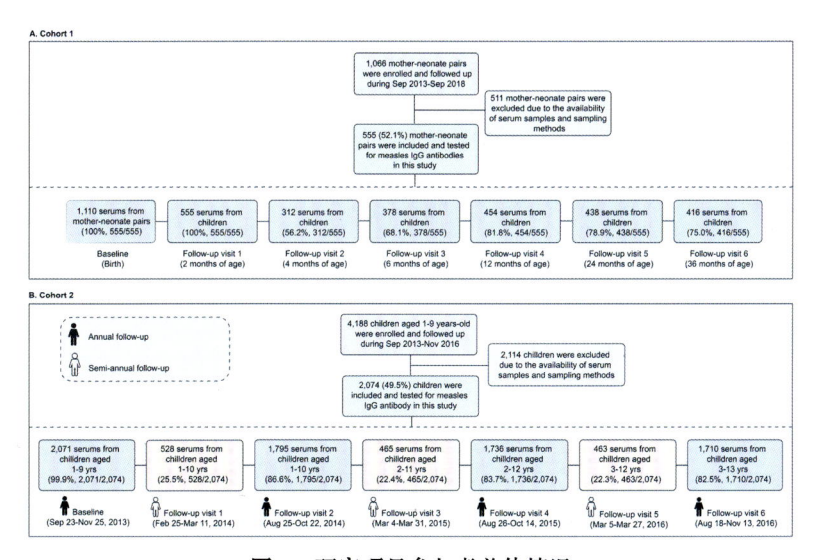

图 1　研究项目参与者总体情况

A. 母亲-新生儿队的招募和随访；B. 1~9 岁儿童队列的招募和随访。

三、主要研究结果及科学意义

1. 研究队列情况分析　本研究在排除血清样本的可得性、样本采集方法后共招募到2629例儿童，其中母婴队列555例，儿童队列2074例（图1）。受疫苗接种卡可用性和参与者配合度的限制，仅记录了1741例（66.2%）研究参与者的免疫记录。其中，310例儿童没有每剂MCV接种时间点的记录。在1431例有完整免疫记录的儿童中，834例（58.3%）儿童在8月龄时接种了MCV1，300例（21.0%）儿童分别在8月龄和18月龄时接种了两次常规MCV剂量。在参与强化免疫活动的565例儿童中，387例（68.5%）儿童在8～18月龄接种两次常规MCV剂量和一次额外的补种剂量；34例（6.0%）儿童在2～5岁接种了两次常规MCV剂量和一次额外的补充剂量。

2. 血清麻疹IgG抗体的影响因素　作者为了明确血清麻疹IgG抗体的影响因素，使用了广义线性混合模型（generalized linear mixed model，GLMM）进行了多变量回归分析，考虑的变量有年龄、性别、孕龄、生产方式、出生体重、喂养方式、接种剂次等。分析结果显示仅发现两个与儿童麻疹特异性IgG抗体相关的具有统计学意义的因素：年龄和MCV剂量数，MCV1与未接种疫苗相比$P<0.001$；MCV2与未接种疫苗相比$P<0.001$，特别是IgG抗体浓度随着年龄的增长而降低（$P<0.001$）（表1）。

表1　GLMM分析影响血清麻疹IgG抗体水平的影响因素

Characteristics	No. of participants	Univariate analysis		Multivariate analysis	
		β (95% CI)	P-value	β (95% CI)	P-value
Age, months	300	0.03 (0.03, 0.04)	4.6e-30	-0.03 (-0.04, -0.03)	6.0e-18
Sex					
Female	156	Reference	—	Reference	—
Male	154	-0.03 (-0.23, 0.17)	0.777	-0.02 (-0.20, 0.17)	0.862

续表

Characteristics	No. of participants	Univariate analysis		Multivariate analysis	
		β (95% CI)	P-value	β (95% CI)	P-value
Gestational age					
Preterm birth	18	Reference	-	Reference	-
Full-term birth	272	-0.09 (-0.51, 0.34)	0.693	0.08 (-0.32, 0.48)	0.682
Post-term birth	10	-0.18 (-0.84, 0.48)	0.596	0.03 (-0.59, 0.65)	0.926
Mode of delivery					
Vaginal delivery	188	Reference	-	Reference	-
Caesarean section	112	-0.03 (-0.24, 0.18)	0.775	-0.01 (-0.20, 0.18)	0.927
Birth weight, grams					
Log-transformed weight	300	-0.64 (-1.36, 0.09)	0.087	-0.45 (-1.14, 0.24)	0.198
Breast-feeding					
No	30	Reference	-	Reference	-
Yes	270	-0.08 (-0.43, 0.27)	0.657	-0.02 (-0.35, 0.30)	0.892
Number of doses*					
0 (i.e., non-vaccination)	204	Reference	-	Reference	-
1 (i.e., MCV1)	203	1.97 (1.75, 2.19)	1.2e-75	2.31 (2.08, 2.54)	8.8e-94
2 (i.e., MCV2)	279	1.93 (1.77, 2.09)	5.6e-133	3.02 (2.71, 3.32)	3.6e-108

*参与者数量可能不会达到300例，因为1例参与者可能会进行重复测量。

3. 儿童麻疹母传抗体和常规免疫程序下MCV1/MCV2诱导抗体的长期动态变化特征　作者按年龄拟合抗体浓度的动力学曲线，首先从母传抗体的动力学变化情况观察到儿童麻疹 IgG 抗体几何平均浓度从 0～1 个月时的 Log 6.8 下降到 6～7 个月的 Log 3.4（图 2 A）；根据广义加性混合模型，IgG 抗体浓度降至保护阈值 200 mIU/mL 以下的平均时间为 2.4 个月（图 2 B）；在 8.0 个月时，IgG 抗体浓度达最低值 Log 2.8，揭示儿童麻疹母传抗体可提供的免疫保护仅持续 2.4 个月。

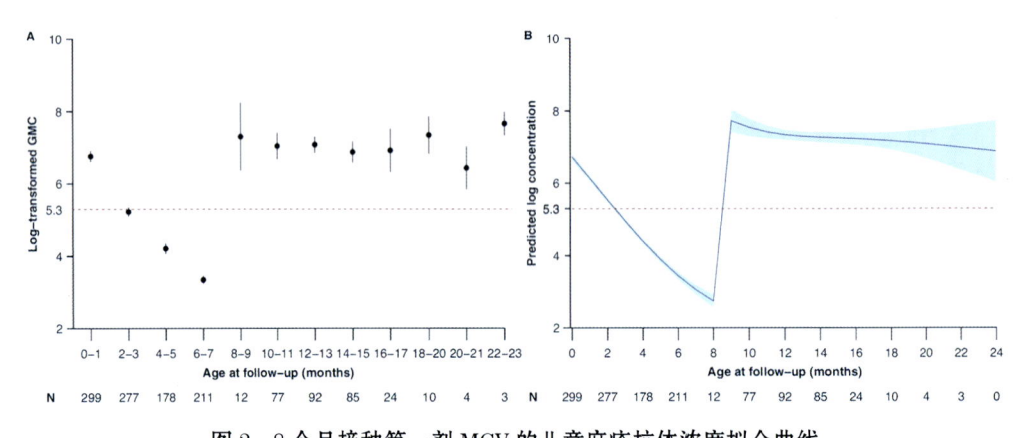

图 2　8 个月接种第一剂 MCV 的儿童麻疹抗体浓度拟合曲线

A. 观察到的麻疹抗体浓度 Log 转换值；B. 使用广义加性混合模型拟合的参数值推断的麻疹抗体浓度 Log 转换值；水平的红色虚线指麻疹抗体保护阈值 200 mIU/mL。

其次，分析了接种 MCV1 后抗体动力学变化情况，发现 8 月龄时接种 MCV1 疫苗后，IgG 抗体浓度从 8 个月时的 Log 2.8 逐渐增加到 9 个月时的 Log 7.3（图 2 A）。使用 6 月龄和 24 月龄婴儿（$n=69$）的配对血清样本，估计 8 月龄接种 MCV1 后发生血清转换或 IgG 抗体增加四倍的儿童比例为 98.6%。通过使用广义加性混合模型拟合的参数值推断 24 月龄以上的抗体动力学变化，估计在 MCV1 接种后 53 个月（即 5.1 岁），IgG 抗体浓度将降至 200 mIU/mL 的保护阈值以下（图 3）。表明儿童于 8 月龄接种第 1 剂次 MCV 疫苗，其麻疹 IgG 抗体浓度显著增高，并可保护儿童至 5.1 岁。

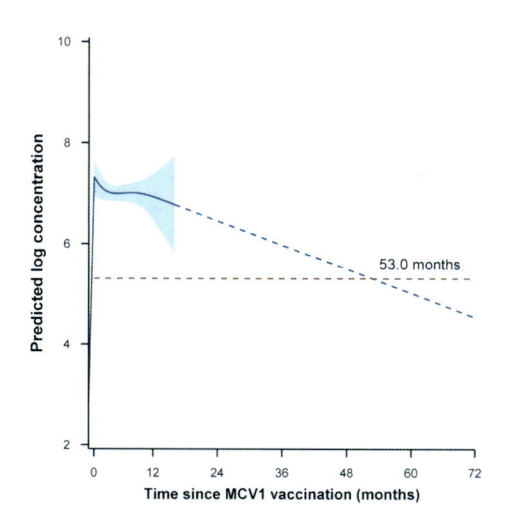

第三章　儿童感染性疾病研究热点及科研思维分析

图3　广义加性混合模型模拟MCV1接种后麻疹抗体浓度Log转换值变化曲线

注：水平的红色虚线指麻疹抗体保护阈值200 mIU/mL。

再次，分析了接种MCV2后抗体动力学变化情况，在18月龄时接种MCV2的参与者中，我们发现IgG抗体浓度在接种后1个月达到峰值（19个月时为3378 mIU/mL），IgG抗体浓度在剩余随访中保持在200 mIU/mL的保护阈值以上（MCV2后约9.4年）（图4）。此外，模拟的IgG抗体浓度变化显示，接种MCV2疫苗12.8年后（即14.3岁），IgG抗体将降至保护阈值以下，表明常规两剂次MCV诱导抗体仅可保护儿童至其14岁。

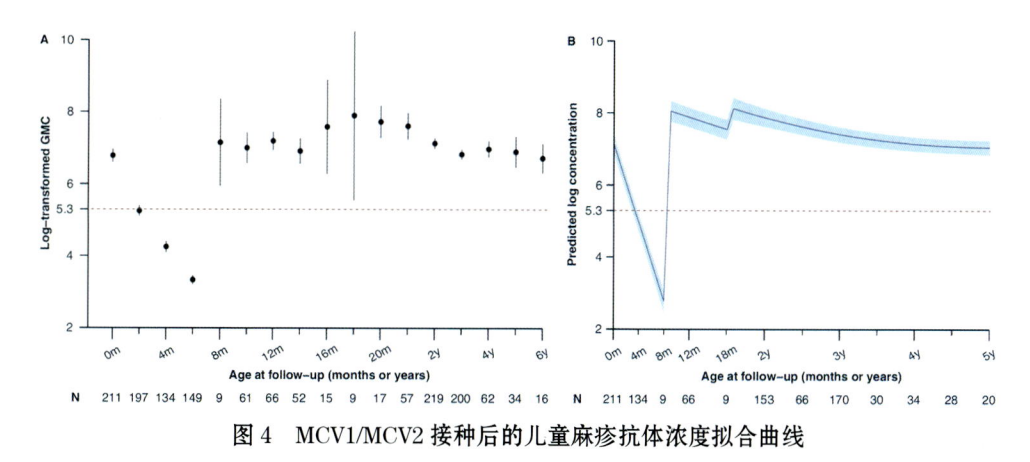

图4　MCV1/MCV2接种后的儿童麻疹抗体浓度拟合曲线

A. 观察到的麻疹抗体浓度Log转换值；B. 使用广义加性混合模型拟合的参数值推断的麻疹抗体浓度Log转换值；水平的红色虚线指麻疹抗体保护阈值200 mIU/mL。

最后，作者分析了在常规接种剂量基础上补充接种后抗体动力学变化情况，发现常规疫苗接种组和补充疫苗接种组 IgG 平均浓度随年龄的增长而下降，但在同一年龄段内，无论几岁接种补充疫苗，补充疫苗组的 IgG 平均浓度普遍高于常规疫苗接种（图5）。此外，作者还发现，自儿童出生第3年以来，他们的血清抗体转阴累计发生率随着年龄的增长而持续增加（图6）。

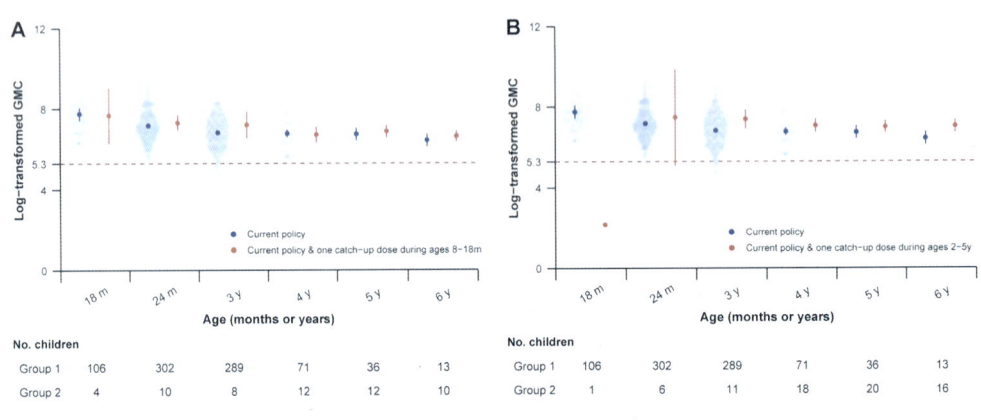

图 5　疫苗接种后麻疹抗体的浓度

A. 在 8～18 个月接受 MCV1/MCV2 接种并在此期间接受补充接种的儿童麻疹抗体浓度 Log 转换值；B. 接受两剂疫苗接种或接受两剂疫苗接种并在 2～5 岁接受补充疫苗接种的儿童麻疹抗体浓度 Log 转换值。Group1：8～18 个月接受 MCV1/MCV2 接种的儿童；Group2：接受两剂疫苗接种并在 8 个月至 5 岁接受补充疫苗接种的儿童。

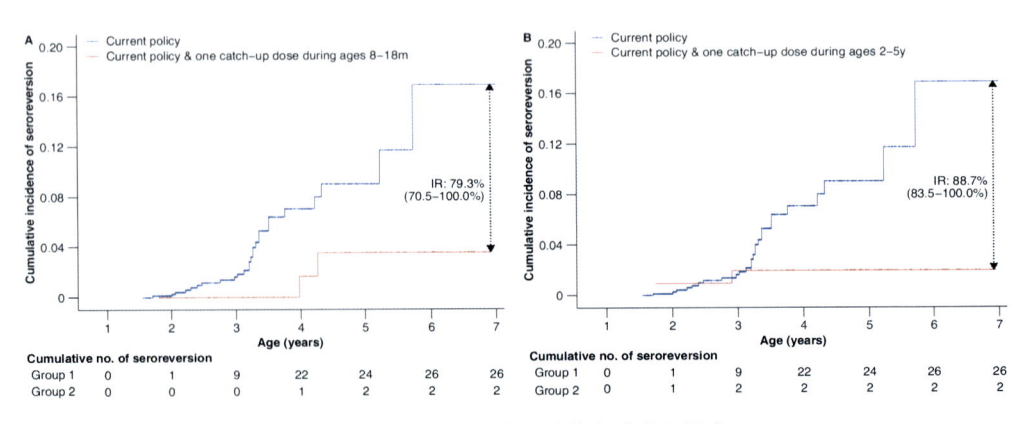

图 6　接受 MCV 后麻疹抗体血清学阴转率

Group1：8～18 个月接受 MCV1/MCV2 接种的儿童；Group2：接受两剂疫苗接种并在 8 个月至 5 岁接受补充疫苗接种的儿童。

总之，以上研究结果为优化当前常规两剂次 MCV 初种／复种年龄，实行第三剂次 MCV 接种的必要性提供理论依据，也可为我国未来在加速麻疹消除进程或应对麻疹疫情暴发过程中制订相应的强化免疫策略提供直接科学的证据。

四、研究亮点解读

1. 在选题方面 作者文献调研发现，中国人群麻疹免疫力近年来持续下降；此外，本文研究正值 2019 新型冠状病毒（COVID-19）大流行期间，疫苗供应不足、疫苗免疫失败、疫苗犹豫及免疫活动暂停或延迟导致了全球麻疹暴发的风险增加，进一步导致麻疹输入风险显著增加，这些因素叠加，预示着麻疹暴发的风险会增加。基于此，作者认为有必要研究母源性免疫和疫苗源性免疫的动力学，以得出接种常规 MCV 剂量的目标年龄，并建立或完善补种疫苗时间表。因此，该研究具有重要的现实意义。

2. 在研究设计方面 麻疹的易感人群是新生儿、儿童和老年人，作者评估了从出生到 11 岁年龄段新生儿或儿童的母源性或免疫源性抗体的动力学变化，研究参与者基本覆盖了麻疹主要易感人群。作者团队根据目的不同定期采集研究参与者的血样本并检测抗体浓度，既满足了确定母源性抗体的持续保护时间，也明确了 MCV1/MCV2 后抗体动态变化规律。纳入的研究对象中还包含了强化疫苗接种的儿童，以确定补充疫苗接种的有效性和必要性。

3. 在数据分析方面 作者在按年龄拟合抗体浓度的动力学曲线之前，考虑到个体异质性对免疫反应的影响，使用了 GLMM 进行多变量回归分析以确定与儿童麻疹特异性 IgG 抗体相关的因素。GLMM 是广义线性模型（generalized linear model，GLM）和线性混淆模型（linear mixed model，LMM）的扩展形式，使得因变量不再要求满足正态分布，并同时包含固定效应和随机效应。GLMM 不仅擅长处理重复测量资料，还可以用于任何层次结构的数据。本文中的因变量包含年龄、性别、孕龄、生产方式、出生体重、喂养方式、接种剂次，既有固定有效又有随机效应，而且不满足固定效应，因此，用 GLMM 确定与儿童麻疹特异性 IgG 抗体相关的因素科学合理。此外，作者使用广义加性混合效应模型（generalized additive mixed models，GAMM）确定儿童麻疹母传抗体和常规免疫程序下 MCV1/MCV2 诱导抗体的长期动态变化特征，GAMM 模型具有以下优势：该模型可以对因变量进行各种变化，如常用的指数变化与对数变化，即因变量可以不再是服从于高斯分布，还可以服从于泊松、负二项分布等；该模型不再局限于拟合线性关系，非线性关系一样可以被拟合；该模型加入了随机效应以捕捉 unobserved factors。

五、给我们的启示

纵观该研究，研究者主要阐明了儿童麻疹母传抗体和常规免疫程序下 MCV1/MCV2 诱导抗体的长期动态变化特征，以及是否有必要补充疫苗接种，该选题的论文报道有很多，但本文仍有几点值得借鉴。

1. 在特殊背景下关注热点　疫苗接种后的抗体动态变化虽然不具有创新性方面的优势，但具有重要的现实意义，是研究的热点。高影响因子的临床文章或流行病学文章大多数是跟着热点走的，研究结果公布后，往往具有一定的影响力，也可能为临床治疗方案或疾病防控策略的调整优化提供依据。本文关注到儿童麻疹母传抗体保护的持久性、常规第一剂次 MCV1/第二剂次 MCV2 的最佳接种年龄和第三剂次 MCV3 接种的必要性展开研究，研究的结论对于优化麻疹疫苗接种时间表有重要的指导价值。此外，虽然我国的麻疹发病率总体趋势是逐年降低，但考虑到我国麻疹人群免疫力持续下降，COVID-19 大流行期间全球麻疹暴发的风险增加，麻疹输入风险增加，这些特殊背景下研究麻疹抗体动态变化特征更凸显本研究的科学意义。因此，本文更容易被高水平期刊所接收。

2. 科研设计围绕要解决的关键科学问题　做好科研设计首要的是明确拟解决的关键科学问题，此后科研设计中的确定研究对象、研究方法、研究实施过程以及对研究结果的分析等都是为解决关键科学问题服务的，得出的结论才能为解决该科学问题提供实质性的帮助，最后呈现的论文才具有较好的系统性、逻辑性和完整性，读者阅读起来才能感受到论文的行云流水。本研究在设计之初就确定了拟解决的关键科学问题，本文通讯作者是公共卫生研究领域的知名专家余宏杰教授，该科学问题也可能是其长期关注的焦点，因此进行了 42 个月的跟踪随访研究。研究的对象包括了新生儿和 1～9 岁的儿童，对于实现研究目标是必不可少的；研究实施过程中对新生儿间隔 2 个月采样，对儿童间隔半年采样，并选择 GLMM 进行数据分析，对于明确麻疹抗体浓度的影响因素,拟合母传抗体和疫苗接种后抗体的动力学曲线,确定MCV1/MCV2的最佳接种年龄和MCV3接种的必要性十分契合。

3. 不回避研究的不足　我们注意到作者在讨论部分花了很大的篇幅来阐述自己研究的局限性,其实这是对自己研究进行批判性的思考分析,自己主动交代这些局限性,不刻意回避问题可以很好地避免被审稿专家揪出来而拒稿。阐述研究的局限性有多种理由:①提供全面的观点。研究可能存在一些局限或限制,写明局限性可以帮助读者全面了解研究的范围和适用性。这样,读者就不会过高地评估研究的结果,而是能更准确地了解研究对于解决问题的可能限制。②保持科学诚实性。在研究过程中难免会遇到一些困难或问题,结果可能受到限制。诚实地描述这些局限性能够增加研究的可信度,并展示出作者的科学诚实。③指导未来研究方向。通过明确研究的局限性,可以为以后的研究提供指引和启发。其他研究人员可以根据已知的局限性和问题进一步研究,填补研究领域的空白,促进科学的持续发展。④避免误导读者。写明研究的局限性可以帮助读者避免得出过分一般化的结论或误导性的解读。读者可以更好地理解研究的边界和应用条件,并根据实际情况判断其适用性。

六、专家点评

疫苗接种免疫反应的持久性历来是传染病防控关注的重点,该研究通过对新生儿和儿童的血清麻疹IgG抗体水平设计纵向研究队列,基本明确了母传抗体的保护时间、MCV1/MCV接种后抗体动态变化特征及补充接种麻疹疫苗的有效性,揭示MCV1接种应该提前到8月龄以下,中国推荐的两剂常规疫苗接种计划可以在儿童的童年和青春期提供有效的保护,补充免疫应优先考虑错过常规疫苗接种的易感儿童,研究成果将为完善我国麻疹疫苗接种策略的科学决策提供指导意见。

（陈　娟　任吉华　重庆医科大学）

注:本节展示的主要研究结果、数据、表格、图片均引用自文章"Long-term measles antibody profiles following different vaccine schedules in china, a longitudinal stud.Nat Commun, 2023, 14（1）:1746.doi:10.1038/s41467-023-37407-x."

第一作者:Qianli Wang, Wei Wang, Amy K.Winter, Zhifei Zhan;通讯作者:Hongjie Yu.

主要研究单位：School of Public Health, Fudan University, Key Laboratory of Public Health Safety, Ministry of Education, Shanghai, China.

英文全文链接：http s://pubmed.ncbi.nlm.nih.gov/36990986/

参考文献

[1] Qianli Wang, Wei Wang, Amy K Winter, et al.Long-term measles antibody profiles following different vaccine schedules in china, a longitudinal study[J].Nat Commun, 2023, 14（1）：1746.

[2] Minal K Patel, Laure Dumolard, Yoann Nedelec, et al.Progress toward regional measles elimination-worldwide, 2000-2018[J].MMWR Morb Mortal Wkly Rep, 2019, 68（48）：1105-1111.

[3] Debarati Guha-Sapir, Maria Moitinho de Almeida, Mory Keita, et al.COVID-19 policies：Remember measles[J].Science, 2020, 369（6501）：261.

热点分析3　基因单核苷酸多态性与儿童肺炎支原体肺炎易感性的相关性研究

一、研究背景

单核苷酸多态性（single nucleotide polymorphisms，SNPs）是指在基因组水平上由单个核苷酸的变异（包括置换、颠换、缺失和插入）所引起的DNA序列多态性。SNPs广泛分布于整个基因组，是人类可遗传变异中最常见的一种变异，占90%以上，其总数可达300万个甚至更多。尽管理论上讲，SNPs既可能是二等位多态性，也可能是三等位或四等位多态性，但后者的数量极少；通常所说的SNPs均是指二等位。二等位的SNPs意味着检测时其结果非此即彼，不需要分析片段长度等，十分利于自动化检测。由于SNPs具有已知性、可遗传性、可检测性，因此被广泛应用于疾病基因的定位、克隆和鉴定，评估不同个体的疾病和药物的敏感性等。

近年来，为了充分考虑患者的遗传因素，改变传统的经验性诊疗模式，实现可预知的、精准的个体化诊疗，越来越多的医院开展了SNPs检测。助力临床医师完善个体化诊疗的同时，SNPs检测也为临床医生提供了新的研究策略。笔者拟以2022年发表在 *Frontiers in Public Health* 上一篇题为"Novel functional eQTL-SNPs associated with susceptibility to mycoplasma pneumoniae pneumonia in children[1]"的文章为例，谈谈如何以SNPs位点为切入点展开儿童相关疾病研究。

该论文是一项基于肺炎支原体肺炎（MPP）儿童队列的研究。肺炎支原体（MP）是引起人类呼吸道感染的主要病原体。MPP是社区获得性肺炎（community-acquired pneumonia，CAP）的主要病因，尤其在儿童群体。MPP会累及身体的多个部位，并导致肺外并发症，严重时甚至可能危及生命。近年来，重症MPP比例增加这一现象受到了临床医生的关注。研究儿童MPP风险因素，有利于预防和减少MPP的发生及重症率。本研究通过支原体肺炎队列，联合SNPs位点分析，寻找MPP遗传相关风险因素。

二、研究的总体设计及思路

本研究的主要目的是筛选和鉴定功能性SNPs，评估其与MPP的相关性。本研究总体设计包含两个部分,一是基于公共数据库的数据挖掘,二是基于临床队列的相关性分析验证。

在数据库部分:研究人员首先利用公共数据库MalaCards(https://www.malacards.org/)筛选出已报道的与MPP明确相关的19个基因。接下来,基于1000 Genomics Project对该19个基因进行分析共发现6257个SNPs位点,并锁定到在中国汉族人口中高频出现的315个SNPs位点。最后,联合基因表达组织学(GTEx)数据库(http://www.gtexportal.org/home/)表达数量性状位点(expression quantitative trait locus, eQTL)分析和Regulome DB数据库(http://regulomedb.org/)评分,共筛选出7个潜在的功能性SNPs。

在临床队列部分:研究人员首先建立了包含178例健康对照和100例MPP患者的儿童临床队列。利用该队列验证基于数据可挖掘的7个潜在功能性SNPs,发现其中3个SNPs[CD276的rs8032531位点;血管紧张素转化酶(ACE)的rs4316和rs4353位点]与MPP易感性密切相关。进一步检测血浆中CD276和ACE蛋白水平,分析其表达与MPP的相关性。最后,评估血浆CD276和ACE蛋白水平与MPP相关性。

总之,本研究联合公共数据库资源和儿童临床队列,系统分析了MPP遗传易感相关的SNPs。

三、主要研究结果及科学意义

1. 研究队列　首先,研究人员采用功率和样本量计算(PS)软件(3.1.2版)计算样本量。将双侧显著性水平 α 设为0.05,统计幂为0.80,变异等位基因频率为0.41(本研究中选择的eQTL SNPs对应的MAF最大值为0.4126),效应OR为2.0,结果表明至少需要132例病例和132例对照。

研究纳入了2019年10月至2021年7月在无锡市第八人民医院儿科住院的确诊为MPP的100例儿童(病例组)。所有入选病例均符合以下两个条件:①肺炎的诊断标准。发热、咳嗽、呼吸困难、肺部啰音和其他呼吸道表现,并伴有单侧或胸部影像学异常改变,提示肺的实质浸润。②MP感染的标准。通过PCR荧光探针测定的支气管肺泡灌洗液(bronchoalveolar lavage fluid, BALF)中的MP-DNA阳性和MP抗体阳性。88%的患儿IgM检测呈阳性,73%的患儿IgG检测呈阳性。同时排除代谢性疾病、良性或恶性肿瘤、自身免疫性疾病和其他呼吸道病原体感染的患者。对照组由同一时期 178 例健康体检儿童组成。病例组和对照组之间的性别和年龄比例具有可比性。研究经无锡市第八人民医院伦理委员会审查批准。

2. 与 MPP 相关的潜在 eQTL-SNPs 筛选　首先，以"肺炎支原体肺炎"为关键词，人类疾病数据库 MalaCards 中检索到 19 个与 MPP 相关的基因。随后，基于 1000 基因组计划，筛选出北京地区汉族人群中常见的 315 个 SNPs（MAF ≥ 0.05）。

接下来，使用 GTEx 数据库对肺组织中的 eQTL 进行分析，共鉴定到 77 个与 MPP 相关基因差异表达相关的 eQTL-SNPs。进一步，采用 Regulome DB 预测所选 SNPs 的潜在功能（Regulome DB 得分 ≤ 2）。基于 Ensembl 数据库（http://www.ensembl.org/）进行连锁不平衡分析（linkage disequilibrium analysis, LD）保留具有高 LD（$r^2 ≥ 0.8$）的 SNPs。最终得到 7 个功能性 eQTL-SNPs，并被纳入下一阶段的基因分型（图 1）。

最后，从外周血中提取基因组 DNA，并使用 TaqMan 等位基因鉴别方案进行基因分型。

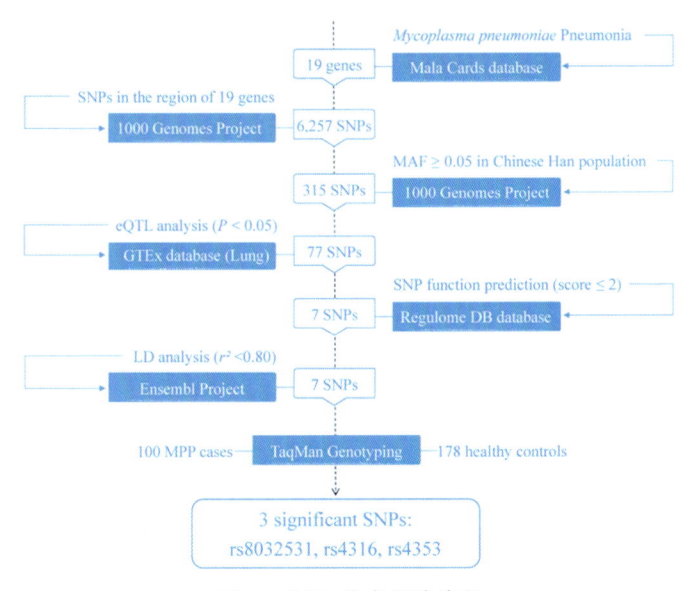

图 1　SNPs 位点筛选流程

3. 候选 eQTL-SNPs 与 MPP 风险的相关性分析　在 GTEx 数据库中进一步分析了 7 个候选 SNPs，其中 CD276 中的 rs8032531 变异体 G 等位基因（OR = 1.67，95%

CI=1.12～2.49，P=0.012）、ACE 中的 rs4316 变异体 T 等位基因，（OR=2.05，95% CI=1.40～2.99，P<0.001）和 ACE 中的 rs4353 变异体 G 等位基因，（OR=2.26，95% CI=1.55～3.29，P=0.001）与 MPP 风险增加显著相关（表1）。

表1 不同遗传模型下3个显著 SNPs 与 MPP 风险的相关性

SNPs	Genotypes	Cases,n（100%）	Controls,n（100%）	Adjusted OR（95% CI）[a]	p[a]
rs8032531	AA	23（23.00%）	71（39.89%）	1（ref.）	
	AG	64（64.00%）	89（50.00%）	2.28（1.28～4.05）	0.005
	GG	13（13.00%）	18（10.11%）	2.24（0.94～5.31）	0.068
	Dominant model			1.31（0.61～2.84）	0.488
	Recessive model			2.27（1.30～3.98）	0.004
	Additive model			1.67（1.12～2.49）	0.012
rs4316	TT	26（26.00%）	82（46.07%）	1（ref.）	
	TC	53（53.00%）	79（44.38%）	2.11（1.19～3.72）	0.010
	CC	21（21.00%）	17（9.55%）	4.12（1.87～9.09）	<0.001
	Dominant model			2.67（1.32～5.43）	0.006
	Recessive model			2.45（1.43～4.21）	0.001
	Additive model			2.05（1.40～2.99）	<0.001
rs4353	GG	19（19.00%）	72（40.45%）	1（ref.）	
	GA	51（51.00%）	84（47.19%）	2.37（1.28～4.41）	0.006
	AA	30（30.00%）	22（12.36%）	5.08（2.39～10.80）	<0.001
	Dominant model			2.93（1.57～5.48）	0.001
	Recessive model			2.95（1.64～5.32）	<0.001
	Additive model			2.26（1.55～3.29）	<0.001

[a] 适用于年龄和性别的逻辑回归分析。

4. eQTL-SNPs 对 MPP 风险的联合分析 基于上述结果,研究人员对 3 个重要的 eQTL-SNPs 进行了联合分析,包括 rs8032531(a＞G)、rs4316(T＞C)和 rs4353(G＞a)。如表 2 所示,在上述 3 个显著 eQTL-SNPs 的风险等位基因数量较高的患者,发生 MPP 的风险更高。与具有 0～1 个风险等位基因的个体相比,具有 2 个、3 个或 4～6 个等位基因的个体患 MPP 的风险分别增加了 80%、180% 和 394%(图2)。

表2 联合分析 3 个显著 SNPs 与 MPP 风险的相关性

Number of risk allele[a]	Case(n = 100)n(%)	Control(n = 178)n(%)	Adjusted OR(95% CI)[b]	P[b]
0～1	19(19.00%)	73(41.00%)	1(ref)	-
2	18(18.00%)	40(22.50%)	1.80(0.83～3.90)	0.137
3	23(23.00%)	33(18.50%)	2.80(1.31～6.00)	0.008
4～6	40(40.00%)	32(18.00%)	4.94(2.43～10.07)	＜0.001
Trend test				＜0.001

[a]:rs8032531-G、rs4316-C 和 rs4353-A 等位基因被认为是危险等位基因。

[b]:参照组为具有"0～1"风险的人群,调整了年龄和性别。

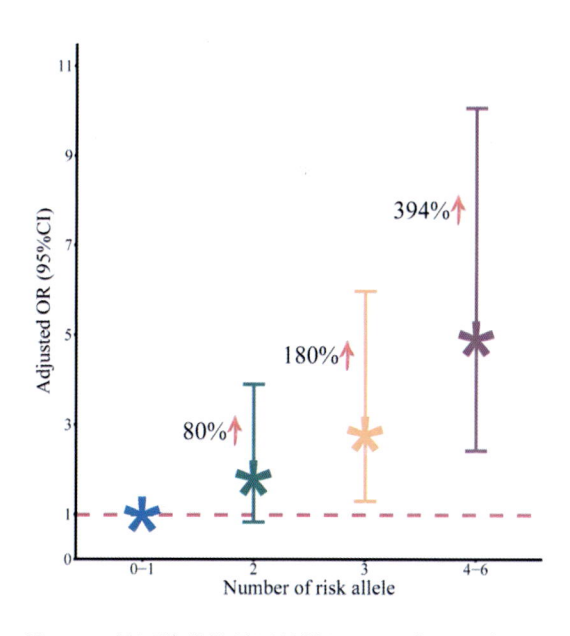

图2 阳性 SNPs 的风险等位基因数量与 MPP 发展风险之间的相关性

5. 血浆中靶蛋白水平与 MPP 的相关性分析　由于上述 3 个显著的 eQTL-SNPs 定位于 *CD276* 和 *ACE* 基因。因此，我们检测了 40 例 MPP 患者和 40 例健康对照者血浆 CD276 和 ACE 蛋白表达水平。如图 3 所示，MPP 患者血浆中两种蛋白质水平均显著高于对照组（CD276：$P<0.001$；ACE：$P=0.001$）。进一步计算受试者工作特性（receiver operator characteristic curve，ROC）曲线和 ROC 曲线下面积（area under curve，AUC）：ROC 曲线显示 CD276 和 ACE 之间存在明显区别（图 4）。CD276 的敏感性和特异性分别为 82.5% 和 77.5%（AUC：0.854，95% CI：0.769～0.938，$P<0.001$）；ACE 的敏感性和特异度分别为 72.5% 和 60.0%（AUC=0.739，95% CI：0.632～0.846，$P<001$）。

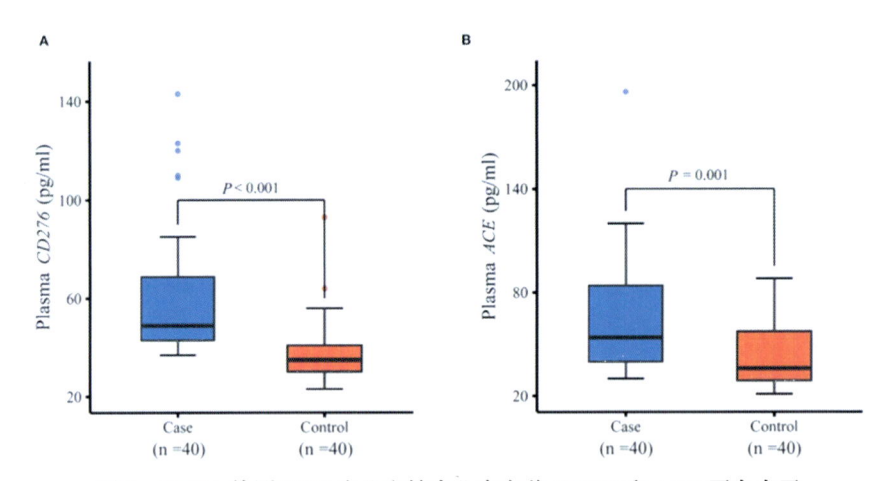

图 3　ELISA 检测 MPP 患儿和健康儿童血浆 CD276 和 ACE 蛋白水平

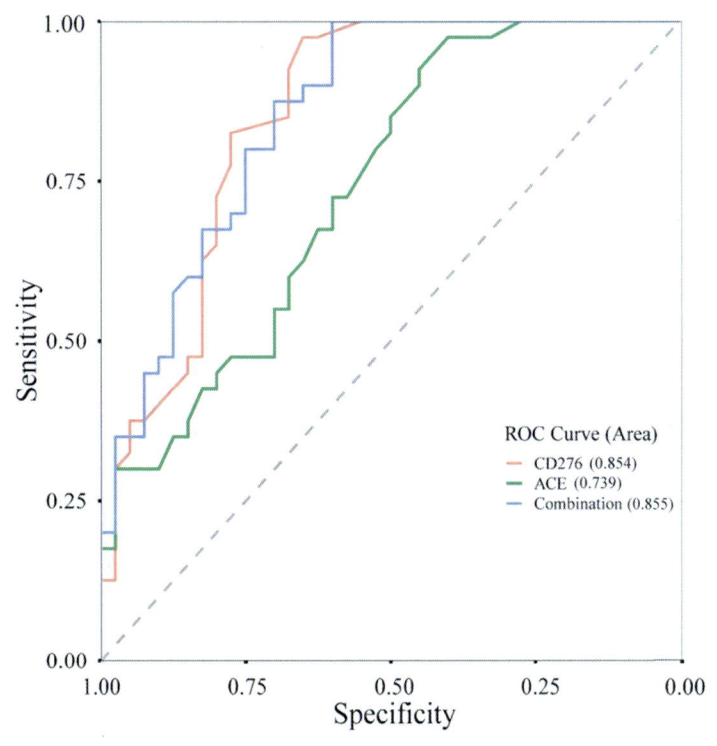

图 4　MPP 患儿和健康对照组 CD276、ACE 及其联合水平的 ROC 曲线

四、研究亮点解读

队列研究是流行病学的一种经典且可信度最高的研究方法，它是将人群按照是否暴露或者存在某种可疑因素，将其分为暴露组或者非暴露组。在不施加任何干预的情况下，对这两组人进行追踪分析，以观察各组成员结局事件（通常是疾病或者死亡）发生的情况，从而最终确定暴露因素与疾病之间的关联。本研究中，建立了儿童 MPP 研究队列，以位于 CD276 的 rs8032531 和位于 ACE 的 rs4316 和 rs4353 3 个 eQTL-SNPs 为暴露因素，分析了 MPP 与 3 个 eQTL-SNPs 的相关性。本研究从临床疾病为切入点，基于儿童队列鉴定 MPP 遗传易感因素，共鉴定出 3 个与 MPP 易感性显著相关的 eQTL-SNPs（位于 CD276 的 rs8032531 和位于 ACE 的 rs4316 和 rs4353）。研究发现，携带大量上述 SNPs 的不利等位基因的受试者患 MPP 的风险更高，且 MPP 患儿血浆 CD276 和 ACE 蛋白表达水平明显高于健康儿童。以上发现为 MPP 的预防和诊断提供了理论依据。

本研究另一亮点是充分利用公共数据库资源。在医学研究领域，获取高质量的数据和文献资源是进行科学论文撰写的关键。而公共数据库具有来自可信的学术期刊、机构或研究团队的海量信息资源，不仅数据来源可靠，访问方便，而且公共数据库会定期更新，保持最新状态。因此，越来越多的研究者通过数据挖掘的方式进行自己的课题研究。本研究就充分利用了 MalaCards database 和 GTEx database。Mala Cards 数据库是人类疾病及注释的综合数据库，它整合了 72 个数据库的信息，检索结果涵盖基因与基因突变信息、相关疾病、论文发表情况、通路及症状、表型药物等内容。通过该数据库可以了解疾病-基因之间的关系，也可以认识疾病之间的相互作用关系，便于研究人员发现不同疾病之间的联系。GTEx 数据库是研究人类不同组织的特异性基因表达和调节。目前来自于 838 例生前健康的人类捐献者的 DNA 数据；近 1000 个人类个体，涵盖 54 个不同组织器官部位的 17 382 份 RNA-seq 数据；以及 2 个来自捐献者血液和皮肤的细胞系。该数据库一方面可以用于研究正常人不同组织之间的基因表达差异；另一方面是和疾病数据库如癌症基因组图谱（TCGA）等联合使用。

五、给我们的启示

利用组学数据，我们可以通过关联分析获得大量的候选 SNPs 位点，但对大量的 SNPs 结果进行功能性验证需要投入更多的人力、物力。此外，并不是所有统计学的显著结果都具有实际意义。因此，研究人员应合理利用多个疾病数据库联合分析，提高候选 SNPs 的有效性；同时结合临床实际，充分考虑候选位点的实际意义。此外，针对年轻的临床科研人员，充分利用数据库和临床资源是研究初期的有效手段。

六、专家点评

本研究通过支原体肺炎队列联合 SNPs 位点分析，寻找社区获得性支原体肺炎遗传相关风险因素的研究是一项非常有意义的工作。这种研究方法可以深入探讨支原体肺炎的发病机制，并为临床治疗提供新的思路。在研究中，通过 SNPs 位点分析，可以更准确地识别与支原体肺炎相关的基因变异。这些基因变异可能与个体的免疫反应、炎症反应等有关，从而影响个体对支原体肺炎的易感性。此外，这种研究方法还可以为预防和治疗支原体肺炎提供新的策略。例如，通过了解与支原体肺炎相关的基因变异，可以预测个体对特定治疗的反应，从而制订个性化的治疗方案。

总之，这项研究对于深入了解支原体肺炎的发病机制和为临床治疗提供新思路具有重要的意义。同时，也为未来进一步研究社区获得性支原体肺炎的遗传因素奠定了基础。

（陈　娟　程胜桃　重庆医科大学）

注：本节展示的主要研究结果、数据、表格、图片均引用自文章"Novel functional eQTL-SNPs associated with susceptibility to mycoplasma pneumoniae pneumonia in children. front public health, 2022，10：899045. doi：10.3389/fpubh.2022.899045.eCollection 2022."

第一作者：Yang Dong, Yanmin Gao, Cheng Luo．通讯作者：Qing Chang, Minjie Chu.

主要研究单位：Department of Pediatrics, No.8 People's Hospital of Wuxi, Wuxi, China

英文全文链接：https://pubmed.ncbi.nlm.nih.gov/35836993/

参考文献

[1] Yang Dong, Yanmin Gao, Cheng Luo, et al. Novel functional eQTL-SNPs associated with susceptibility to mycoplasma pneumoniae pneumonia in children[J]. Front Public Health, 2022, 10：899045.

热点分析 4　儿童流行性感冒并发神经系统症状的临床研究

一、研究背景

在基金相对有限和积累相对薄弱的情况下，如何有效利用现有条件，探索并形成自己的科研方向，是科研新手面临的一大问题。尽管临床一线更容易建立疾病样本库，尤其是常见疾病样本库，导致科研新手很难实现创新性研究。因此，也有一部分研究人员把目标转向罕见病，但其建立周期长、难度大，不利于科研新手的早期探索。基于此，如何在常见疾病研究中实现创新性突破，是值得临床科研人员深入思考的问题。2023 年发表在 *Influenza Other Respir Viruses* 上题为"Neurological complications associated with influenza in hospitalized children[1]"一文为我们提供了一种新的思路。该研究聚焦流感病毒的嗜神经性这一特点，重点观察流感患者的神经系统改变，并进一步评估神经系统改变与重症化之间的关联。即通过关注常见疾病的非常见累及器官，进而为患者，尤其是重症患者的预防和治疗提供帮助。

流感，即流行性感冒，是主要由甲、乙两型流感病毒引起的一种急性呼吸道疾病。由于人群普遍易感，且流感病毒容易发生变异，传染性强，在全世界曾引起多次暴发性流行。尽管流感病毒感染人体后，主要引起高热、乏力、头痛、咳嗽、全身肌肉酸痛等症状为主的呼吸系统疾病表现。但某些亚型的流感病毒，会导致呼吸系统外的疾病，导致病情加重，预后不良，增加了患者的病死率。本研究则关注了流感引起的中枢神经系统相关病症。早在 1918 年西班牙流感大流行时期，人们就发现嗜睡性脑炎与流感相关。1957 年亚洲流感大流行后正式报道了"流感相关性脑炎"。1996 至 2000 年，流感病毒引起的脑炎在日本广泛流行，每年有 100～500 个感染流感病毒的患者表现出脑炎的症状；死亡率高达 30%。此后，人们才开始关注流感病毒的嗜神经性。流感病毒的嗜神经性是指流感病毒能在神经系统中有效复制，并引起神经系统相关疾病，且主要累及儿童患者，本研究关注儿童流感患者中枢神经系统的病变。

二、研究的总体设计及思路

流感病毒是一种已知的呼吸道病毒，但已报道其有潜在的嗜神经性。本研究旨在探究住院儿童中流感相关神经系统并发症的发生率和结果。首先，研究人员对从2013至2018年在泰国曼谷朱拉隆功国王纪念医院三级护理中心被诊断为流感的患儿进行了回顾性研究，共筛选出397例符合入组标准的住院儿童患者。进一步，研究人员回顾性分析了入组患儿的基本信息、病毒检出率（包括流感病毒抗原和核酸检出率）、神经系统并发症情况（包括癫痫发作或急性脑病）。根据回顾性调查结果，分析因流感住院的儿童出现神经系统并发症的危险因素和常见并发症，为儿童流感神经系统并发症的预防和治疗提供理论依据。

三、主要研究结果及科学意义

1. 神经系统并发症的患病率及其基本特征　本研究纳入了2013年1月至2018年12月期间因流感住院的397例儿童，中位年龄为3.7岁（IQR：1.6～6.9）。据统计，在该儿童队列中流感相关神经系统并发症的发生率为16.9%［67/397例儿童，95% 置信区间（CI）：13.3～20.9］。年龄分层分析显示，神经系统并发症的儿童有48.6%（193/397）位于1～5岁年龄段。进一步的基础疾病统计显示，23.8%（16例）的患儿有热性惊厥病史，只有1.5%的儿童（5例）无神经系统病史。治疗记录显示，有14.9%（10例）的流感相关神经系统并发症患儿需要进入重症监护室，远高于没有神经系统并发症的病例（4.5%）（$P = 0.004$）（表1）。

表1　流感患儿神经系统并发症基本特征（N = 67）

Characteristic	All (N = 397)	With neurological complications (N＝67)	No neurological complications (N＝330)	p value
Median age (IQR) (years)	3.7 (1.6～6.9)	2.9 (1.8～5.4)	4 (1.5～7.5)	0.09
Age group.n (%)				0.01
＜6 months	21 (5.3)	2 (3.0)	19 (5.8)	
6 months to 1 year	33 (8.3)	3 (4.5)	30 (9.1)	

续表

Characteristic	All (N=397)	With neurological complications (N=67)	No neurological complications (N=330)	p value
1~5 years	193 (48.6)	44 (65.7)	149 (45.1)	
>5 years	150 (37.8)	18 (26.8)	132 (40.0)	
Characteristic	All (N=397)	With neurological complications (N=67)	No neurological complications (N=330)	p value
Male, n (%)	233 (58.7)	37 (55.2)	196 (59.4)	0.53
History, n (%)				<0.001
Febrile seizure	21 (5.3)	16 (23.8)	5 (1.5)	
Epilepsy	21 (5.3)	8 (11.9)	13 (3.9)	
Other neurological diseases	20 (5.0)	7 (10.4)	13 (3.9)	
Other underlying diseases	204 (51.4)	18 (26.9)	186 (56.3)	
History of influenza vaccination, n (%)	56 (14.1)	14 (20.9)	42 (12.7)	0.08
Influenza type, n (%)				0.42
Influenza A	274 (69.0)	49 (73.1)	225 (68.2)	
Influenza B	123 (31.0)	18 (26.9)	105 (31.8)	
ICU admission, n (%)	25 (6.2)	10 (14.9)	15 (4.5)	0.004
LOS due to Influenza, median (IQR)	3 (2~6)	3 (2~5)	3 (2~7)	0.29
Death, n (%)	6 (1.5)	1 (1.5)	5 (1.5)	0.73

2. 神经系统并发症的临床特征　接下来，研究人员对有神经系统并发症的流感患儿进行了进一步的详细分析。根据病史记录，患儿从流感症状发作到神经系统症状的 IQR 间隔为 1（1～2）天。大多数儿童有（88%，59/67）高热（定义为体

温≥38℃）症状。在67例有神经系统并发症的患儿中，45例有惊厥发作，3例有惊厥持续状态，3例被诊断为脑病，另外39例为急性症状性惊厥。在急性症状性癫痫病例中，25例是单纯型热性惊厥，7例是复发型热性惊厥，7例在先前有诱发性癫痫。在脑病组中，20例儿童患有急性良性脑病，8例儿童患有严重脑病。出院时，62例患儿（62/67，92.5%）完全康复，而3例患儿有临床后遗症，但均在6个月内恢复。另外有2例患儿死亡：1例患者新诊断为颅咽管瘤，并伴有与肿瘤切除相关的残余神经功能缺损；1例有脑病病史的5岁儿童疑似先天性代谢异常（表2）。

表2 流感伴神经系统并发症住院儿童的临床特征

Characteristic	N（%）
Symptoms	
Fever ≥ 38℃	59（88.0）
Alteration of conscious	28（41.8）
Content	5（7.5）
Level	23（34.3）
Seizure	45（67.2）
Status epilepticus	3（4.5）
Abnormal movement	2（2.9）
Neck stiffness	2（2.9）
Focal neurodeficits	1（1.5）
Clinical syndrome	
Acute symptomatic seizure	39（58.2）
Single-episode seizure	25（37.3）
Repetitive seizure	7（10.4）
Fever-provoked seizure in known-case epilepsy Patients	7（10.4）
Encephalitis/encephalopathy	28（41.8）
Benign encephalopathy	20（29.9）
Severe encephalopathy	8（11.9）
Treatments	
Oseltamivir	60（89.6）

续表

Characteristic	N（%）
Corticosteroid	5（7.5）
Intravenous immunoglobulin（IVIG）	1（1.5）
Outcome	
Complete recovery to their baseline at discharge	62（92.5）
Neurological deficits with complete recovery within 6 months	3（4.5）
Long-term disability	1（1.5）
Death	1（1.5）

进一步，对14例进行了CSF分析的患儿分析发现：两个病例在脑脊液中未检测到流感病毒核酸，但CSF分析发现白细胞的IQR为3（2～10）/高倍视野，单核细胞为主；蛋白质水平为20（14～52）mg/dL，葡萄糖水平为73（65～87）mg/dL。提示并非为正常或无菌性脑膜炎。10例儿童接受了CT或MRI脑成像，结果显示常见的表现是弥漫性脑水肿（4例儿童）和局灶性病变（3例儿童）（图1）。

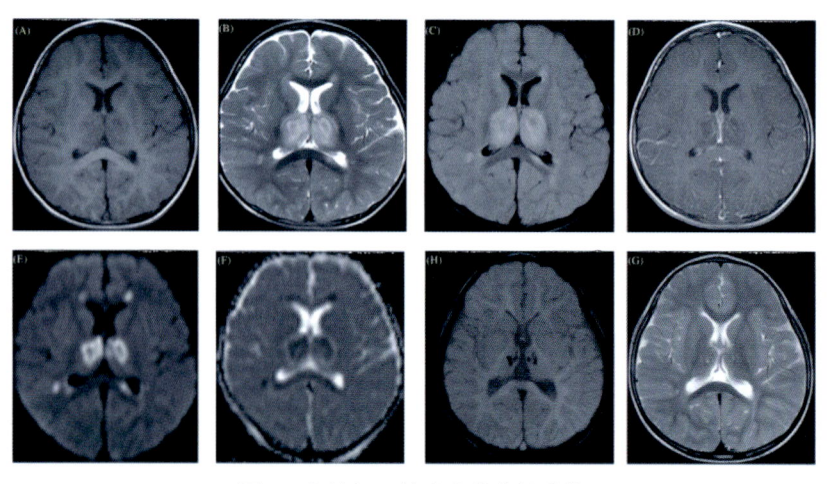

图1 急性坏死性脑病磁共振成像

此外，对14例儿童（14/67；20.9%）进行了脑电图检查。在8例患有严重脑病的患儿中，2例患儿的脑电图检查结果正常，另外2例患儿显示了脑病变模式：1例患儿表现为全身慢波、棘慢波和节律性尖波脑电图，另一名患儿为连续低振幅慢波；其他10例癫痫患儿的脑电图有6例脑电图正常，其余4例为局灶性癫痫样放电。

3. 神经系统并发症的危险因素　在多变量分析中，与神经系统并发症相关的易感因素包括热性惊厥发作、既往癫痫发作和其他神经系统疾病。年龄、性别、病毒类型和疫苗接种状态无统计学意义（表3）。

表3　流感住院儿童神经系统并发症的相关危险因素

	Univariate		Multivariate	
	OR（95% CI）	P value	aOR（95% CI）	P value
Age				
＜1 year	Ref		Ref	
1～5 years	2.9（1.1～7.7）	0.03	1.6（0.6～4.6）	0.36
＞5 years	1.3（0.5～3.8）	0.59	0.9（0.3～2.6）	0.79
Female vs male	1.2（0.7～2.0）	0.53		
Febrile seizure	20.4（7.2～58.1）	＜0.001	20.3（6.6～63.0）	＜0.001
Pre-existing epilepsy	3.3（1.3～8.3）	0.01	3.6（1.3～10.2）	0.02
Neurological diseases	2.8（1.1～7.4）	0.03	3.5（1.2～10.2）	0.02
Influenza type				
Influenza A	1.3（0.7～2.3）	0.43		
Influenza B	Ref			
History of flu vaccination				
No	Ref		Ref	
Yes	2.0（1.0～4.0）	0.04	1.4（0.7～3.1）	0.37

四、研究亮点解读

研究的创新性是大多数科研新手都需要思考的问题,本研究则体现在以下几方面。①研究问题的创新性:研究问题应该针对儿童流感领域中的热点或重要问题,提出新的研究思路或方向。本研究则是关注了与患儿重症化密切相关的流感病毒引起的神经系统改变。②研究方法的创新性:在回顾性队列研究中,可以采用新的研究方法或技术来提高研究的准确性和效率。本研究不局限于生化检测,同时纳入了MRI和心电图等更直观的检测手段。③研究结果的创新性:研究结果应该具有新的发现或启示,为儿童流感防控和治疗提供新的思路和方法。本研究发现有惊厥等脑病史的儿童更易发生重症化,对该人群提出针对性的防控措施和建议。总之,本研究从研究问题、方法、结果等多个方面入手,不断探索新的思路和方法,为科研领域的发展做出贡献。

五、给我们的启示

本研究通过建立儿童回顾性队列进行儿童流感并发症研究,对我们的启示有以下几点。①深入研究儿童流感并发症:回顾性队列研究可以提供对儿童流感并发症的深入了解。通过收集和分析大量数据,医生可以了解流感感染后哪些儿童更容易出现并发症,以及并发症的类型和严重程度。这有助于指导临床决策,并为未来的预防和治疗策略提供依据。②发现潜在风险因素:回顾性队列研究可以帮助医生识别与儿童流感并发症相关的潜在风险因素。这些因素可能包括年龄、性别、免疫状态、合并症等。了解这些风险因素有助于针对性地采取预防措施,降低并发症的发生率。③推动医疗实践改进:回顾性队列研究的结果可以为医疗实践提供指导。如果发现某些治疗或护理措施与并发症的减少有关,那么医生可以调整自己的临床实践,以更好地管理儿童流感患者。

对于科研新手,回顾性队列有以下优势:①节省时间和经济成本。回顾性研究通常使用已有的数据,无须额外收集数据,可以节省大量的时间和经济成本。这对于资金和时间有限的新手来说是非常重要的优势。②迅速获取大量数据。回顾性研究可以迅速获取大量数据,并进行全面的分析。例如,在某个特定疾病的研究中,研究人员可以回顾大量的病例,分析不同因素对该疾病的发病率和治疗效果的影响。这些数据可以提供丰富的信息,帮助医生和决策者做出更准确的诊断和治疗决策。

③充分利用现有资源。回顾性研究可以充分利用现有的医疗记录、数据库等资源，进行数据挖掘和分析。这不仅有助于科研新手快速入门，还可以为后续的研究提供有价值的参考。④扩大研究范围。回顾性研究可以根据已有的数据，对不同的疾病、人群、治疗方式等进行研究。这有助于科研新手了解不同领域的研究现状和进展，为后续的研究提供更广阔的视野。

总之，临床医生通过建立儿童回顾性队列进行儿童流感并发症研究，有助于深入了解儿童流感的并发症情况，发现潜在风险因素。同时，解决部分科研新手在科研基金有限和积累薄弱的困局。

六、专家点评

儿童流感患者神经系统并发症的临床研究是一项重要的研究课题。神经系统并发症是流感患儿常见的并发症之一，对患儿的身体健康和生命安全造成严重影响。因此，对于儿童流感患者神经系统并发症的研究具有重要意义。该研究通过对儿童流感患者的临床资料进行分析，探讨了儿童流感患者神经系统并发症的发生情况、影响因素及治疗方法。研究结果对于提高儿童流感患者神经系统并发症的防治水平具有重要意义。该研究采用了科学的研究方法和严谨的数据分析，保证了研究的准确性和可靠性。同时，该研究还结合了临床实践，提出针对性的防治措施和建议，为临床医生提供了有价值的参考。

（陈　娟　程胜桃　重庆医科大学）

注：本节展示的主要研究结果、数据、表格、图片均引用自文章"Neurological complications associated with influenza in hospitalized children. Influenza Other Respir Viruses, 2023, 17（1）：e13075. doi：10.1111/irv.13075."

第一作者：TanitnunPaprad；通讯作者：Watsamon Jantarabenjakul.

主要研究单位：Division of Infectious Diseases, Department of Pediatrics, Faculty of Medicine, Chulalongkorn University, Bangkok, Thailand.

英文全文链接：https://pubmed.ncbi.nlm.nih.gov/36514185/

参考文献

[1] Watsamon Jantarabenjakul, Tanitnun Paprad, Tunchanok Paprad, et al. Neurological complications associated with influenza in hospitalized children[J]. Influenza Other Respir Viruses, 2023, 17 (1): e13075.

热点分析 5　Epstein-Barr 病毒感染导致噬血细胞综合征的临床预警信号研究

一、研究背景

Epstein-Barr 病毒（EBV）是一种常见的疱疹病毒，儿童普遍易感，感染后可导致多种疾病。除了临床上常见的传染性单核细胞增多症（EBV-IM）外，还可见慢性活动性 EBV 感染（CAEBV）、EBV 感染相关噬血细胞综合征（EBV-HLH）等。虽然绝大多数 EBV 感染具有自限性或表现为无症状感染，但对于本身具有免疫缺陷或病毒载量高的患者来说，EBV 感染却有可能导致严重后果，例如进展为 EBV-HLH，据统计该病在儿童中的死亡率已超过 50%。由于对于症状较轻或处于疾病早期的儿童，常规检查后其可能不符合诊断条件，导致 EBV-HLH 的漏诊。因此，如能确定 EBV-HLH 的预警指标，并尽早进行干预治疗，将极大地改善患儿的预后[1-2]。发表在 *Italian Journal Of Pediatrics* 杂志上的一篇题为 "Clinical warning of hemophagocytic syndrome caused by epstein-barr virus" 的文章便对 92 例 EB 病毒感染的儿童病例进行了回顾性分析，通过比较 EBV-IM 和 EBV-HLH 病例的临床特征和实验室检测结果，以期确定 EBV-HLH 的潜在预警指标[3]。

二、研究的总体设计及思路

1. 研究对象　对 2011 至 2019 年收治于苏州大学附属儿童医院的 92 例 EBV 感染儿童的临床数据和患者特点进行回顾性分析，包括性别、年龄、住院时间、常规血液分析、淋巴细胞亚群计数、体液免疫功能，以及 EBV-DNA 载量。所有患者均无过往反复感染、免疫缺陷或使用特殊药物的病史。

2. 诊断标准

（1）EB 病毒感染的诊断：①血清学抗体检测提示初次急性 EBV 感染（符合以下三项指标之一：EBV-VCA-IgM 和 EBV-VCA-IgG 抗体检测呈阳性，但 EBV-NA-IgG 抗体检测呈阴性；EBV-VCA-IgM 抗体检测呈阴性，但 EBV-VCA-IgG 抗体检测阳性，亲和力低；双份血清 EBV-VCA-IgM 抗体效价增加超过四倍）或活动感染［血清 EBV 抗体效价异常增高，包括EBV-CA-IgG抗体≥1∶640或EBV-EA-IgG抗体≥1∶160、EBV-CA-IgA抗体和（或）EBV-EA-IgA抗体检测阳性］；②分子生物学方法，包括PCR、原位杂交和Southern杂交等从患者的血清、骨髓、淋巴结和其他受影响的组织中检测出EBV阳性，例如血清和（或）血浆EBV-DNA、EBV-EBERs原位杂交或受影响组织的EBV-LMP1免疫组化染色的阳性结果。

（2）EBV-IM的诊断：基于临床症状和实验室结果的组合进行诊断，临床症状符合任意三项：①发热；②咽鼓炎；③颈淋巴结肿大；④脾大；⑤肝大；⑥眼睑水肿。实验室参数中符合至少一项：①EB病毒衣壳抗原（VCA）IgM和IgG抗体检测呈阳性，但EB病毒核抗原（NA）IgG抗体检测结果呈阴性；②单一EBV-VCA-IgG抗体阳性，但亲和力低；③第二次清样品中EBV-VCA-IgG抗体滴度是原始水平的四倍以上。

（3）EBV-HLH的诊断：符合HLH的诊断标准，并有EBV感染的证据。须符合以下八项诊断标准中的五项：①发热；②脾大；③外周血细胞减少，至少影响3个谱系中的两个定义为血红蛋白＜90 g/L，血小板＜$100×10^9$/L和（或）中性粒细胞＜$1×10^9$/L；④高甘油三酯血症和（或）低纤维蛋白原血症，定义为空腹甘油三酯≥3.0 mmol/L（≥2.65 g/L）和纤维蛋白原≤1.5 g/L；⑤骨髓或脾脏或淋巴结中有吞噬细胞现象，且无恶性肿瘤证据；⑥自然杀伤细胞（NK细胞）活性低或缺失；⑦血清铁蛋白≥500 μg/L；⑧可溶性CD25（可溶性IL-2受体）≥2400 U/mL。

3. 统计分析　Mann-Whitney U检验进行组间配对比较；卡方检验用于比较数值数据；线性回归用于分析相关性；受试者ROC曲线分析用于评估每个指标的诊断价值。

三、主要研究结果及科学意义

1. 一般信息比较　92例EBV感染儿童被分为两组：EBV-IM组和EBV-HLH组，两组患者性别、年龄差异无统计学意义。但EBV-HLH患者在住院前和总体上的发热持续时间更长，并且发生肝大的概率更高。

2. 血生化比较　比较两组患者在初次诊断时的血生化指标。数据显示，EBV-HLH组的丙氨酸转氨酶、天冬氨酸转氨酶、乳酸脱氢酶、甘油三酯、血清铁蛋白和D-二聚体水平均显著高于EBV-IM组（表1）。

表1 EBV-IM组与EBV-HLH组的血生化比较

	EBV-IM group	EBV-HLH group	Statistic value	P value
ALT (U/L)	53.000 (30.500, 103.800)	195.900 (50.700, 587.000)	Z=3.783	<0.001
AST (U/L)	57.700 (39.700, 88.000)	331.000 (103.000, 1045.000)	Z=5.931	<0.001
LDH (U/L)	547.100 (499.000, 669.000)	1228.900 (839.000, 1816.100)	Z=5.885	<0.001
TG (mmol/L)	1.740 (0.887)	3.700 (2.273)	t=-4.547	<0.001
SF (ng/mL)	115.350 (64.380, 173.780)	1650.000 (1316.600, 11,675.900)	Z=7.433	<0.001
D-Dimer (μg/L)	878.000 (489.000, 1143.000)	4830.000 (3331.000, 12,000.000)	Z=6.040	<0.001

缩写：ALT，丙氨酸转氨酶；AST，天冬氨酸转氨酶；LDH，乳酸脱氢酶；TG，甘油三酯；SF，血清铁蛋白；D-Dimer，D-二聚体。

3. 外周血淋巴细胞绝对计数和免疫球蛋白水平的比较　EBV-HLH组CD_3^+、CD_4^+、CD_8^+、NK、CD_3^-、CD_{19}^+细胞计数的绝对值显著低于EBV-IM组。此外，EBV-HLH组的IgA和IgM水平也显著低于EBV-IM组。各组间IgG水平无显著差异（表2）。

表2 EBV-IM组与EBV-HLH组外周血淋巴细胞绝对计数和免疫球蛋白水平比较

Group	CD_3^+ (×10⁹/L)	CD_4^+ (×10⁹/L)	CD_8^+ (×10⁹/L)	NK (×10⁹/L)	$CD_3^-CD_{19}^+$ (×10⁹/L)	CD_4^+/CD_8^+	IgA (g/L)	IgG (g/L)	IgM (g/L)
EBV-IM group	8.21 (4.98, 11.63)	1.87 (1.19, 3.00)	4.36 (3.00, 6.77)	0.89 (0.62, 1.92)	0.85 (0.43, 1.29)	0.40 (0.30, 0.60)	1.30 (0.92, 1.92)	10.32 (8.63, 12.52)	1.72 (1.31, 2.08)
EBV-HLH group	0.93 (0.53, 2.67)	0.43 (0.19, 1.00)	0.55 (0.20, 1.26)	0.10 (0.02, 0.22)	0.15 (0.07, 0.43)	0.90 (0.40, 1.65)	0.48 (0.17, 0.90)	6.97 (4.13, 14.08)	0.57 (0.28, 0.94)
Z value	-6.411	-5.763	-6.290	-6.468	-5.401	3.856	-5.496	-1.677	-5.562
P value	<0.001	<0.001	<0.001	<0.001	<0.001	<0.001	<0.001	0.094	<0.001

4. 全血和血浆 EBV-DNA 载量的比较　EBV-HLH 全血和血浆 EBV-DNA 载量明显高于 EBV-IM 组（表3）。

表3　EBV-IM 组与 EBV-HLH 组全血和血浆 EBV-DNA 载量比较

Group	EBV-IM group	EBV-HLH group	Z value	P value
Total blood EBV-DNA load	$0.44\ (0.09, 1.42) \times 10^6$	$2.96\ (0.32, 20.55) \times 10^6$	3.006	0.003
Plasma EBV-DNA load	$0.43\ (0.16, 1.59) \times 10^4$	$35.85\ (4.26, 114.20) \times 10^4$	4.3	0.001

5. EBV-IM 组和 EBV-HLH 组血浆 EBV-DNA 载量与各项实验室指标的相关性　EBV-HLH 组血浆 EBV-DNA 载量与凝血酶原时间、凝血酶时间、α- 羟基丁酸脱氢酶、天冬氨酸转氨酶、乳酸脱氢酶、肌酸激酶、血清肌酐、血尿素氮、尿酸、甘油三酯和 C- 反应蛋白水平呈正相关，EBV-IM 组的血浆 EBV-DNA 载量与 D- 二聚体水平呈正相关（表4）。

表4　EBV-IM 组与 EBV-HLH 组血浆 EBV-DNA 载量与各项实验室指标的相关性

	Plasma EBV-DNA Load of EBV-IM group		Plasma EBV-DNA Load of EBV-HLH group	
	r value	P value	r value	P value
D-Dimer（μg/L）	0.72	<0.001	0.132	0.627
APTT（s）	-0.061	0.65	0.244	0.345
PT（s）	0.108	0.424	0.506	0.032
TT（s）	-0.091	0.501	0.812	<0.001
α-HBDH（U/L）	0.169	0.227	0.981	<0.001
ALT（U/L）	-0.058	0.674	0.386	0.113
AST（U/L）	-0.017	0.903	0.615	0.007
CK（U/L）	0.088	0.528	0.601	0.008
Scr（μmol/L）	0.22	0.107	0.834	<0.001
BUN（mmol/L）	-0.087	0.527	0.821	<0.001
UA（μmol/L）	0.09	0.512	0.878	<0.001
TG（mmol/L）	-0.163	0.24	0.506	0.032
CRP（mg/L）	0.06	0.655	0.733	0.001

缩写：D-Dimer，D- 二聚体；APTT，活化部分凝血活酶时间；PT，凝血酶原时间；TT，凝血

酶时间；α-HBDH，α-羟基丁酸脱氢酶；ALT，丙氨酸转氨酶；AST，天冬氨酸转氨酶；CK，肌酸激酶；Scr，血清肌酐；BUN，血尿素氮；UA，尿酸；TG，甘油三酯；CRP，C-反应蛋白。

确定的组间显著不同的 10 个标志物中，D-二聚体水平是区分 EBV-IM 和 EBV-HLH 病例的最有价值的指标，在 1721.500 μg/L 的截止点时，D-二聚体的敏感性和特异性分别为 88.90% 和 90.20%（表5，图1）。

表5 EBV-IM 和 EBV-HLH 各指标的诊断效力

	AUC	95% CI	P value	Cut-off point	sensitivity	specificity
IgA（g/L）	0.884	0.811~0.957	<0.001	0.965^a	88.00%	73.20%
IgM（g/L）	0.889	0.793~0.984	<0.001	1.145^a	84.00%	87.50%
CD_3^+（×10^9/L）	0.92	0.843~0.996	<0.001	3.338^a	82.80%	95.10%
CD_4^+（×10^9/L）	0.877	0.797~0.957	<0.001	0.787^a	72.40%	96.70%
CD_8^+（×10^9/L）	0.912	0.830~0.944	<0.001	1.526^a	82.80%	95.10%
$CD_3^-CD_{19}^+$（×10^9/L）	0.854	0.754~0.953	<0.001	0.327^a	72.40%	93.40%
NK（×10^9/L）	0.929	0.857~1.000	<0.001	0.266^a	82.10%	98.40%
Plasma EBV-DNA load (copies/mL)	0.838	0.686~0.989	<0.001	47,250.000^b	77.80%	94.70%
Total blood EBV-DNA load (copies/mL)	0.715	0.578~0.851	0.003	1,660,000.000^b	64.00%	79.60%
D-Dimer（μg/L）	0.905	0.809~1.000	<0.001	1721.500^b	88.90%	90.20%

^{a}the data ≤ the value were considered positive, ^{b}the data ≥ the value were considered positive

^{a} 数据≤阳性值，^{b} 数据≥阳性值。

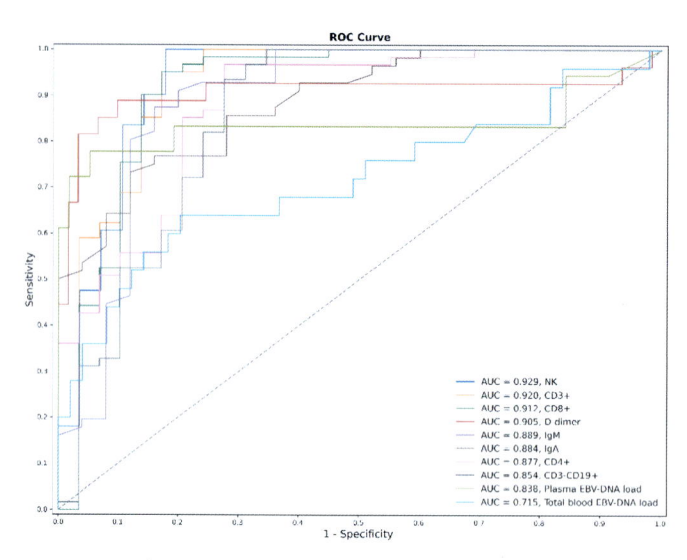

图1 EBV-IM 和 EBV-HLH 的 ROC 曲线

6. 结论　EBV 感染后的免疫功能变化是 EBV 感染儿童发生 EBV-HLH 的主要因素，D-二聚体水平可能是确定 EBV-HLH 的良好预警指标。

四、研究亮点解读

1. 在选题方面　EBV 感染后，大多数患儿会表现为自限性的 EBV-IM。然而，在一些感染了 EBV 的儿童中，病情可能会发展为 EBV-HLH，其死亡率超过 50%。由于对于症状较轻或疾病早期的儿童，常规检查可能无法满足诊断的条件，容易导致 EBV-HLH 漏诊。基于此，作者认为是否能通过简单的实验室检查寻找到能早期识别 EBV-HLH 的指标，从而指导临床积极开展早期治疗。因此，该研究具有重要的现实意义。

2. 在数据分析方面　作者首先将 EBV-IM 患者组和 EBV-HLH 患者组进行比较，采集了血生化指标、外周血淋巴细胞绝对计数、免疫球蛋白水平和 EBV-DNA 载量等多个指标数据。然后，他们通过比较这些指标的差异性，识别出在两组患者之间具有显著差异的 10 个标志物。由于差异标志物较多，因此作者进一步进行了 ROC 曲线分析，评估每个指标的诊断价值，并得出了 D-二聚体水平在区分 EBV-IM 和 EBV-HLH 方面具有良好敏感性和特异性的结论。在分析思路上层层递进，具有较好的逻辑性。

五、给我们的启示

病历资料是一个宝贵的资源,虽然这些病历数据通常是一些临床常规指标和治疗方案,但这并不意味着无法利用这些数据发表 SCI 论文。能否利用这些数据发表 SCI 主要取决于以下几个因素。

第一,思路是否新颖。即使某个观点已经被发表过,也可以通过进一步论证和研究而进行发表。一个观点只需要有独到之处即可成文,研究的指标或者诊治方案不一定需要非常新颖,但整体上要展示出比以前的研究有所创新。

第二,病历资料应尽可能详尽。观察性研究的主要劣势在于存在很多混杂因素,因此需要使用统计方法进行校正。如果在收集数据时遗漏了一些关键信息,那么随后的校正将无从谈起,论文的说服力也将大打折扣。因此,在日常的临床工作中,应该注意在患者知情同意的前提下,尽可能地多收集信息。

第三,构建具有随访信息的数据库是利用病历数据发表 SCI 论文的关键。一旦拥有随访信息并建立数据库,就可以源源不断地产生论文。

第四,科研设计和统计方法是否科学。在进行研究时要特别关注样本来源的代表性问题,并详细说明病例招募过程,统计分析应该符合国际惯例,做到一气呵成。

六、专家点评

当患者发生 EBV-HLH 时,病情往往会以难以预计的速度进展至严重肺部感染或感染性休克,其引发的症状往往无法仅凭抗感染及抗休克治疗获得缓解,因此,临床医生需要在进行抗感染和抗休克治疗的同时,迅速进行鉴别诊断,并警惕患者发生 EBV-HLH 的可能性。本研究通过利用患者的血生化参数、血细胞计数等实验室常规指标进行回顾性研究,发现 D-二聚体水平可能是一个良好的预警指标,用于确定 EBV-HLH 的发生。这提示即使在早期阶段,简单的实验室检查仍然在早期识别 EBV-HLH 方面具有重要意义。

(陈 娟 重庆医科大学 余海波 重庆医科大学附属第二医院)

注：本节展示的主要研究结果、数据、表格、图片均引用自文章"Clinical warning of hemophagocytic syndrome caused by epstein-barr virus.Ital J Pediatr,2021,47(1):3.DOI：10.1186/s13052-020-00949-7"

第一作者：Jinjin Shi，Chu Chu；通讯作者：Weifang Zhou.

主要研究单位：Department of Infectious Disease, Children's Hospital of Soochow University, Suzhou, China.

英文全文链接：https://pubmed.ncbi.nlm.nih.gov/33413556/

参考文献

[1] Shi J, Chu C, Yu M, et al.Clinical warning of hemophagocytic syndrome caused by epstein-barr virus[J].Ital J Pediatr, 2021, 47（1）：3.

[2] El-Mallawany NK, Curry CV, Allen CE.Haemophagocytic lymphohistiocytosis and epstein-barr virus：a complex relationship with diverse origins, expression and outcomes[J].Br J Haematol, 2022, 196（1）：31-44.

[3] Liu G, Xie ZD, Shen KL.Attach importance to diseases associated with severe epstein-barr virus infection in children[J].Zhonghua Er Ke Za Zhi, 2016, 54（8）：561-562.

热点分析 6　基于粪便的 Xpert MTB/RIF Ultra 检测作为检测胸部成像异常儿童肺结核诊断的工具

一、研究背景

儿童结核病（TB）以呼吸道传播为主，当儿童吸入含少量结核分枝杆菌的气溶胶时即可导致感染发生。感染后，首先在近胸膜处的肺实质形成原发病灶，随后会逐渐蔓延至周围淋巴结，并且可进一步通过血液循环扩散至全身各个系统。其发病通常以肺结核起病，多伴随其他系统受累。儿童结核病是单一病原感染致死的一个重要因素，数据显示每年约有 239 000 例儿童死于结核病，而这其中 90% 的死亡儿童是由于未被恰当诊断和治疗所致[1]。

因此，快速检测结核分枝杆菌以便尽早确诊一直是儿童结核病预防治疗的难点之一。虽然新的诊断工具与技术不断创新更迭，如高通量测序技术、超敏结核分枝杆菌和利福平耐药基因检测（Xpert MTB/RIF Ultra）等，这些技术已在成人结核病的检测中取得了良好的效果，但在儿童中实现这些快速检测仍然非常困难。这是因为与从成人身上获取常规痰样本不同，儿童，尤其是低龄儿童无法自主排痰，通常需要通过侵入性手术，如胃抽吸、诱导痰液、鼻咽抽吸或支气管灌洗，以获得高质量的呼吸道样本，这些方式不仅复杂，而且会给儿童带来压力和疼痛。因此，寻找更简便、非侵入性的诊断方法对于儿童结核病的早期发现和治疗至关重要。

有研究已表明，结核分枝杆菌具有良好的耐酸能力并且能够存活在胃肠道中。因此，结核病患者吞下痰液便可在粪便中发现结核分枝杆菌。而超敏结核分枝杆菌和利福平耐药基因检测（Xpert MTB/RIF Ultra）是一种全自动的结核病快速分子检测系统，通过对结核杆菌基因及其基因上利福平耐药核心区间进行 PCR 扩增，从而分析样本中是否含有结核分枝杆菌及其是否对利福平耐药（利福平耐药核心区间序列存在突变）[2]。因此一篇发表在 JOURNAL OF INFECTION 杂志上，题为"Stool-based Xpert MTB/RIF Ultra assay as a tool for detecting pulmonary tuberculosis in children with abnormal chest imaging：A prospective cohort study"的研究中，其研究者便设想是否可在儿童粪便样本中进行 Gene

Xpert MTB/RIF Ultra 检测,并发展为一种无创、简单、快速的儿童结核病诊断工具[3]。

二、研究的总体设计及思路

1. 纳入排除标准　疑似结核病的研究参与者符合以下标准：①年龄＜15岁；②影像学中肺部病变；③愿意为研究目的提供粪便样本；④已有呼吸道样本的常规检测，包括分枝杆菌培养、涂片抗酸染色、Xpert结核杆菌基因扩增。排除标准：①入院前已明确诊断为结核病的患者；②平行测定的样本不足或无效；③不完整的临床数据或不确定的临床诊断；④有抗结核治疗史。

2. 检测结果定义　本研究对于呼吸道样本（RTS）分别进行了涂片抗酸染色（AFB-RTS）、结核分枝杆菌培养（Culture-RTS）、Xpert Mtb/RIF 检测（Xpert-RTS）、Xpert MTB/RIF Ultra 检测（Ultra-RTS），针对粪便样本进行了 Xpert MTB/RIF Ultra 检测（Ultra-Stool）。在入组时收集了患者基本信息、临床特征、实验室检测和胸部影像学结果，并在终点处进行回顾，并评估各检测的诊断性能。①确诊结核病（Confirmed TB）：至少有一个决策性诊断检测结果阳性，如结核分枝杆菌培养、痰涂片检测、FDA 批准的核酸扩增测定（不包括 Ultra，以避免纳入偏差）组织病理学检查和测序方法。②未经证实的结核病（Unconfirmed TB）：未获得细菌学确诊，且排除其他肺部疾病（包括肺炎、肺肿瘤、肺囊肿和间质性肺病），并满足以下至少两个条件。a. 症状提示可能为肺结核：发热或咳嗽超过 2 周、体重减轻或过去 3 个月体重没有增加；b. 肺结核接触史，近 24 个月内曾有皮肤结核试验阳性（≥10 mm）或 IGRA 检测阳性的人；c. 提示肺结核的影像证据；d. 在随访期间对抗结核治疗有应答。③非结核病（Not TB）：3～6 个月的随访中没有细菌学确诊，且不满足未经证实的结核病标准。上述定义中，确诊结核病及未经证实的结核病均被视为结核阳性。

3. 统计分析　分别计算每个试验的灵敏度、特异度、阳性预测值（positive predictive value, PPV）和阴性预测值（negative predictive value, NPV）。通过麦克尼马尔检验（McNemar 检验）（配对）或费希尔精确检验（Fisher 确切检验）（非配对）比较诊断测定之间阳性率差异是否有统计学意义；采用卡方（Chi-square）检验对二元分类变量进行比较；对于二项式分布，估计置信区间（confidence

interval，CI）（95% CI）。

三、主要研究结果及科学意义

本研究共招募了 311 例疑似结核病的病例，然而有 112 例被排除在外，原因包括 22 例需要额外进行 RTS 测试、19 例拒绝参与研究、44 例样本不足，以及 27 例临床资料不完整或诊断不确定。因此，最终分析的样本数量为 199 例。其中，126 例患者具有 Culture-RTS、AFB-RTS、Xpert-RTS、Ultra-RTS 和 Ultra-Stool 检测的配对结果（图 1，表 1）。

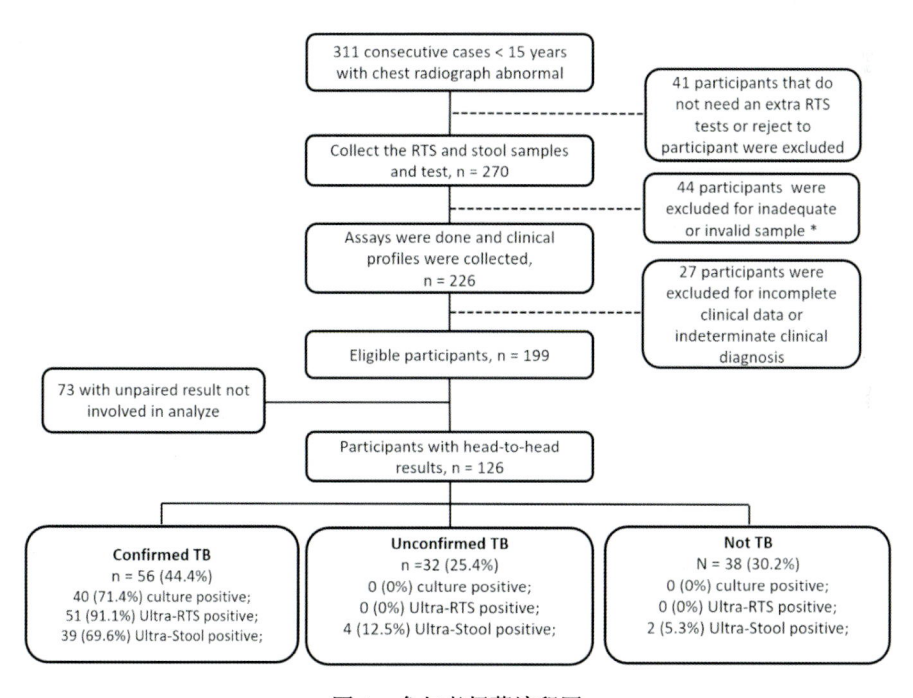

图 1　参与者招募流程图

表1 研究参与者的特征

Categorise	TB Confirmed	TB Unconfirmed	Not TB	All
All cases				
n. (%)	67 (53.2%)	21 (16.7%)	38 (30.2%)	126 (100%)
Male/Female	1.23	1.62	1.24	1.29
Co-morbidities				
HIV positive (%)	0	0	0	0
Other immunodeficiency (%)	0	1 (4.8%)	4 (10.5%)	5 (4.0%)
Other disease (%)	4 (6.0%)*	2 (9.5%)**	-	-
Culture positive (%)	40 (59.7%)	0 (0)	0 (0)	40 (31.7%)
Ultra-RTS positive (%)	43 (64.2%)	3 (14.3%)	0 (0)	46 (36.5%)
Ultra-Stool positive (%)	40 (59.7%)	0 (0)	2 (5.3%)	42 (33.3%)
< 5 years				
n. (%)	46 (51.7%)	15 (16.9%)	28 (31.5%)	89 (100%)
Male/Female	1.56	2	1.15	1.47
Culture positive (%)	25 (54.3%)	0 (0)	0 (0)	25 (28.1%)
Ultra-RTS positive (%)	28 (60.9%)	1 (6.7%)	0 (0)	29 (32.6%)
Ultra-Stool positive (%)	24 (52.2%)	0 (0)	1 (3.6%)	25 (28.1%)
5 ~ 14 years				
n. (%)	21 (56.8%)	6 (16.2%)	10 (27.0%)	37 (100%)
Male/Female	0.75	1	1.5	0.95
Culture positive (%)	15 (71.4%)	0 (0)	0 (0)	15 (40.5%)
Ultra-RTS positive (%)	15 (71.4%)	2 (33.3%)	0 (0)	17 (45.9%)
Ultra-Stool positive (%)	16 (76.2%)	0 (0)	1 (10.0%)	17 (45.9%)

缩写：RTS，呼吸道样本；TB，结核病。

*一个病例患有先天性心脏病；一个患有细菌性肺炎；一个患有炎症性肠病；一个患有白血病。

**一个患有先天性心脏病；一个患有先天性喉软骨发育不良症。

对 126 例配对结果的病例进行了分析。与复合参考标准相比，Ultra-RTS 显示出最高的灵敏度（52%）和特异性（100%）。Ultra-Stool 展示与 Ultra-RTS 的一致性为 84.1%，显示出 45.5% 的灵敏度和 94.7% 的特异性（kappa = 0.65，95% CI = 0.51～0.79）。Ultra-Stool 的灵敏度与 Culture-RTS 相似（45.5%，$P = 1.000$）且高于 AFB-RTS（27.3%，$P < 0.05$）（表 2，图 2）。

表 2　各种检测方法在儿童肺结核诊断中的灵敏度和特异性

	Result (positive & negative)	TB (n.)	Not TB (n.)	Sensitivity (%)	95% CI	Specificity (%)	95% CI	PPV (%)	95% CI	NPV (%)	95% CI	AUC
Ultra-RTS	+	46	0	52.30	0.41～0.63	100.00	0.91～1.00	100.0	0.92～1.00	47.50	0.36～0.59	0.761
	-	42	38									
Ultra-Stool	+	40	2	45.50	0.35～0.56	94.70	0.82～0.99	95.2	0.84～0.99	42.90	0.32～0.54	0.701
	-	48	36									
Xpert-RTS	+	32	0	36.40	0.26～0.47	100.00	0.91～1.00	100.0	0.91～1.00	44.20	0.33～0.55	0.682
	-	56	38									
Culture-RTS	+	40	0	45.50	0.35～0.56	100.00	0.91～1.00	100.00	0.91～1.00	44.20	0.33～0.55	0.727
	Result (positive & negative)	TB (n.)	Not TB (n.)	Sensitivity (%)	95% CI	Specificity (%)	95% CI	PPV (%)	95% CI	NPV (%)	95% CI	AUC
	-	48	38									
AFB-RTS	+	24	0	27.30	0.18～0.38	100.00	0.91～1.00	100.00	0.91～1.00	37.30	0.28～0.47	0.636
	-	64	38									

缩写：CRS，复合参考标准；RTS，呼吸道样本；TB，结核病；CI，置信区间；PPV，阳性预测值；NPV，阴性预测值；AUC，曲线下面积；AFB，抗酸杆菌。

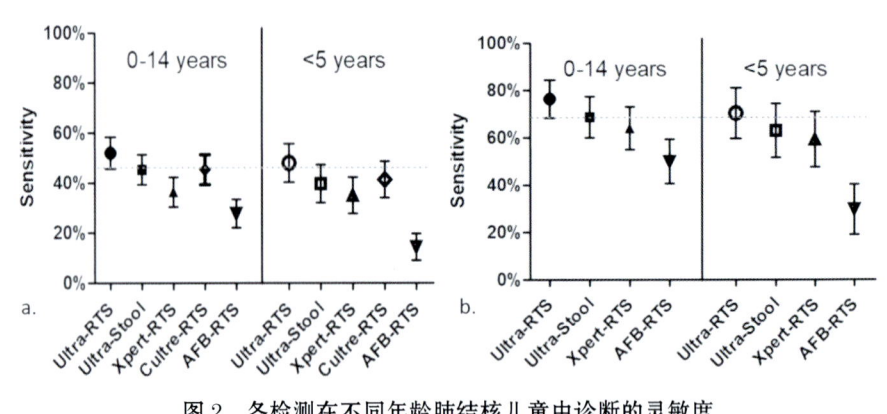

图2 各检测在不同年龄肺结核儿童中诊断的灵敏度

基于以上结果，作者认为当儿童呼吸道样本（RTS）难以获得时，基于粪便样本的 Xpert MTB/RIF Ultra 检测（Ultra-Stool）可作为一种合适的替代方案。

四、研究亮点解读

1. 在选题方面 Xpert MTB/RIF Ultra 是世界卫生组织推荐用于结核病早期诊断和利福平耐药检测的分子诊断技术，该技术具有较高的敏感度和特异度，并且能够准确、快速检测出 MTB 及其对利福平的耐药性，因此已广泛应用于成人肺结核和肺外结核的诊断。但儿童结核病大多数为原发性肺结核，标本的菌载量较低且不易采集，因此限制了 Xpert MTB/RIF Ultra 等新技术在儿童结核病检查中的应用。基于有研究显示结核分枝杆菌具有良好的耐酸能力并且能够存活在胃肠道中，作者便设想是否能使用 Xpert MTB/RIF Ultra 对儿童粪便样本进行检测，从而促进儿童结核病的早期诊断和及时治疗。因此，该研究具有重要的实用价值。

2. 本研究平行地使用了涂片抗酸染色、结核分枝杆菌培养、Xpert MTB/RIF 检测、粪便 Xpert MTB/RIF Ultra 检测等对儿童结核样本进行了分析，独立地评价了每种检测技术的灵敏度和特异性，进一步对这些检测技术进行比较，从而分析粪便 Xpert MTB/RIF Ultra 检测技术的优劣。这种基于头对头诊断准确性的比较，强有力地提供了使用该工具的临床证据。

五、给我们的启示

1. 想法要新颖　传统的痰涂片/培养和表型药敏试验（direct sensitivity test，DST）主要依赖于呼吸道样本中的结核菌。而本研究中结核粪便检测的创新之处在于改变了检测的目标，将注意力转移到了粪便样本中的结核菌。这种转变为儿童结核病的诊断提供了新的视角和操作方式。

2. 样本要具有代表性　作者在描述研究对象招募时写道"A prospective cohort study was conducted to evaluate the diagnostic performance"，"From Dec 2017 to May 2019，311 cases with suspicion of PTB were recruited for this study"。这两句话表明本研究的研究对象为前瞻性连续招募，其中前瞻性是指在研究开始之前，研究者便明确了研究的目的，并根据预定的研究方案和选择的参与者，采集数据和信息并在研究期间进行跟踪和观察，具有较强的说服力。连续性说明招募到的对象是来自真实世界的对象，因此研究结论具有较好的外推性。

3. 设盲十分重要　在材料方法中，作者提到了一个非常重要的试验设计：负责数据分析的研究人员不知晓每组数据的检测方式。这是一个十分重要的研究设计细节，在诊断试验中被称为"设盲设计"，其意义在于保证试验结果的准确性。试想，如果不对分析者设盲，则很有可能影响其对数据分析的思路，进而夸大Ultra-Stool的诊断价值。

4. 比较环境要公平　在本研究中，其核心研究内容是比较Ultra-Stool和其他结核病检测方法在儿童患者中的诊断性能。由于其是在同一队列人群中进行的，因此这种比较被称为"头对头"（head to head）的比较。相反地，如果是在不同的人群中进行比较，则称为间接比较。而"头对头"的比较是在相同条件下进行的评估，因此可得出更可靠的结论。

此外，对于两种检测手段的比较，类比于法庭上原告与被告之间的较量，需要确保比较的公正性。比较的核心问题在于，不能让某种检测手段先入为主地影响临床医生的最终诊断结果。因此，在比较中，我们需要遵循科学的方法，确保评估的客观性和准确性。只有这样，才能得出基于证据的结论，并为临床医生提供可靠的诊断选择。

六、专家点评

本研究的研究成果"Stool-based Xpert MTB/RIF Ultra Assay as a tool for detectingpulmonary tuberculosis in children with abnormal chest imaging：a prospectivecohort study"发表于 *Journal of Infection* 杂志，并被2022年世界卫生组织《儿童结核病诊疗指南》采纳推荐，在其儿童和青少年结核病的管理中明确指出：在具有典型的肺结核症状的儿童中，启用 Xpert Ultra 对痰液、鼻咽分泌物、胃液或粪便等样本作为结核病的初始诊断及利福平耐药性检测的工具，而不是痰涂片/培养和表型药敏试验。该指南提出的儿童结核病可通过采集粪便样本而无须侵入性操作的诊断方法，得到了医疗工作者、实验室技术人员、父母和儿童的支持和接受，并可在各个医疗系统的不同层面实施。

（陈　娟　重庆医科大学　余海波　重庆医科大学附属第二医院）

注：本节展示的主要研究结果、数据、表格、图片均引用自文章"Stool-based xpert MTB/RIF ultra assay as a tool for detecting pulmonary tuberculosis in children with abnormal chest imaging：A prospective cohort study.J Infect，2021，82（1）：84-89. DOI：10.1016/j.jinf.2020.10.036."

第一作者：Xu-Hui Liu；通讯作者：Xiao-Yong Fan，Shui-Hua Lu

主要研究单位：Shanghai Public Health Clinical Center, Fudan University, Shanghai, China

英文全文链接：https://pubmed.ncbi.nlm.nih.gov/33275958/

参考文献

[1]World Health Organization.WHO consolidated guidelines on tuberculosis.module 5：management of tuberculosis in children and adolescents geneva：world Health Organization, 2022.

[2] Gebre M, Cameron LH, Tadesse G, et al. Variable diagnostic performance of stool spert in pediatric tuberculosis: A systematic review and meta-analysis[J]. Open Forum Infect Dis, 2020, 8 (8): ofaa627.

[3] Liu XH, Xia L, Song B, et al. Stool-based xpert MTB/RIF ultra assay as a tool for detecting pulmonary tuberculosis in children with abnormal chest imaging: A prospective cohort study[J]. J Infect, 2021, 82 (1): 84-89.

热点分析7　儿童尿路感染短程治疗：一项随机对照研究

一、研究背景

尿路感染（urinary tract infection，UTI）是最常见的感染性疾病之一，全球每年有1.3亿～1.75亿人患UTI，是仅次于呼吸道感染的第二大感染性疾病。细菌进入泌尿系统并引起泌尿系统各部分的感染称为UTI，常见的UTI病原菌有大肠杆菌和葡萄球菌两种，当UTI病原菌进入泌尿系统后会与尿路上皮结合，刺激尿路上皮发生一系列反应，使得中性粒细胞大量聚集引发炎症反应，诱发膀胱炎和肾盂肾炎。UTI的常见症状包括尿频、尿急、尿痛、尿量减少、尿中带血、发热等[1-2]。

儿童UTI是儿科常见的感染疾病之一，特别是在幼儿时期更为常见。相较于成人，儿童UTI在某些方面具有一些特别之处。以下是一些儿童UTI的特点：①高发率。儿童UTI是小儿常见的感染性疾病之一。在儿童中，UTI的发病率较高，特别是在女性婴儿和幼儿中，这与儿童的尿道较短、尿液排泄不完全及尿道解剖结构易受感染等因素有关。②隐匿症状。儿童UTI的症状可能不太明显或不典型，尤其是年龄较小的婴幼儿。他们可能无法准确表达自己的不适，因此可能出现一些非特异性的症状，如不安、食欲缺乏、发热、嗜睡等，这使得儿童UTI的诊断比较具有挑战性。③潜在的并发症。未及时治疗的儿童UTI可能导致一些严重的并发症，如肾发育障碍和肾瘢痕，造成永久性的肾实质损害，因此对儿童UTI的早期检测和治疗至关重要。④需要特殊考虑的因素。在处理儿童UTI时，需要考虑到儿童的年龄、体重、肾功能等因素，以确定适当的抗生素选择和治疗方案。此外，需要对儿童进行适当的评估和随访，以确保感染的治疗和预防[3]。

在临床治疗方面，儿童UTI与成人UTI有不同之处。对于成年UTI患者，短疗程（3～5天）抗菌药可作为治疗标准。但对于儿童UTI患者来说，短程治疗的相关数据有限，且所获结果不一致。有研究表明较短时间的抗菌药物对儿童有效，而美国儿科学会（American Academy Pediatrics，AAP）UTI指南仍然支持24月龄以下的儿童UTI患者给予长疗程抗菌治疗[4]。因此，本文拟以发表在 *JAMA*

Pediatrics 上的一篇题为 "Short-course therapy for urinary tract infections in children：the SCOUT randomized clinical trial"[5] 的研究为例，比较标准疗程和短疗程治疗儿童 UTI 的疗效，为指导儿童 UTI 治疗的持续时间提供更准确的指导和决策支持。该研究采用随机对照研究，将研究对象随机分配到不同的实验组和对照组，以便比较干预的效果，该方法可以避免潜在的偏倚，确保实验组和对照组在开始时具有相似的特征和背景，从而提高研究的内部有效性，最大限度排除其他因素的干扰。

二、研究的总体设计及思路

1. 研究目的　作者想要确定在经过 5 天抗微生物治疗后出现临床改善的儿童中，停止抗微生物治疗（短疗程治疗）与继续抗微生物治疗 5 天（标准疗程治疗）相比的安全性和疗效。

2. 研究设计　这项多中心、随机、对照、非劣效性临床试验（治疗失败的绝对比率超过 5% 将被定义为具有临床意义）于 2012 年 5 月至 2019 年 8 月在 2 家儿童医院的门诊和急诊科进行。研究纳入已经接受 5 天疗程抗菌药治疗的 2 月龄至 10 岁 UTI 患儿，研究将参与者按 1 ∶ 1 比例随机分配为两组：继续使用 5 天抗菌药（标准疗程组）或 5 天安慰剂（短疗程组），并根据发热与否和最初处方的抗菌药物类别进行随机分层。

研究的主要结局指标为治疗失败率，即首次随访（第 11～14 天）时或随访前仍存在症状性 UTI。次要结局包括首次随访后的 UTI、无症状菌尿、尿培养阳性和胃肠道耐药菌定植等指标。

三、主要研究结果及科学意义

1. 主要研究结果及结论　研究共纳入 664 例患儿，96% 为女性患儿，中位年龄 4 岁；标准疗程 328 例，短疗程 336 例。研究结果显示，标准疗程和短疗程患儿的治疗失败率分别为 0.6%（2/328）和 4.2%（14/336），绝对差异为 3.6%（95% CI 上限为 5.5%；预设的非劣效边缘为 5%），短程组的治疗失败率显著高于标准组（$P<0.01$）。此外，短程组患儿首次随访时的无症状菌尿（3.4% vs 8.6%，$P<0.01$）、尿培养阳性率（1.8% vs 7.1%，$P<0.01$）显著更高（表 1）。

表 1 主要结果和次要结果

Characteristics	Children, No./total No. (%)			P value	Difference of proportions, % (95% CI)	No. needed to treat[a]
	Standard-course therapy	Short-course therapy	All children			
Primary outcome—treatment failure						
UTI between day 6 and day 11～14 visit	2/328 (0.6)	14/336 (4.2)	16/664 (2.4)	<.01	3.6 (≤5.5)[b]	28
Secondary outcomes						
UTI after day 11～14 visit	12/326 (3.7)	13/322 (4.0)	25/648 (3.9)	0.97	0.4 (-2.6 to 3.3)	[c]
Asymptomatic bacteriuria at day 11～14 visit	11/328 (3.4)	29/336 (8.6)	40/664 (6.0)	<.01	5.3 (1.7～8.9)	19
UTI symptoms day 6 through day 11～14 visit	30/328 (9.1)	41/336 (12.2)	71/664 (10.7)	0.25	3.1 (-1.6 to 7.7)	[c]
Positive urine culture day 6 though day 11～14 visit[d]	6/328 (1.8)	41/336 (12.2)	47/664 (7.1)	<.01	10.4 (6.6～14.2)	10
Stool antimicrobial resistance at day 24～30 visit[e]	23/298 (7.7)	28/310 (9.0)	51/608 (8.4)	0.66	1.3 (-3.1 to 5.7)	[c]

缩写：UTI，尿路感染。

[a] 需要接受标准疗程治疗以阻止治疗失败的儿童数量。数量无上限限制。这一分析是事后检验。

[b] 单边置信区间，只显示上限，下限是-100。

[c] 在比列上差异不显著，故没有显示需要治疗的数量。

[d] 有或无症状。

[e] 入组儿童粪便开始时未发现耐药微生物的存在，后检出耐药大肠杆菌和肺炎克雷伯菌。

这表明标准疗程组的治疗失败率低于短疗程组。接受短期疗程的儿童在第一次随访时更有可能出现无症状的菌尿或尿液培养阳性。但两组患儿在首次随访后 UTI 发生率、不良事件发生率或耐药细菌的胃肠道定植率均没有显著差异（表2）。

表2 试验组发生的不良事件

Characteristics	Children, No./total No.（%）			P value
	Standard-course therapy（$n=328$）	Short-course therapy（$n=336$）	All children（$n=664$）	
Participants with adverse events	155（47.3）	147（43.8）	302（45.5）	0.1
Most frequently reported adverse events				
Diarrhea	43（13.1）	34（10.1）	77（11.6）	0.41
Cough	21（6.4）	26（7.7）	47（7.1）	0.28
Pyrexia	17（5.2）	18（5.4）	35（5.3）	0.6
Vomiting	11（3.4）	20（6.0）	31（4.7）	1
Rhinorrhea	13（4.0）	16（4.8）	29（4.4）	0.16
Other	115（35.1）	111（33.0）	226（34.0）	0.75
Severity of adverse event				
Mild	107（32.6）	117（34.8）	224（33.7）	0.64
Moderate	47（14.3）	26（7.7）	73（11.0）	0.61
Severe	1（0.3）	4（1.2）	5（0.8）	0.37
Serious	2（0.6）	4（1.2）	6（0.9）[a]	0.69

[a] 其中只有1例被认为可能与研究治疗相关（第12天短期疗程组的肾盂肾炎）。

SCOUT 是一项阴性结果的临床试验，即未能证明短程方案的临床失败率非劣于标准疗程。然而，考虑到：①短疗程组的治疗失败率较低，仅为4.2%；②在事后分析中，短程和标准疗程患儿在停止抗菌治疗后9天内的 UTI 率相似（分别为4.2%和2.7%，

$P=0.32$);③大多数治疗失败的患儿为无发热性UTI，没有肾脏瘢痕的风险，标准疗程方案每治疗67例仅可以预防1例发热性UTI，而发热性UTI的肾脏瘢痕风险仅为1/7。因此，作者认为短疗程方案仍可视为儿童UTI治疗的合理选择。

2. 研究的科学意义　本项研究为以下内容提供了科学指导。

（1）儿科特定比较数据：目前在儿童UTI治疗方面，缺乏充足的儿科特定比较数据。这项研究填补了这一知识空白，为儿童UTI的治疗提供了更具科学依据的指导。

（2）疗程持续时间指导：研究比较了标准疗程和短疗程治疗在儿童UTI中的疗效。结果显示，标准疗程治疗的儿童治疗失败率较低。这对指导儿童UTI治疗的疗程持续时间具有重要意义，帮助医生在决定治疗方案时做出更明智的选择。

（3）个体化治疗：研究结果表明，短疗程治疗在经过5天抗微生物治疗后出现临床改善的儿童中具有较低的治疗失败率。这意味着对于特定患者群体，短疗程治疗可能是一种合理的选择，避免不必要的治疗延长和药物暴露。

（4）不良事件和耐药性监测：研究还评估了治疗持续时间对不良事件的发生率和对耐药菌的胃肠道定植情况的影响。这对于评估治疗方案的安全性和耐药性的发展具有重要意义，并为临床实践提供了相关信息。

四、研究亮点解读

本研究具有以下亮点：

1. 选题方面　该研究选取了儿童UTI作为研究对象，针对该领域的临床问题进行了深入研究。UTI在儿童中非常常见，但在儿科领域缺乏关于治疗持续时间的具体指导，因此该选题填补了相关研究的空白。

2. 研究设计方面　该研究采用了随机临床试验的设计，将参与者随机分配到标准疗程治疗组和短程治疗组，并进行双盲安慰剂对照。研究在两个儿童医院的门诊和急诊科进行，并包括了符合条件的2个月至10岁的儿童。这种研究设计可以最大限度地减少偏倚，并提高研究结果的可靠性。

3. 数据分析方面　研究对主要和次要结局进行了全面的数据分析。主要结局是治疗失败，次要结局包括第一次随访后的UTI、无症状细菌尿、尿液培养阳性以及对耐药菌的肠道定植情况。通过对664例随机儿童的分析，研究得出了不同治疗方案之间的差异，并提供了具体的失败率和置信区间。此外，研究还分析了不同组之间的不良事件和耐药菌定植情况的比较，为全面评估治疗方案的效果提供了重要数据。

五、给我们的启示

本研究仍存在一些局限性。治疗组之间经初步分析后被排除的儿童数量略微不平衡，导致亚组分析的能力降低；仅对大肠杆菌和肺炎克雷伯菌菌株出现的抗生素耐药性进行评估；缺乏关于每种治疗策略的社会成本和效益的详细数据；缺乏关于恢复的尿路病原体的菌株水平数据；缺乏关于某些结局的数据（如肾脏瘢痕）；缺乏长期随访数据，本研究的随访期限相对较短，仅限于第一次随访后的几周，长期随访数据可以提供更多关于治疗效果和复发率的信息[6]。

结合本研究，可以给临床医生从事科研提供以下启示：

1. 发掘研究领域的空白　选择一个具有临床重要性且缺乏足够研究的领域作为研究课题。这可以帮助填补知识空白，并为改善临床实践提供指导。

2. 采用随机临床试验设计　随机临床试验是评估治疗干预效果的最可靠方法之一。尽可能采用随机分组和双盲对照设计，以减少偏倚并提高研究结果的可靠性。

3. 全面评估主要和次要结局　定义明确的主要和次要结局，并进行全面的数据分析。这有助于了解不同治疗方案之间的差异，并提供有关疗效和安全性的详细信息。

4. 关注不良事件和安全性　除了治疗效果，还要关注治疗过程中的不良事件和安全性问题。这有助于全面评估治疗方案的利弊，并为临床实践提供更全面的指导。

5. 提供实用的临床指导　研究的最终目标是为临床实践提供有意义的指导。根据研究结果，评估不同治疗方案的利弊，并提出实际可行的治疗建议。

六、专家点评

这篇文章在选题方面具有科学性和重要性。儿童UTI是儿科常见的疾病，但在儿童领域缺乏关于治疗持续时间的具体指导。该研究填补了这一知识空白，旨在比较标准疗程治疗和短程治疗对于临床改善后的儿童UTI患者的疗效。这是一项重要的临床问题，因为确定适当的治疗持续时间可以改善患者护理、减少抗生素使用和防止不必要的治疗。

研究者采用了随机临床试验的方式方法，这是评估治疗干预效果的最可靠方法之一。通过在2个儿童医院的门诊和急诊科进行研究，研究者能够获得更广泛的样本，并增加研究结果的可靠性和推广性。此外，研究还采用了双盲安慰剂对照设计，最大限度地减少了偏倚的可能性。

该研究的先进性体现在其全面的数据分析和考虑到多个主要和次要结局。研究者不仅仅关注治疗失败率，还评估了多个次要结局，如无症状细菌尿、尿液培养阳性、不良事件和耐药菌定植情况等。这种综合的数据分析有助于全面评估不同治疗方案的效果和安全性，为临床实践提供更全面的指导。

由于该研究的严密设计和全面分析，其结果具有高度的可靠性和推广性。这些研究结果对于指导儿童UTI的治疗持续时间具有重要的临床意义，并可以为临床医生提供实用的指导。此外，研究者采用的方法和分析策略可以为其他临床研究提供借鉴，推动临床实践的发展和改进。

（陈　娟　谷慧英　重庆医科大学）

注：本节展示的主要研究结果、数据、表格、图片均引用自文章"Short-course therapy for urinary tract infections in children：the SCOUT randomized clinical trial.JAMA Pediatr, 2023, 177（8）：782-789. doi：10.1001/jamapediatrics.2023.1979."

第一作者：Theoklis Zaoutis；通讯作者：Alejandro Hoberman.

主要研究单位：Department of Pediatrics, University of Pittsburgh School of Medicine, Children's Hospital of Pittsburgh of UPMC, Pittsburgh, Pennsylvania.

英文全文链接：https://pubmed.ncbi.nlm.nih.gov/37358858/

参考文献

[1] Gupta K, Grigoryan L, Trautner B. Urinary tract infection[J]. Ann Intern Med, 2017, 167(7): ITC49-ITC64.

[2] Tullus K, Shaikh N. Urinary tract infections in children[J]. Lancet, 2020, 395(10237): 1659-1668.

[3] McLellan LK, Hunstad DA. Urinary tract infection: pathogenesis and outlook[J]. Trends Mol Med, 2016, 22(11): 946-957.

[4] Shaikh N, Hoberman A. Nonsuperiority of standard therapy compared to short-course therapy in symptomatic UTIs-reply[J]. JAMA Pediatr, 2023, 177(12): 1361.

[5] Zaoutis T, Shaikh N, Fisher BT, et al. Short-course therapy for urinary tract infections in children: the SCOUT randomized clinical trial[J]. JAMA Pediatr, 2023, 177(8): 782-789.

[6] Subcommittee on Urinary Tract Infection, Steering Committee on Quality Improvement and Management, Roberts KB. Urinary tract infection: clinical practice guideline for the diagnosis and management of the initial UTI in febrile infants and children 2 to 24 months[J]. Pediatrics, 2011, 128(3): 595-610.

热点分析8　一项细菌性脑膜炎患儿血液和脑脊液微生物群特征及其与炎症的潜在关系的研究

一、研究背景

细菌性脑膜炎（bacterial meningitis，BM）也称为化脓性脑膜炎，是由各种化脓性细菌感染引起的急性脑膜炎症。BM是一种常见的中枢神经系统感染性疾病，严重影响儿童健康和生长发育，多见于5岁以内儿童，尤其是婴幼儿，我国5岁以下BM的发病率为（6.95～22.30）/10万。BM是指由细菌感染引起的脑膜炎，儿童和成人细菌性脑膜炎的病原体可能有所不同。在儿童中，常见的致病菌包括流行性脑脊髓膜炎球菌、肺炎链球菌和溶血性链球菌等，而在成人中，除了这些常见的致病菌外，还可能包括其他细菌，如大肠杆菌和金黄色葡萄球菌等[1-2]。随着脑膜炎球菌、流感嗜血杆菌和肺炎链球菌疫苗的开发，这种疾病的死亡率已显著降低，但仍在5%～15%。30%～50%的BM患儿可出现神经系统并发症，这些并发症包括在BM诊治期间出现的各种急性期并发症，如硬膜下积液、脑脓肿、脑神经麻痹等，以及在恢复期持续存在或出现的长期并发症（或称后遗症），如听力损失、癫痫、认知功能障碍和脑积水等[3-4]。

BM的早期准确诊断对于实施有效的治疗方案（如抗生素治疗）至关重要。然而，由于传统培养方法的敏感性和时间限制，早期精准诊断往往是不可能的。另外传统检测方法（如细菌培养）缺乏对罕见致病性微生物的诊断测试，以及侵入性操作（如腰椎穿刺），脑脊液样本的可用性和体积有限，所以传统方法对于脑膜炎的检测非常具有挑战性。因此，在很大比例的患者中，脑膜炎病因仍未得到解释[5]。

mNGS在单次检测中即可全面地验证几乎所有可能的病原体微生物（包括细菌、病毒、真菌和寄生虫）。目前已证实脑脊液mNGS检测在感染患者的中枢神经系统病原菌鉴定中具有敏感性和特异性。但目前还没有开展对于正在进行药物干预的BM患者的微生物特征的研究。因此，了解微生物组的组成变化将在很大程度上有助于揭示病原体在BM中的作用。

综上，本文拟以发表在 *mSystems* 上的一篇题为"Characterization of the

blood and cerebrospinal fluid microbiome in children with bacterial meningitis and its potential correlation with inflammation"[6]的研究为例，谈谈如何利用 mNGS 分析常规检测确诊的细菌性脑膜炎患儿以及接受抗生素治疗患儿的脑脊液和血液中微生物群特征，为疾病治疗策略的优化提供依据。

二、研究的总体设计及思路

本研究旨在利用 mNGS 分析经常规检测确诊的细菌性脑膜炎患儿和接受抗生素治疗患儿的脑脊液和血液中微生物群特征，探究脑膜炎相关微生物群对临床表现的影响，以评估疾病风险和预后。

本研究招募的受试者时间为 2014 年 8 月至 2017 年 2 月，北京儿童医院感染科收治 0～14 岁的儿童。其中有 32 例患 BM 的儿童、30 例感染但未确诊的儿童和 10 例健康对照。所有 BM 患儿均接受抗生素治疗。从患者的血液和脑脊液中一共提取了 102 个 DNA 样本：10 个来自健康血液（NB），31 个来自患者血液（PB），31 个来自患者脑脊液（PC），30 个来自未确诊患者（IN）的脑脊液。所有脑膜炎患者首次腰椎穿刺的脑脊液和血浆样本均通过 mNGS 和传统检测进行检测，对测序数据进行生物信息学分析，包括微生物多样性评估、微生物组成比较和相关性分析。对微生物组成分的变化与临床参数的相关性进行分析，特别是与血液中的 C- 反应蛋白水平和脑脊液中的粒细胞百分比的相关性分析（图1）。

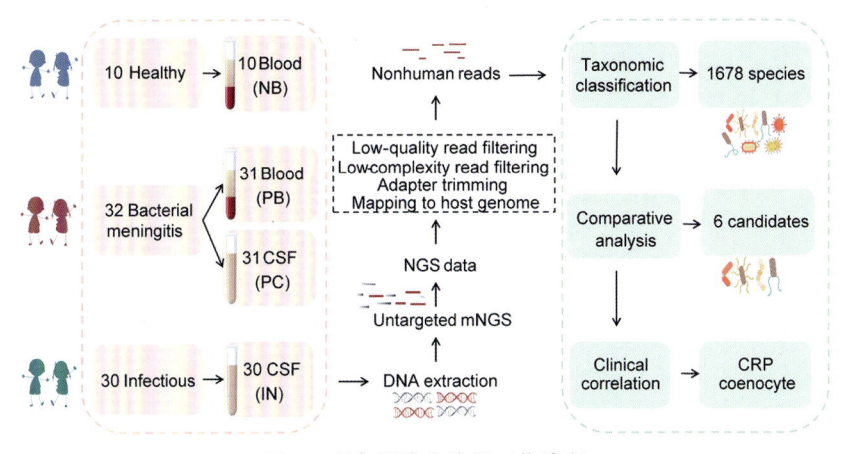

图 1　研究概述和分析工作流程

三、主要研究结果及科学意义

1. 本研究的主要结果和结论

（1）BM儿童血液和CSF微生物群与健康组和未确诊BM组不同：未确诊患儿CSF中微生物群α多样性高于BM患儿，而健康组与BM组血液微生物群α多样性间的差异不显著（图2A）；在物种水平上，患儿（PB、PC、IN）和健康组（NB）的优势微生物相对丰度差异明显，患儿组中肺炎克雷伯菌、大肠杆菌及金黄色葡萄球菌等相对丰度高于健康组，但健康组中小粒病毒的相对丰度高于患儿组（图2B）。PCoA显示，健康组和患儿组血液微生物群落构成差异显著，群落变异的主要驱动者为大肠杆菌、肺炎克雷伯菌、托拉斯假单胞菌（Pseudomonas tolaasii）等（图2C）。同时，BM患儿和未确诊患儿的CSF标本整体物种组成也存在差异（图2D）。

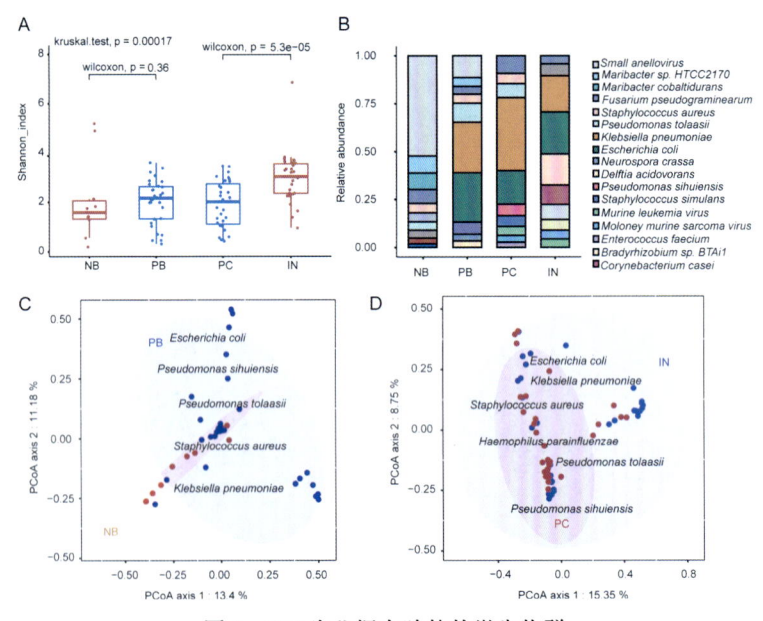

图2 BM患儿拥有独特的微生物群

A. 来自健康对照（NB）和血液（PB）的微生物α多样性测量及来自BM患者（PC）和未确诊病例（IN）的CSF的箱线图；B. 脑脊液和血浆中四组微生物群的物种水平分布；C. 使用脑膜炎患者和健康对照者血液中β多样性Bray-Curtis距离度量的微生物群的PCoA图；D. BM患儿和未确诊患儿的CSF标本的微生物群的PCoA图。

（2）与 BM 相关的代表性微生物群可被当作疾病标志物：通过随机森林和 edgeR 两种方法筛选了 BM 相关生物标志物（筛选标准：$P < 0.01$，MDA-top10），这表明，CSF 和血液中具有代表性的微生物群成员可以作为识别 BM 的生物标志物（表1）。

表1 通过统计分析筛选代表性微生物

Candidate species	Random Forest (MDA)[a]		edgeR (P)[b]	
	Blood[c]	CSF[d]	Blood[c]	CSF[d]
Escherichia coli	3.03	0.004	2.93E-04	0.11991
Klebsiella pneumoniae	0.43	0.002	2.98E-03	4.46E-04
Thermothelomyces thermophila	3.07	<0.002	3.82E-04	1.63E-04
Lactobacillus acidophilus	<0.43	<0.002	NA	1.04E-08
Staphylococcus haemolyticus	2.29	<0.002	0.02	5.60E-05
Lactococcus lactis	<0.43	<0.002	NA	1.26E-07

[a] MDA，平均准确度下降。[b] P，P 值。NA，无差异。[c] 比较 NB 和 PB 两组。[d] 比较 IN 和 PC 两组。

（3）具有代表性的微生物群可作为临床分层分析的生物标志物：进一步分析表明，患儿组中大肠杆菌和肺炎克雷伯菌检出率高于健康组，溶血葡萄球菌、嗜热毁丝霉和乳酸乳球菌仅在患儿组中出现（图3A）。统计结果表明，mNGS 对上述代表性微生物的检测阳性率明显高于传统培养（图3B）。总体而言，mNGS 对于病原体检测的结果是有效的，且检测到的代表性微生物可作为一种比较可靠的生物标志物。

此外，BM 患儿的候选微生物群展示出特定的组合模式，部分患儿以大肠杆菌为优势菌，另一些则以肺炎克雷伯菌为优势菌（图3C）。

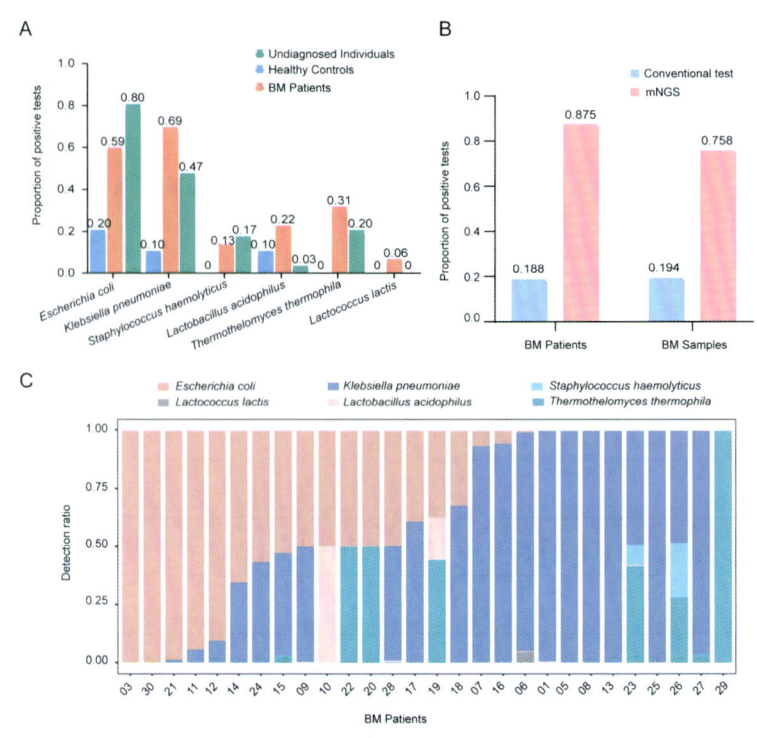

图3 筛选出的代表性微生物可作为临床分层标志

A. 不同组别候选微生物群的检出率：健康对照、细菌性脑膜炎患者和未确诊个体；B. 条形图显示候选细菌在两个不同组（患者和样本）中的阳性比率；C. 条形图表示每个样品在物种水平上6种细菌的相对丰度。x轴表示细菌性脑膜炎患者的数量。y轴表示基于平均相对丰度的目标微生物组的检测率。

（4）代表性微生物群可反应患儿的炎症状态和感染程度：根据血液中大肠杆菌、肺炎克雷伯菌和嗜热毁丝霉的组合，患者被分成4个亚组且群落构成差异显著，两个主要的亚组分别以大肠杆菌和肺炎克雷伯菌为优势菌（图4A、图4B）。同样，根据CSF中大肠杆菌、肺炎克雷伯菌、嗜热毁丝霉、溶血葡萄球菌和嗜酸乳杆菌能将患儿分为4个亚组，主要亚组的优势菌分别为肺炎克雷伯菌、肺炎克雷伯菌和大肠杆菌、大肠杆菌（图4C、图4D）。

血液和CSF中微生物分布模式与临床检测指标之间的潜在相关性分析结果表明，以肺炎克雷伯菌为优势菌的亚组中，血液C-反应蛋白水平高于以大肠杆菌为优势菌的亚组（图4E）。基于CSF样本产生的3个亚组的粒细胞比例差异显著，以肺炎克雷伯菌为优势菌的亚组高于以大肠杆菌为优势菌的亚组（图4F）。综上，代表性微生物群可反映患儿的炎症状态和感染程度，肺炎克雷伯菌的优势可提示严重感染。

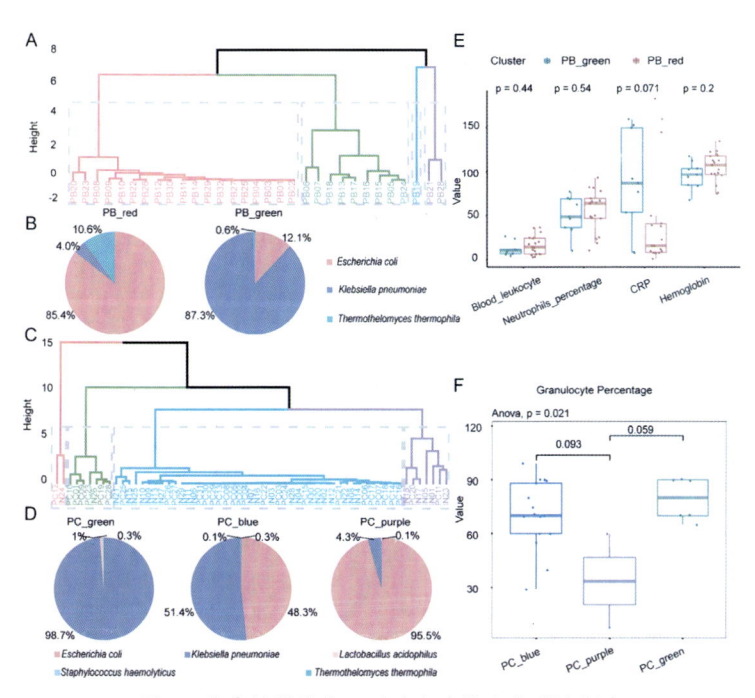

图4　代表性微生物可反映炎症状态和感染程度

A. 4个亚群通过基于患者血液中候选微生物群的k-means方法聚类；B. 饼图显示了图A中每个亚组候选微生物群的动态分布模式；C. 4个亚群通过基于患者脑脊液候选微生物群的k-means方法聚类；D. 饼图显示了目标微生物组的动态分布模式；E. 以肺炎克雷伯菌为优势菌的亚组中，血液C-反应蛋白水平高于以大肠杆菌为优势菌的亚组；F. 以肺炎克雷伯菌为优势菌的亚组高于以大肠杆菌为优势菌的亚组。

（5）以肺炎克雷伯菌为主的患者，血液和CSF的检测能力相同：本研究中，以肺炎克雷伯菌为优势菌的患儿血液和CSF检测结果一致性为100%，以大肠杆菌为优势菌的患儿血液和CSF检测结果一致性为52.94%（图5）。

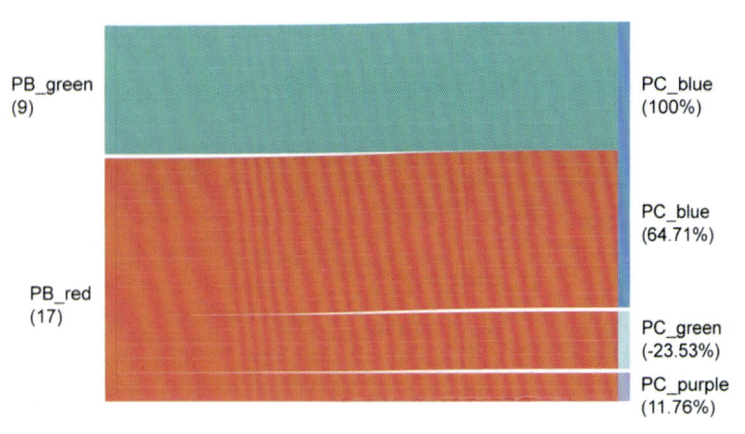

图 5　肺炎克雷伯菌占优势的患者血液具有与脑脊液相同的检测能力

（6）血液和 CSF 中脑膜炎相关微生物群与代谢途径相关：研究者比较了患儿组和健康组中分配到细胞过程和信号转导、信息存储和加工、新陈代谢 3 个主要功能类别的微生物序列比例。结果表明，两组间在微生物功能，尤其是新陈代谢方面差异显著。患儿组血液样本中大量存在的微生物功能主要富集在新陈代谢方面，尤其是在能量生产和转化方面，但其他功能出现损耗（图 6）。以上结果反映了患儿微生物群代谢活性的变化。

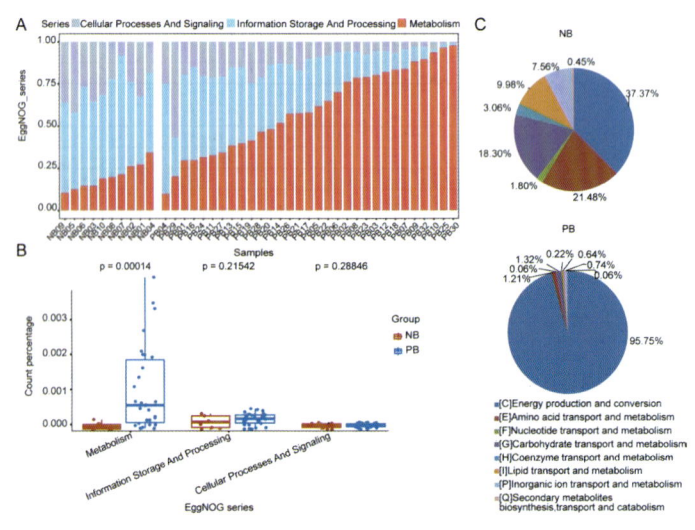

图 6　BM 患儿与健康对照组之间代表性微生物群的功能表现

A. BM 患儿血液微生物群中富集代谢功能的累积相对丰度；B. 显示富含 PB 的代谢功能的箱线图；C. NB 和 PB 组中代谢功能类别中不同类别的比例。

2. 研究的科学意义

（1）揭示细菌性脑膜炎患者血液和脑脊液中微生物组的特征：通过未定向代谢组学的次世代测序技术，作者对细菌性脑膜炎患者的血液和脑脊液样本进行了微生物组分析，揭示了其微生物组成分的差异。这有助于更好地了解细菌性脑膜炎的病因和疾病发展机制。

（2）鉴定微生物组的相关性：通过与未诊断儿童和健康个体的比较，作者发现细菌性脑膜炎患者的微生物组具有特定的菌种，如大肠杆菌、肺炎克雷伯菌等。这有助于区分不同的患者亚组，并为个体化治疗提供基础。

（3）探索微生物组与临床参数的相关性：作者发现微生物组成分的变化与临床参数如血液中的C-反应蛋白水平和脑脊液中的粒细胞百分比相关联。这为临床监测和疾病进展的评估提供了潜在的生物标志物。

（4）提供临床监测和抗生素干预的指导：通过研究发现，具有某种细菌优势（如肺炎克雷伯菌）的患者可以使用血液代替脑脊液进行临床监测，这有助于缩短诊断时间和减轻患者不适。

四、研究亮点解读

本研究具有以下亮点：

1. 选题独特性　该研究选取了儿童细菌性脑膜炎作为研究对象，这是一个重要的儿科感染性疾病，而且儿童与成人在病情表现和病原微生物上存在差异。目前医学对儿童细菌性脑膜炎患者的脑脊液和血液的微生物组认识较少，通过这项研究，我们可以增加对儿童脑膜炎相关微生物群了解，填补现有知识的空白。

2. 创新的方法　研究采用了mNGS，这种高通量测序方法能够全面深入地分析样本中的微生物组成。与传统的定向测序方法相比，mNGS可以发现更多微生物种类，提供更全面的信息。

3. 多样性样本组别　研究中涵盖了32例细菌性脑膜炎患儿、30例未诊断感染儿童和10例健康个体作为对照组，这样的多样性样本组别设计可以更全面地比较微生物组的差异，并增加研究结果的可靠性。

4. 组合分析策略　研究采用了综合的生物信息学分析方法，包括微生物组成分的比较和相关性分析，以发现微生物组与临床参数之间的关联。这种综合分析策略有助于深入理解微生物组与疾病发展和临床表现之间的关系。

5. 临床应用潜力　研究结果表明，具有某种细菌优势的患者可以使用血液代替脑脊液进行临床监测，这对于减轻患者不适和提高诊断效率具有重要意义。这为临床监测和抗生素干预提供了指导[7]。

五、给我们的启示

1. 本研究仍存在一些待改进的方面

（1）样本量较小：研究中仅包括32例细菌性脑膜炎患儿，样本量相对较小。扩大样本量可能有助于更准确地描述细菌性脑膜炎患者的微生物组成，并提高研究结果的可靠性和推广性。

（2）缺乏长期随访数据：本研究主要关注患者的微生物组成分和临床参数之间的关系，但缺乏长期随访数据，无法了解微生物组的动态变化和其与疾病进展的关系。长期的随访研究可以提供更深入的理解。

（3）对照组选择有限：对照组中的未诊断感染儿童和健康个体数量较少，这可能限制了对细菌性脑膜炎微生物组的更全面比较和分析。在未来的研究中，增加对照组样本量并更好地匹配年龄和性别等因素可以提高研究的可靠性。

（4）可能存在其他影响因素：本研究没有对其他潜在影响因素进行全面控制，如抗生素使用史、疾病严重程度等。这些因素可能对微生物组成分产生影响，因此在未来的研究中应该更加细致地考虑这些因素。

（5）结果解释的复杂性：微生物组的多样性和复杂性使得结果解释变得复杂。在研究中，作者提供了微生物组的描述和相关性分析，但在某些情况下，解释微生物组与临床参数之间的因果关系可能具有挑战性。

2. 结合本研究，可以给临床医生从事科研提供以下几个启示。

（1）紧密结合临床实践：作为医生从事科研，可以将临床实践与科学研究紧密结合起来。关注儿童的特殊疾病或临床问题，从实际临床需求出发，选择研究课题，并通过科学研究为临床实践提供支持和指导。

（2）多学科合作：临床医生可以与其他学科的研究人员进行合作，如分子生物学、生物信息学、流行病学等。跨学科合作可以为临床医生提供更广阔的研究视野和实验技术的支持，促进科研成果的转化和应用。

（3）学习和应用先进技术：临床医生应关注并学习最新的科学研究技术和方法，尤其是在分子生物学、基因组学和生物信息学等领域。掌握先进技术可以为研究提供更全面、深入的数据，并有助于揭示疾病的机制和治疗策略。

（4）注重研究设计和样本选择：在进行科学研究时，临床医生应注重研究设计的合理性和样本的选择。合理的研究设计可以确保研究目的的达成，而合适的样本选择可以提高研究结果的可靠性和推广性。

六、专家点评

本文是探索脑膜炎相关微生物群对临床表现影响的首次报告。利用 mNGS 全面分析血液和脑脊液中 BM 相关微生物群，确定了可能在脑膜炎中起关键作用的代表性微生物，并根据特定微生物组合模式将患儿分为不同的亚组，通过统计不同亚组优势微生物的动态变化规律，发现血液能代替脑脊液作为部分患儿疾病诊断和治疗监测的主要载体，有助于降低进一步恶化的风险。

本研究证实，即使在抗生素干预的前提下，mNGS 也可以展示出优于常规方法的检测效能。此外，本文也是首次阐述微生物群与血液 C-反应蛋白和粒细胞比例相关性的研究，为细菌性脑膜炎的疾病风险和预后评估提供了重要的参考意义。

（陈　娟　谷慧英　重庆医科大学）

注：本节展示的主要研究结果、数据、表格、图片均引用自文章 "Characterization of the blood and cerebrospinal fluid microbiome in children with bacterial meningitis and its potential correlation with inflammation.mSystems, 2021, 6（3）：e0004921. doi：10.1128/msystems.00049-21."

第一作者：Huiping Liao, Yuchao Zhang；通讯作者：Landian Hu, Gang Liu, Xiangyin Kong.

主要研究单位：Key Laboratory of Molecular Genetics, Shanghai Institute of Nutrition and Health, University of Chinese Academy of Sciences, Chinese Academy of Sciences（CAS）, Shanghai, China.

英文全文链接：https://pubmed.ncbi.nlm.nih.gov/34100633/

参 考 文 献

[1] Basatemur E.Bacterial meningitis in children[J].BMJ, 2023, 381: 728.Published 2023 May 24.

[2] Ait-Ali Y, Bourlon L, Jacobs FM.Review of progress and challenges in bacterial meningitis[J].JAMA, 2023, 329 (16): 1406.

[3] Anuradha HK, Garg RK, Agarwal A, et al.Predictors of stroke in patients of tuberculous meningitis and its effect on the outcome[J].QJM, 2010, 103 (9): 671-678.

[4] Brouwer MC, Wijdicks EFM, van de Beek D.What's new in bacterial meningitis[J]. Intensive Care Med, 2016, 42 (3): 415-417.

[5] Deliran SS, Brouwer MC, van de Beek D.Intracerebral haemorrhage in bacterial meningitis[J].J Infect, 2022, 85 (3): 301-305.

[6] Liao H, Zhang Y, Guo W, et al.Characterization of the blood and cerebrospinal fluid microbiome in children with bacterial meningitis and its potential correlation with inflammation[J].mSystems, 2021, 6 (3): e0004921.

[7] Qiu L, Fu F, Zhang W, et al.Prevalence, risk factors, and clinical outcomes of remote intracerebral hemorrhage after intravenous thrombolysis in acute ischemic stroke: a systematic review and meta-analysis[J].J Neurol, 2023, 270 (2): 651-661.

热点分析9　中国耐红霉素百日咳鲍特菌的基因组流行病学研究：分子流行病学技术应用于感染性疾病的典型案例

一、研究背景

一直以来，流行病学在感染性疾病的预防和治疗及感染性疾病危险因素的研究和控制方面都起着十分重要的作用。随着人们对生命的认识逐步深入到生物的基础物质核酸和蛋白质水平，生命科学进入"分子"时代。在此基础上，流行病学工作者将分子生物学理论和技术应用到人群的疾病防治和健康促进中，发展形成了一门新的学科分支，即分子流行病学。相比于传统流行病学，分子流行病学在研究致病菌的特征与分布、细菌耐药性的变迁、防止感染性疾病的暴发性流行和控制院内感染等方面，提供了更为有效的方法。本文拟以发表在 *Emerging Microbes & Infections* 上的一篇题为"Genomic epidemiology of erythromycin-resistant bordetella pertussis in china"[1]的文章为例，学习如何利用分子流行病学的前沿技术和方法，以经典感染性疾病为研究对象，生产出一篇高质量的临床研究论文。

百日咳是由百日咳鲍特菌引起的急性呼吸道传染病，传染性极强。在疫苗大规模应用前，百日咳是最常见的儿童疾病之一，也曾是全球婴幼儿死亡的重要原因之一[2]。目前，世界范围内预防和控制百日咳最有效的手段仍然是接种百日咳疫苗。百白破联合疫苗（DPT）的广泛使用明显降低了百日咳的发病率和病死率。尽管百日咳疫苗覆盖率高，但近20年来，很多地方百日咳的发病率反而回升并有局部暴发的出现，包括美国、欧盟等许多疫苗高覆盖率的国家出现了"百日咳再现"的现象[3]。百日咳再现涉及多方面的原因，其中抗生素耐药与细菌变异是重要因素之一[4]。以红霉素为代表的大环内酯类药物是百日咳治疗及预防的首选抗菌药物。自第一例红霉素耐药病例于1994年发现以来，全球多个国家和地区也陆续报道了百日咳菌株的红霉素耐药现象，但是在欧美国家红霉素耐药菌株尚属罕见，耐药现象并不多见。然而，红霉素耐药在我国却快速增加，国内山东省、天津市、上海市等多个省市都报道了百日咳鲍特菌的红霉素耐药现象，且耐药比例较高，局部监测耐药率甚至高达 90%[5]。但整体来说，国内缺乏对红霉素耐药病原体演化和流行病学特征的研究。

本篇文章的研究背景是关于中国百日咳鲍特菌耐红霉素的基因流行病学研究，旨在通过对中国百日咳病原体的基因组学研究，了解红霉素耐药病原体的演化和流行病学特征，为我国百日咳的预防和控制提供科学依据。

二、研究的总体设计及思路

本研究需要解决的关键科学问题是探讨中国百日咳病原体的基因流行病学和耐红霉素的演化。研究重点在于了解中国百日咳病原体的耐药性发展情况、耐药株的遗传关系，以及耐药株对疫苗的影响。此外，研究还关注中国百日咳病原体的进化轨迹及可能对全球公共卫生造成的影响。为此，本文采用了以下研究思路：①菌株收集和抗菌药物敏感性测试：研究人员收集了从 2012—2015 年来自中国中西部 5 个省份的 167 个百日咳菌株，并通过 E-test 测试了这些菌株对红霉素的耐药性。②多位点可变数量串联重复序列分析（multiple locus variable-number tandem repeat analysis，MLVA）：研究人员使用 MLVA 方法对菌株进行了分析，通过 PCR 扩增 5 个位点的 DNA 序列，并使用 MLVA 数据库进行分型。然后使用 Grape Tree 生成了最小生成树，用于分析菌株之间的关系。③全基因组测序：研究人员对 50 个菌株进行了全基因组测序，其中包括 3 个 ptxP3 型菌株和 47 个 ptxP1 型菌株。通过 SPAdes 软件对测序数据进行拼接和组装。④疫苗抗原基因、*sti* 基因和红霉素核糖体甲基转移酶（*erm*）基因的分析：研究人员使用 PCR 方法对疫苗抗原基因、ptxP、fim3 和 prn 进行分型。对于已测序的菌株，使用 BLAST+ 工具进行基因分型和 *23S rRNA* 突变和 *erm* 基因的筛查。⑤单核苷酸多态性（single nucleotide polymorphism，SNP）检测：研究人员使用 SNP 检测方法对菌株进行分析，以了解它们之间的遗传变异。

三、主要研究结果及科学意义

1. 百日咳杆菌分离株基因型分析及抗生素检测　研究收集的 167 株细菌经测试确定其中 163 株对红霉素具有耐药性，仅 4 株对红霉素敏感。此外，通过 PCR 测定疫苗抗原基因的类型，发现 156 株为 ptxP1/fim3-1/prn1 型，3 株为 ptxP3/

fim3-1/prn2 型，其余细菌含有不完整的等位基因型。对这些细菌进行了 MLVA 分析，发现了 12 个 MLVA 类型，其中 7 个是新的类型。其中，MT55、MT104 和 MT195 是主要的类型，除了不完整的等位基因型外，其余的类型都含有 ptxP1 等位基因。其中 3 株 ptxP3 细菌中，2 株属于常见的 ptxP3 型（MT27），另外 1 株是新型（图 1）。

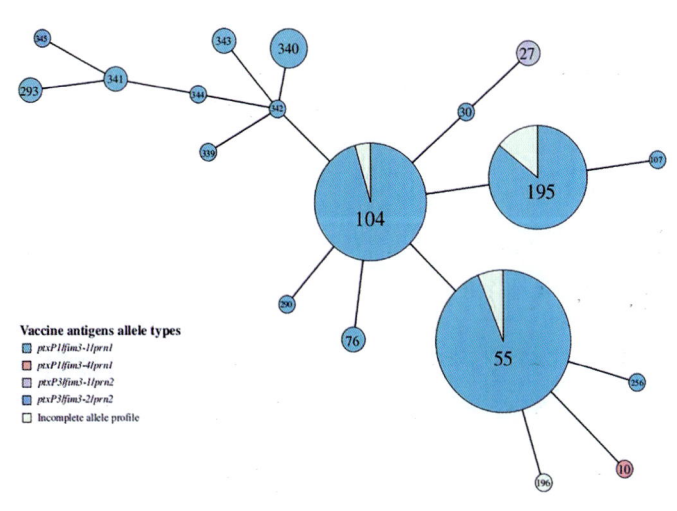

图 1 167 株百日咳杆菌基于 MLVA 分型的最小生成树

2. 选定细菌的全基因组测序分析　研究者选取了 47 株 ptxP1 细菌和 3 株 ptxP3 细菌进行全基因组测序。在 47 株 ptxP1 细菌中，共检测到 517 个 SNP，其中 33.46%（173/517）为非编码 SNP（ncSNP）、21.86%（113/517）为同义 SNP（sSNP）、37.14%（192/517）为非同义 SNP（nsSNP）。此外，在其中 46 个分离株中发现 *fhaB* 基因 5330 位点突变，导致氨基酸由丙氨酸转变为缬氨酸。作者将 C5330 T 突变的新等位基因命名为 *fhaB3*（GenBank 号：mh824675）（图 2）。经 PROVEAN 预测表明，该突变不影响蛋白质结构，但仍可能影响宿主的免疫识别。

```
         2488   2493           5326   5330
fhaB1    GAT - CAA - GCC - // - GCG - GCC - GTT
          D     Q     A          A     A     V

fhaB2    ... - ..C - ... - // - ... - ... - ...
          .     H     .          .     .     .

fhaB3    ... - ... - ... - // - ... - .T. - ...
          .     .     .          .     V     .
```

图 2　不同 fhaB 等位基因的序列差异

3．耐红霉素百日咳杆菌分离株的系统发育分析　作者共纳入 71 株中国百日咳杆菌分离株进行系统发育分析，包括本篇研究分离的 47 株 ptxP1 株和既往分离出来的 24 株 ptxP1 株（图3）。以 Tohama Ⅰ为对照，46 个红霉素耐药菌株被分为3 个谱系：谱系Ⅰ（18 个分离株）、谱系Ⅱ（12 个分离株）和谱系Ⅲ（16 个分离株），以上数据分别得到 5 个（sSNP 1 个、nsSNP 1 个和 ncSNP 3 个）、12 个（sSNP 3 个、nsSNP 5 个和 ncSNP 4 个）和 9 个 SNPs（sSNP 3 个、nsSNP 5 个和 ncSNP 1 个）结果的支持。3 个谱系的 bootstrap 值均为 100% 且重复 1000 次。谱系Ⅰ与 2 个红霉素敏感分离株 BP193 和 BP194 分在一起，由 1 个 nsSNP 支持。谱系Ⅰ和谱系Ⅱ密切相关，有两个 SNP 位点支持并与两株红霉素敏感菌株 BP180 和 BP182 结合。谱系Ⅲ与来自中国台湾的红霉素敏感分离株 BP181、BP183 和 BP192 共享 1 个 sSNP。分布有红霉素敏感菌株的红霉素耐药分支的 Bootstrap 值为 96%。这些高 bootstrap 值支持这样的推断，说明红霉素抗性谱系来自于红霉素敏感的分离株，并且红霉素抗性独立出现了 3 次。

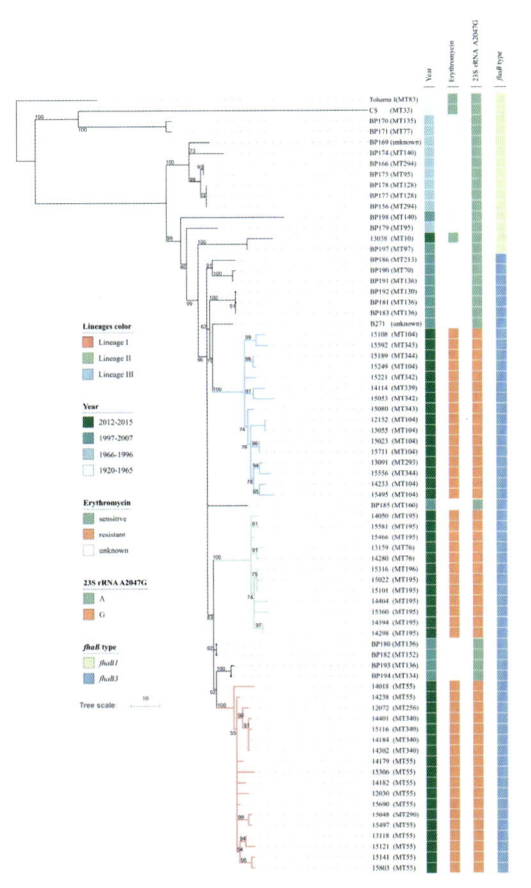

图3　71株中国百日咳杆菌分离株的系统进化关系

4. 中国耐红霉素分离株与全球ptxP1分离株的关系分析　作者进一步扩展了基因组分析，纳入了162个全球ptxP1分离株进行分析，以探究中国耐红霉素分离株与全球ptxP1分离株的关系。1997—2007年中国红霉素耐药分离株和12株其他地区的红霉素敏感分离株仅聚在一起，表明红霉素耐药谱系是由中国的红霉素敏感分离株形成的。有3个SNPs（位于*BP1879*、*BP3362*和*BP3466*基因）支持该群体。因为该群体中的所有分离株都具有*fhaB3*等位基因，因此作者将这个群体命名为fhaB3谱系（图4）。除本研究的46株中国分离株外，没有ptxP1分离株的*23S rRNA*基因发生A2047G突变，表明它们都对红霉素敏感。进一步BEAST分析显示，3个集群出现在不同的时间：谱系Ⅲ出现在2003年左右，而谱系Ⅰ和谱系Ⅱ分别出现在2008年和2007年左右。

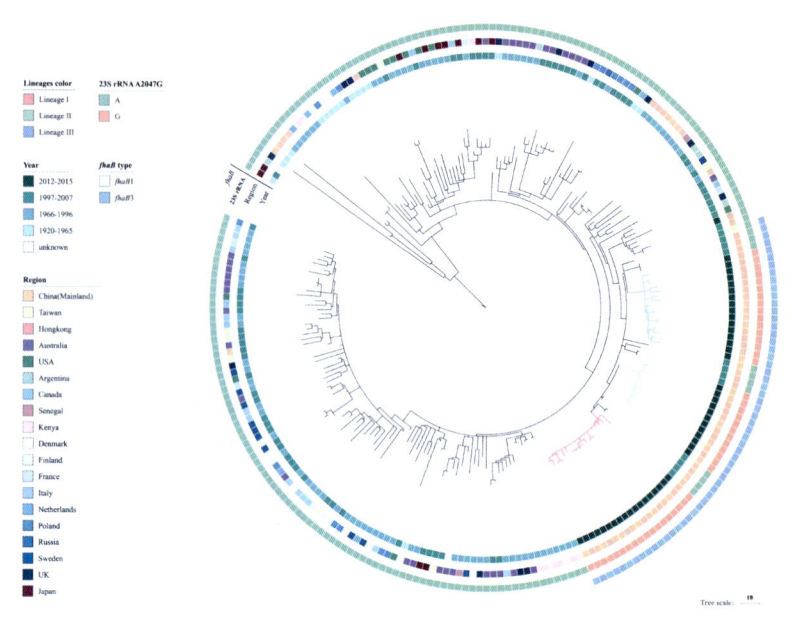

图 4 全球 ptxP1 菌株的基因组关系

5. 插入序列（IS）元素和突变率分析　此外，本研究的 50 个基因组中还发现，IS481 和 IS1002 的平均拷贝数分别为 197 个和 5 个。在所有的红霉素耐药菌株中没有唯一的 IS 插入，其中一株（15221）的 *prn* 基因 1598 位插入了 IS481，很有可能是 prn 阴性菌株。基于以往报道，不同的谱系可能有不同的突变率。作者计算了 fhaB3 谱系的突变率和除 fhaB3 外的全球分离株的 ptxP1-ptxA1 菌株的突变率进行比较。发现 20 世纪 50 年代引入 WCV 后，所有分离株均为 ptxA1，且随着 ptxA1 菌株取代原先流行的 ptxA2 菌株，百日咳杆菌种群的遗传多样性降低。fhaB3 系的突变率为 7.22×10^3（95% CI 4.78×10^3，9.87×10^3）。进一步还发现所有检测到的突变基因中均无 SNPs。

综上，本篇研究发现：①中国百日咳菌株主要携带 ptxP1 等位基因，与全球趋势不同，全球更常见的是 ptxP3 等位基因；②中国百日咳菌株普遍对红霉素耐药，表明红霉素耐药菌株在中国迅速扩散；③红霉素耐药菌株可以分为 3 个独立的谱系；④中国百日咳疫苗株的 *fhaB3* 等位基因在中国独立出现并扩散，可能是疫苗接种选择压力的结果。以上研究结果揭示了中国红霉素耐药百日咳菌株的基因组进化和分子流行病学特征，为百日咳的防控提供了重要的参考。

四、研究亮点解读

作者从临床现象出发,通过采集临床样本进行分析以寻求临床特征和规律,方法学上也采用了先进的分子流行病学技术。因此,本文是一篇优秀的临床研究模板,具有以下亮点。

首先,就研究内容来说,给临床工作很好的启示。①中国百日咳鲍特菌耐药性的演化:研究发现,耐红霉素的百日咳菌株在中国的流行主要是由于抗生素的选择压力。这表明抗生素的滥用可能导致耐药菌株的出现和传播。因此,合理使用抗生素是控制耐药性的重要措施。②疫苗选择的影响:中国使用的百日咳疫苗与其他国家不同,且接种时间和剂量也有所不同。这可能导致中国的百日咳病原体群体与其他国家有所不同。因此,研究者认为疫苗选择对百日咳病原体的演化轨迹可能有影响。③耐红霉素的中国百日咳菌株的潜在传播对全球公共卫生构成了威胁:特别是如果这些菌株在竞争上获得了优势,可能会对目前在全球范围内流行的其他百日咳菌株产生影响。因此,需要进一步监测中国的百日咳病原体以更好地了解其演化情况。这篇文章提供了关于中国百日咳病原体的重要信息,对于我们了解和控制百日咳的流行具有启示意义。

其次,这篇文章采用了MLVA、全基因组测序、PCR和基因分型及SNP检测,为我们展示了一个较为全面的针对细菌流行病学和基因组学研究的方法学,同时也给读者呈现出精美的生信分析结果图,为同类型的研究提供了一个很好的参考模板。

总的来说,临床热点问题联合先进科学的分子流行病学方法,对于产出高质量的临床研究论文来说是屡试不爽的。

五、给我们的启示

从本篇研究我们可以得到以下启示:

1. 紧跟热点,结合国情,聚焦关键问题。虽然百日咳并不是新发传染病,而且疫苗的广泛使用已经显著降低了百日咳的发病率和病死率。然而近年来百日咳的全球发病率逐年增加,引起了全球的关注。研究报道百日咳再现的可能与百日咳疫苗免疫力不持久、疫苗接种剂次不足、流行病学特征改变、抗生素耐药与细菌变异,以及诊断标准和监测系统的完善度等有关。实际上,不但百日咳患病率在上升,百日咳杆菌对大环内酯类抗生素的耐药率也在上升。这种现状在我国尤为突出（国内红霉素耐药率高达90%）。国内多项研究提示，中国百日咳的进化可能是由于疫苗和抗生素的选择压力驱动产生，进化后的菌株进一步也导致了疫苗预防效力降低及抗生素耐药。那么对中国百日咳鲍特菌的细菌变异进行进一步的监测和分析则非常有必要。因此，作者紧跟热点，并紧密结合我国实际，重点关注抗生素耐药与细菌变异这个问题进行相关研究。因此，本研究结果的重要性是不言而喻的。

2. 研究方法具有先进性和科学性。研究病原体进化变异规律，是获取感染性疾病流行特征的重要理论依据，也是分子流行病学研究的重要内容。本研究聚焦中国百日咳菌株的基因组特征和流行情况，采取了一系列先进的分析技术和方法，具有指导意义。

对于细菌分型，传统的表型分型方法（包括生化分型、血清学分型、抗生素敏感性分型、噬菌体分型等）所提供的遗传学信息有限，且耗时费力，已远不能满足目前疾病爆发的流行病学调查需求。基于DNA序列的细菌基因分型方法是目前在核酸和分子水平上鉴定细菌的主要手段。在诸多基于DNA序列的分型方法中，MLVA方法作为一种新兴的细菌分子分型方法正在细菌分子流行病学领域得到逐步认可和完善。MLVA是通过基因组中可变数量串联重复序列的特征来实现对细菌的分型，并以简单、快速、通量高、分辨力强等特点得到广泛应用。MLVA技术面世10余年，发展较快，已由最初应用于生物恐怖病原体的跟踪溯源，逐渐扩展到对常见细菌的分型和流行病学溯源上，具有其他分型技术所无法比拟的优势[6]。

全基因组测序技术（whole genome sequencing，WGS）能够突破传统检测方法的局限性，直接对样本中的病原体DNA进行检测，利用已建立的专业病原体数据库，通过自动化数据分析得出准确可靠的病原体遗传信息。该技术与生物信息学的联合运用能够快速详尽地得到耐药细菌的特征，也能更加精细地判断不同菌株间的进化关系，已成为感染性疾病的分子流行病学研究中的代表性技术。相较于Sanger测序，WGS不仅可获得近乎完整的细菌DNA信息，还可对多个细菌间的基因组信息进行比较，在研究耐药菌株的分子流行病学和传播机制方面具有显著优势[7]。

六、专家点评

本篇文章的研究者敏锐地捕捉到世界范围内出现的百日咳再现现象，以及中国百日咳鲍特菌红霉素耐药率高的现象，利用先进的分子流行病学研究技术，探究了中国百日咳菌株的基因组演化情况、菌株的分子流行病学特征及百日咳菌株对红霉素的耐药性。在全球百日咳反弹和抗生素耐药的背景下，研究结果揭示了中国耐红霉素百日咳菌株的特点，以及中国耐红霉素分离株与全球ptxP1分离株的关系，具有重要的理论和实践意义。

以分子流行病学为基础的基因特征分型在认清病原体的分子流行病特征、疾病发生发展特性方面具有优势，已成为早期诊断和治疗，以及药物和疫苗研发的重要参考依据。不可否认的是，基于基因序列进行流行病学研究和日常监测，了解病原体进化过程中的传播特点与机制，将会是一个很有前景的领域。

此外，本篇研究也给我们留下了很多思考，未来或许还可以针对以下内容展开研究，比如：①继续扩大样本数量和来源范围，从而更全面地了解中国百日咳菌株的基因组特征和流行情况；②对敏感菌株进行基因组测序，比较敏感和耐药菌株的差异；③继续深入研究耐红霉素百日咳鲍特菌的耐药机制，寻找新的治疗策略；④探究除了红霉素外，中国百日咳菌株对其他抗生素的耐药情况和分子特征。

（陈　娟　重庆医科大学　周玉姣　重庆医科大学附属儿童医院）

注：本节展示的主要研究结果、数据、表格、图片均引用自文章"Genomic epidemiology of erythromycin-resistant bordetella pertussis in china. Emerg Microbes Infect, 2019, 8（1）：461-470. DOI：10.1080/22221751.2019.1587315."

第一作者：Zheng Xu, Zengguo Wang；通讯作者：Ruiting Lan.

主要研究单位：School of Biotechnology and Biomolecular Sciences, University of New South Wales, Sydney, Australia.

英文全文链接：https://pubmed.ncbi.nlm.nih.gov/30898080/

参考文献

[1] Xu Z, Wang Z, Luan Y, et al.Genomic epidemiology of erythromycin-resistant bordetella pertussis in china[J].Emerg Microbes Infect, 2019, 8(1): 461-470.

[2] Wood N, McIntyre P.Pertussis: review of epidemiology, diagnosis, management and prevention[J].Paediatr Respir Rev, 2008, 9(3): 201-211; quiz 211-2.

[3] Chiappini E, Stival A, Galli L, et al.Pertussis re-emergence in the post-vaccination era[J].BMC Infect Dis, 2013, 13: 151.

[4] 汪丙松,李振,徐济宝.百日咳再现及其原因研究进展[J].中华实用儿科临床杂志,2021,36(4):311-315.

[5] Yang Y, Yao K, Ma X, et al.Variation in bordetella pertussis susceptibility to erythromycin and virulence-related genotype changes in china (1970-2014)[J].PLoS One, 2015, 10(9): e0138941.

[6] 王晔茹,徐潇,崔生辉,等.多位点可变数量串联重复序列分析在细菌分子分型中的应用[J].中国食品卫生杂志,2013,25(02):185-189.

[7] 沈应博,史晓敏,沈建忠,等.全基因组测序与生物信息学分析在细菌耐药性研究中的应用[J].生物工程学报,2019,35(4):541-557.

热点分析 10　中国三级甲等医院新生儿大肠埃希菌耐药特点及分子分型：一项多中心研究

一、研究背景

新生儿由于免疫系统尚未完全成熟，相比于年龄较大的儿童和成人更容易发生感染。因此当新生儿发生感染时，常需要在医院甚至新生儿重症监护病房（neonatal intensive care unit，NICU）中进行治疗。然而，住院治疗的新生儿又容易发生病原菌的定植和感染，尤其是耐药率较高的多重耐药菌。因此，及时全面的评估和了解新生儿群体多重耐药菌的耐药特点具有重要的理论和现实意义。而多中心、随机对照研究被认为是级别最高的循证医学证据，相关研究成果对于临床工作的指导意义不言而喻。本文拟以发表在 The Journal of infection 上的一篇题为"Drug resistance chracteristics and molecular typing of escherichia coli isolates from neonates in class A tertiary hospitals：A multicentre study across china"[1]的文章为例，学习在新生儿这一特殊群体中，如何开展常见耐药菌耐药特征分析的多中心研究。

大肠埃希菌耐药已经成为全球面临的重要威胁。2014—2017 年，从中国儿科和新生儿患者（年龄≤14 岁）的细菌耐药病例中分离出的最常见的革兰阴性菌是大肠埃希菌[2]。20 世纪初的最新监测数据显示，大肠埃希菌菌株通过产生超广谱 β-内酰胺酶（ESBL）（包括 TEM、SHV、CMY 和 CTX-M 型）、碳青霉烯酶（包括 KPC、NDM、VIM、OXA-48 和 IMP 型）等，从而对所有主要抗生素产生耐药。此外还发现大肠埃希菌也对喹诺酮类、氨基糖苷类和甲氧苄啶/磺胺甲恶唑耐药[3]。

大肠埃希菌是引起新生儿侵袭性细菌感染的常见病原体，也是败血症患者中最常见的革兰阴性病原体。2021 年中国儿童细菌耐药监测报告显示来自国内 13 所三级甲等儿童教学医院分离到 63 508 株临床有效菌株中，革兰阳性菌和革兰阴性菌的比例分别为 39.9% 和 60.1%。前 10 位分离株分别是：大肠埃希菌（12.7%）、肺炎链球菌（12.3%）、金黄色葡萄球菌（11.6%）等[4]。早产儿，特别是出生体重极低的早产儿，大肠埃希菌败血症的发生率超过 10/1000 例活产，相关死亡率约为 40%[5]。

目前为止，对大肠埃希菌耐药性的研究主要集中在成人身上，而对新生儿的研究较少。并且类似的研究中也缺少中国的声音。因此，本篇研究以新生儿为研究对象，调查了中国新生儿中大肠埃希菌感染的耐药性和多位点序列分型（multilocus sequence typing，MLST）。旨在为新生儿合理使用抗菌药物提供依据，并为新生儿的大肠埃希菌感染的抗菌药物选择提供指导。

二、研究的总体设计及思路

本篇研究的思路简单明了，方法学也并不复杂。研究的关键科学问题是分析中国新生儿中临床分离的大肠埃希菌对常见抗菌药物的耐药特征，并对采集自新生儿的大肠埃希菌进行MLST。

首先，由于本篇研究强调的是国内开展的多中心研究，因此研究者于2019年11月至2020年10月期间在中国的7家三甲医院（来自不同省份）采集了新生儿的大肠埃希菌阳性样本。这7家医院分布在不同的城市（呼和浩特市、北京市、郑州市、苏州市、厦门市、深圳市和昆明市），代表了不同地区的临床情况。最终共收集了223株大肠埃希菌菌株。这些菌株来自不同的临床标本，包括呼吸道分泌物、胃液、血液、脑脊液、尿液、伤口脓液、脐带分泌物、腹腔液和经外周静脉穿刺中心静脉置管（peripherally inserted central catheter，PICC）导管尖端。

其次，为了揭示大肠埃希菌对常见抗菌药物的耐药特征，研究者进一步采用了以下研究手段：①大肠埃希菌鉴定。使用MacConkey琼脂和染色性大肠埃希菌培养基进行大肠埃希菌的分离和鉴定，并在鉴定后将菌株储存于-80℃。②药物敏感性测试和ESBL确认测试。使用肉汤微量稀释法进行药物敏感性测试，共测试了20种抗菌药物。同时进行超广谱ESBL的检测。③MLST检测。对分离的大肠埃希菌菌株进行多位点序列分型，以了解其遗传背景和流行病学特征。

三、主要研究结果及科学意义

1. 大肠埃希菌分离株的耐药性分析　在233株菌株中有195株对至少一种抗菌药物表现出耐药性（总体耐药率为87.4%）。在20种抗菌药物中，大肠埃希菌对以下药物的耐药率最高，具体分别为：头孢噻肟（59.2%）、甲氧苄啶/磺胺甲噁唑（56.5%）、多西环素（39.9%）、环丙沙星（36.8%）和氨曲南（31.0%）（表1）。但大肠杆菌菌株对替加环素和多黏菌素B均无耐药。其次,223株大肠杆菌中,ESBL阳性107株(48.0%)。与不产ESBL的大肠杆菌相比,产ESBL大肠杆菌明显对替卡西林/克拉维酸、头孢他啶、头孢噻肟、头孢吡肟和氨曲南等更耐药(表2)。进一步分析发现,儿童医院的分离菌株对替卡西林/克拉维酸、哌拉西林/他唑巴坦、头孢噻肟、头孢吡肟、氨曲南等药物的耐药率明显高于妇幼保健院的分离菌株;而来自妇幼保健院的大肠杆菌菌株对阿米卡星的耐药率明显高于来自儿童医院(表3)。

表1　223株大肠杆菌对20种抗菌药物的敏感性(%)分析

Antimicrobial agent		R	I	S
β-lactams	Ticarcillin/clavulanic acid	13.0	30.0	57.0
	Piperacillin/tazobactam	7.2	2.2	90.6
	Ceftazidime	17.0	10.3	72.7
	Cefotaxime	59.2	0.9	39.9
	Cefepime	21.1	0	78.9
	Aztreonam	31.0	8.5	60.5
	Ertapenem	6.3	0.4	93.3
	Doripenem	3.2	0.4	96.4
	Meropenem	4.0	1.4	94.6
	Imipenem	2.7	0.4	96.9
Aminoglycosides	Tobramycin	10.3	17.0	72.7
	Gentamicin	29.1	0.9	70.0
	Amikacin	1.3	0	98.7
Quinolones	Ciprofloxacin	36.8	7.6	55.6
Tetracyclines	Doxycycline	39.9	23.3	36.8
	Tigecycline	0	0	100
	Minocycline	9.4	15.2	75.4
Sulfonamides	Trimethoprim/sulfamethoxazole	56.5	0	43.5
Polymyxins	Polymyxin B	0	0	100
	Colistin	0.4	0	99.6

表2 产ESBL和不产ESBL大肠杆菌菌株的耐药性分析

Antimicrobial agent		ESBL n=107(%)	Non-ESBL n=116(%)	X^2	P
β-lactams	Ticarcillin/clavulanic acid	22 (20.6)	7 (6.0)	10.38	0.001
	Piperacillin/tazobactam	10 (9.3)	6 (5.2)	1.46	0.228
	Ceftazidime	27 (25.2)	11 (9.5)	9.77	0.002
	Cefotaxime	95 (88.8)	37 (31.9)	74.57	<0.001
	Cefepime	34 (31.8)	13 (11.2)	14.16	<0.001
	Aztreonam	54 (50.5)	15 (12.9)	36.7	<0.001
	Ertapenem	9 (8.4)	5 (4.3)	1.59	0.207
	Doripenem	3 (2.8)	4 (3.4)	0.08	0.783
	Meropenem	5 (4.7)	4 (3.4)	0.22	0.642
	Imipenem	2 (1.9)	4 (3.4)	0.53	0.467
Aminoglycosides	Tobramycin	18 (16.8)	5 (4.3)	9.42	0.002
	Gentamicin	30 (28.0)	35 (30.2)	0.12	0.726
	Amikacin	3 (2.8)	0 (0)	3.30	0.069
Quinolones	Ciprofloxacin	53 (49.5)	29 (25.0)	14.41	<0.001
Tetracyclines	Doxycycline	49 (45.8)	40 (34.5)	2.97	0.085
	Tigecycline	0 (0)	0 (0)	—	
	Minocycline	13 (12.1)	8 (6.9)	1.80	0.018
Sulfonamides	Trimethoprim/sulfamethoxazole	67 (62.6)	59 (50.9)	3.13	0.077
Polymyxins	Polymyxin B	0 (0)	0 (0)	—	—
	Colistin	1 (0.9)	0 (0)	—[a]	0.48

[a] Fisher's Exact Test.

表3 来自儿童医院和妇幼保健医院的大肠杆菌菌株的耐药性分析

Antimicrobial agent		Children's hospitals n = 130 (%)	Maternity and Child health hospitals n = 93 (%)	X^2	P
β-lactams	Ticarcillin/clavulanic acid	22 (16.9)	7 (7.5)	4.23	0.040
	Piperacillin/tazobactam	15 (11.5)	1 (1.1)	8.91	0.003
	Ceftazidime	27 (20.8)	11 (11.8)	3.07	0.080
	Cefotaxime	96 (73.8)	36 (38.7)	27.71	<0.001
	Cefepime	35 (26.9)	12 (12.9)	6.41	0.011
	Aztreonam	50 (38.5)	19 (20.4)	8.25	0.004
	Ertapenem	14 (10.8)	0 (0)	10.69	0.001
	Doripenem	7 (5.4)	0 (0)	5.17	0.023
	Meropenem	9 (6.9)	0 (0)	6.71	0.010
	Imipenem	6 (4.6)	0 (0)	4.41	0.036
Aminoglycosides	Tobramycin	18 (13.8)	5 (5.4)	4.20	0.040
	Gentamicin	40 (30.8)	25 (26.9)	0.40	0.529
	Amikacin	0 (0)	3 (3.2)	4.25	0.039
Quinolones	Ciprofloxacin	61 (46.9)	21 (22.6)	13.82	<0.001
Tetracyclines	Doxycycline	61 (46.9)	28 (30.1)	6.39	0.011
	Tigecycline	0 (0)	0 (0)	—	—
	Minocycline	20 (15.4)	1 (1.1)	13.01	<0.001
Sulfonamides	Trimethoprim/sulfamethoxazole	90 (69.2)	36 (38.7)	20.55	<0.001
Polymyxins	Polymyxin B	0 (0)	0 (0)	—	—
	Colistin	1 (0.8)	0 (0)	—[a]	1.000

[a] Fisher's Exact Test.

2. 大肠埃希菌分离株的耐药模式分析　223株大肠杆菌中有94株表现为多重耐药（42.2%），有28株对所有抗菌药物均敏感，并且对6种药物均无耐药。94株多重耐药菌株中，37株（39.4%）对3种抗菌药物同时耐药，35株（37.2%）对4种抗菌药物同时耐药。有22株（23.4%）同时对5种抗菌药物耐药，其中ST410有10株、ST95有3株及未知序列类型有3株，而ST1674、ST1193、ST1163、ST493、ST393、ST131各1株。在22.3%（21/94）的多药耐药菌株中，最常见的多药耐药谱是同时对以下5类抗菌药物产生耐药性：β-内酰胺类、氨基糖苷类、喹诺酮类、四环素类和磺胺类（表4）。

表4　223株大肠杆菌多药耐药模式分析

Class of antimicrobial agent	Resistance pattern	No. of strains	Proportion of multi-drug resistant strains
3	β-lactams+aminoglycosides+quinolones	3	3.2
	β-lactams+aminoglycosides+sulfonamides	2	21
	β-lactams+quinolones+sulfonamides	13	13.8
	β-lactams+tetracyclines+sulfonamides	9	9.6
	aminoglycosides+quinolones+sulfonamides	5	5.4
	aminoglycosides+tetracyclines+sulfonamides	3	3.2
	quinolones+tetracyclines+sulfonamides	2	2.1
4	β-lactams+aminoglycosides+quinolones+sulfonamides	9	9.6
	β-lactams+aminoglycosides+quinolones+tetracyclines	2	2.1
	β-lactams+aminoglycosides+tetracyclines+sulfonamides	8	8.5
	β-lactams+quinolones+tetracyclines+sulfonamides	12	12.7
	aminoglycosides+quinolones+tetracyclines+sulfonamides	4	4.3
5	β-lactams+aminoglycosides+quinolones+tetracyclines+sulfonamides	21	22.3
	β-lactams+aminoglycosides+tetracyclines+sulfonamides+polymyxins	1	1.1

3. 菌株 MLST 结果　这 233 株菌中有 176 株被判定为 41 个已知的序列类型，余下的 47 株是未知序列类型。已知序列类型中，ST1193、ST95 各 24 株（10.8%），ST73 有 19 株（8.5%），ST410 有 15 株（6.7%），ST131 有 14 株（6.3%）等。不同序列分型的大肠杆菌对抗菌药物的耐药性也明显不同。如大多数菌株中序列类型为 ST1193、ST95、ST73、ST410 和 ST131 的大肠杆菌对阿米卡星、替加环素、多黏菌素 B 和黏菌素的敏感性均为 100%。ST1193 到头孢噻肟、环丙沙星、甲氧苄啶/磺胺甲恶唑的耐药率超过了 50% 等（表 5）。即使是产 ESBL 菌株中，ST1193、ST410 和 ST131 的 ESBL 产生率和多药耐药率显著高于 ST95 和 ST73（表 6）。进一步对比分析不同医院，发现大肠埃希菌 ST1193 和 ST410 菌株在儿童医院的感染率高于妇幼保健医院（表 7）。

表 5　大肠杆菌序列类型对 20 种抗菌药物的耐药性（%）分析

Antimicrobial agent		ST1193 (n = 24)		ST95 (n = 24)		ST73 (n = 19)		ST410 (n = 15)		ST131 (n = 14)	
		R	S	R	S	R	S	R	S	R	S
β-lactams	Ticarcillin/clavulanic acid	14.3	66.7	4.2	62.5	10.5	63.2	66.7	13.3	7.1	42.9
	Piperacillin/tazobactam	0	100	0	95.8	0	94.7	66.7	33.3	0	100
	Ceftazidime	4.2	75.0	12.5	83.3	0	100	73.3	26.7	28.6	64.3
	Cefotaxime	70.8	25.0	41.7	58.3	57.9	42.1	86.7	13.3	78.6	14.3
	Cefepime	16.7	83.3	8.3	91.7	0	100	66.7	33.3	21.4	78.6
	Aztreonam	33.3	41.7	20.8	75.0	0	94.7	73.3	20.0	35.7	42.9
	Ertapenem	0	95.8	0	100	0	100	60.0	40.0	0	100
	Doripenem	0	100	0	100	0	100	26.7	66.7	0	100
	Meropenem	0	100	0	95.8	0	100	40.0	46.7	0	100
	lmipenem	0	100	0	100	0	100	20.0	73.3	0	100

续表

Antimicrobial agent		ST1193 (n=24)		ST95 (n=24)		ST73 (n=19)		ST410 (n=15)		ST131 (n=14)	
		R	S	R	S	R	S	R	S	R	S
Aminoglycosides	Tobramycin	4.2	62.5	0	70.8	0	94.7	60.0	26.7	14.3	50
	Gentamicin	37.5	62.5	41.7	54.2	15.8	84.2	26.7	73.3	57.1	42.9
	Amikacin	0	100	0	100	0	100	0	100	0	100
Quinolones	Ciprofloxacin	100	0	20.8	70.8	5.3	89.5	73.3	26.7	71.4	14.3
Tetracyclines	Doxycycline	33.3	12.5	51.2	29.2	26.3	73.7	80.0	13.3	28.6	28.6
	Tigecycline	0	100	0	100	0	100	0	100	0	100
	Minocycline	0	79.2	12.5	58.3	5.3	78.9	60.0	40.0	0	100
Sulfonamides	Trimethoprim/sulfamethoxazole	87.5	12.5	62.5	37.5	15.8	84.2	86.7	13.3	64.3	35.7
Polymyxins	Polymyxin B	0	100	0	100	0	100	0	100	0	100
	Colistin	0	100	0	100	0	100	0	100	0	100

表6 大肠杆菌主要序列类型的产ESBL及耐多药分析

	ST1193	ST95	ST73	ST410	ST131
No. of strains	24	24	19	15	14
No. of EBSL-producing strains (%)	17 (70.8)	8 (33.3)	6 (31.6)	11 (73.3)	9 (64.3)
No. of multidrug resistant strains (%)	20 (83.3)	7 (29.2)	2 (10.5)	12 (80.0)	10 (71.4)

表7 儿童医院和妇幼保健医院中主要大肠杆菌序列类型的分析

ST	Children's hospitals n = 130（%）	Maternity and Child health hospitals n = 93（%）	X^2	P
ST1193	22（16.9）	2（2.2）	12.32	<0.001
ST95	15（11.5）	9（9.7）	0.20	0.658
ST73	9（6.9）	10（10.8）	1.02	0.312
ST410	15（11.5）	0（0）	11.50	0.001
ST131	9（6.9）	5（5.4）	0.22	0.639
ST69	5（3.8）	6（6.5）	0.78	0.376
ST10	4（3.1）	5（5.4）	0.74	0.390
ST12	6（4.6）	3（3.2）	0.27	0.603
ST38	3（2.3）	3（3.2）	0.17	0.676
ST1163	3（2.3）	1（1.1）	0.47	0.494

基于以上研究结果，作者得出结论：在中国新生儿中采集的临床大肠埃希菌菌株中，存在普遍的耐药性，尤其是对常用抗菌药物的耐药性较高。此外，大肠埃希菌菌株中的超广谱 ESBL 阳性率较高，多重耐药性也较为普遍。除多药耐药性外，还应注意大肠埃希菌对碳青霉烯类和喹诺酮类抗生素的耐药性。不同分型的大肠埃希菌对抗菌药物的耐药率不同，表明菌株序列分型可以指导临床中抗生素的合理使用。

四、研究亮点解读

本研究的亮点在于其临床价值和科学意义。

首先，就内容来说，这项研究为我们提供了关于中国新生儿肠道大肠杆菌感染的抗菌药物选择和合理用药的依据。研究结果表明，肠道大肠杆菌对常见的抗菌药物普遍存在耐药性，并且存在多重耐药性。此外，不同序列型的大肠杆菌也在药物抗药性方面存在差异。因此，在临床实践中，确定大肠杆菌的序列型可能对指导合适的抗菌药物使用具有意义。此外，研究还强调了特定实施于新生儿群体的抗菌药物管理计划对减少耐药菌株发展的重要性。

其次，基于多中心研究，作者广泛地收集了大量来自于新生儿群体的临床样本，能够全面地反映实际情况。全文研究方案设计合理，并采用了可靠的实验方法及检测技术，全方位地评估了大肠埃希菌对抗菌药物的耐药情况。尽管全文仅仅是对客观数据和结果进行的描述，但其研究结果对临床实践来说意义深远。

五、给我们的启示

从本文可以得到以下启示：

首先，本研究是一篇典型的多中心临床类研究。秉持着多中心研究的基本原则，作者从中国7个不同省份的7家三级甲等医院收集了223株新生儿的大肠埃希菌菌株。这些医院分布在不同的城市，代表了不同地区的临床情况。通过在多个中心收集样本，可以更全面地了解中国新生儿中大肠埃希菌的耐药特点和分子分型情况。本研究结果的科学性在于研究结果对了解中国新生儿中大肠埃希菌感染的耐药特点、指导抗菌药物的选择和合理使用，以及疫情监测和流行病学研究具有重要的指导意义。本研究成果充分体现出多中心研究设计的可靠性和代表性，以及研究结果的普适性和推广性。

其次，新生儿的多重耐药菌感染一直是临床关注的热点。2021年国内儿童细菌耐药监测报告显示分离到63 508株有效菌株中，大肠埃希菌最多见，提示儿童群体中大肠埃希菌的存在不容忽视。而既往的研究主要关注了成人，对于儿童尤其是新生儿这一特殊群体研究的很少。因此，本研究的开展就显得尤为重要。

此外，本研究在方法学上采用了MLST，值得我们学习。MLST是一种基于核酸序列测定的细菌分型方法，通过PCR扩增多个关键基因内部片段，测定其序列，得出每个菌株各个位点的等位基因数值，然后进行等位基因图谱或序列类型鉴定，再根据等位基因图谱使用配对差异矩阵等方法构建系统树图进行聚类分析，进而将菌株进行分型。与传统分子生物学分型方法相比，MLST具有更高的分辨力，能将同种细菌分为更多的亚型，并确定不同序列类型之间的系统发育关系及与疾病的联系。其次，MLST操作简单，结果能快速得到，方便于不同实验室间的比较，已被用于多种细菌的流行病学监测和进化研究。MLST目前已经成为了细菌分子流行病学研究的一种重要方法，可通过数据库与其他国家和地区的研究结果进行比对，从而更加全面的认识本地区细菌流行的特征。本研究通过 MLST 结果可以用于追踪和监测不同菌株的传播路径，为疫情监测和流行病学研究提供了重要的参考。

综上所述，本文为我们展示了一个高质量的多中心临床研究的参考模板。

六、专家点评

临床问题即是医学研究的"宝库"，也是创新的源泉。临床研究以临床问题和需求为导向，并且研究成果要反哺于临床。如何发现有意义的临床问题，是大多数临床医生进行科学研究时的"第一道坎"。通过查阅文献及相关书籍和新闻报道，其实不难看出，发现并提出临床问题这一过程也是有一定套路的。最常见的临床研究包括：①研究者时刻关注着临床实践、社会、医疗策略等尚待解决的问题，然后在自己熟悉的领域寻找突破口；②结合国人或者特殊种族人群的研究现状解答一些尚未明了的问题；③一种新的手术方案、检验和检查手段，若具有客观的临床获益，则可以讨论该技术的适应证是否清楚、效果如何评价、或者在实践中是否遇到一些困难如何解决等；④从文献中发现争论，以争论的问题为切入点在临床实践中进行对比研究，甚至还可以对原有证据进行深入研究，将研究设定在不同分层、不同人群中等。本篇文章就是采用的第 2 种思路，围绕中国新生儿这一特殊群体中临床分离的大肠埃希菌的耐药特征进行了研究。

虽然多中心研究是现代临床研究发展的一个重要方向，但并不是所有临床研究都一定要采用多中心研究的方法，不必强求。对于新入门的研究者自然是不用考虑多中心研究。不过，当研究者成长到一定阶段，多中心研究是个很好的可选项，可以在更大范围内发现或说明某一问题，同时可以提升研究者组织实施临床研究的能力，提升研究者的学术影响力。

这篇研究也给我们留下了很多思考的空间。比如在现有的研究基础上，我们未来还能进行哪些工作呢？一方面，可以考虑结合临床数据，进一步分析不同耐药性菌株对患者临床结局的影响。而另一方面，可以深入探究大肠埃希菌菌株的耐药机制，寻求新的抗菌药物或治疗策略。

（陈　娟　重庆医科大学　周玉姣　重庆医科大学附属儿童医院）

注：本节展示的主要研究结果、数据、表格、图片均引用自文章"Drug resistance characteristics and molecular typing of escherichia coli isolates from neonates in class A tertiary hospitals：A multicentre study across china.J Infect，2022，85（5）：499-506.DOI：10.1016/j.jinf.2022.09.014"

第一作者：Song Gu，Jidong Lai，Wenqing Kang，Yangfang Li，Xueping Zhu，Tongzhen Ji；通讯作者：Yajuan Wang.

主要研究单位：Department of Neonatology, Beijing Children's Hospital, Capital Medical University, National Center for Children's Health, Beijing, China.

英文全文链接：https://pubmed.ncbi.nlm.nih.gov/36245138/

参考文献

[1] Gu S, Lai J, Kang W, et al.Drug resistance characteristics and molecular typing of escherichia coli isolates from neonates in class A tertiary hospitals：A multicentre study across china[J].J Infect，2022，85（5）：499-506.

[2] 全国细菌耐药监测网.2014至2017年中国儿童及新生儿患者细菌耐药监测研究[J].中华医学杂志，2018，98（40）：3279-3287.

[3] Paitan Y.Current trends in antimicrobial resistance of escherichia coli[J].Curr Top Microbiol Immunol，2018，416（8）：181-211.

[4] 付盼，王传清，俞蕙，等.中国儿童细菌耐药监测组2021年儿童细菌耐药监测[J].中国循证儿科杂志，2022，17（5）：355-362.

[5] Shakir SM, Goldbeck JM, Robison D, et al.Genotypic and phenotypic characterization of invasive neonatal Escherichia coli clinical isolates[J].Am J Perinatol，2014，31（11）：975-982.